リハビリテーション栄養ポケットマニュアル

日本リハビリテーション栄養学会 監修

若林秀隆 編著

Pocket Manual of
Rehabilitation Nutrition

医歯薬出版株式会社

This book was originally published in Japanese
under the title of :

Rihabiriteshon Eiyou Poketto Manyuaru
(Pocket Manual of Rehabilitation Nutrition)

Editor :
Wakabayashi, Hidetaka
Assistant Professor, Department of Rehabilitation Medicine
Yokohama City University Medical Center

© 2018 1st ed.
ISHIYAKU PUBLISHERS, INC
  7-10, Honkomagome 1 chome, Bunkyo-ku,
  Tokyo 113-8612, Japan

序文

　今回，リハビリテーション（以下リハ）栄養ポケットマニュアルを，医歯薬出版株式会社から出版させていただくことになりました．実は2010年に出版した「リハ栄養ハンドブック」は当初，リハ栄養ポケットマニュアルとして書籍企画案を出していました．しかし「ポケットマニュアルは，成書として何点か出版されている内容をコンパクトにまとめるというスタイル」であり，当時はリハ栄養の成書がほとんどありませんでした．そのため，リハ栄養ハンドブックとして出版することになりました．今回，8年越しにリハ栄養ハンドブックの後継書籍として，リハ栄養ポケットマニュアルを出版することができ，とてもうれしいです．医歯薬出版のポケットマニュアルシリーズにリハ栄養が含まれて，ようやくリハ栄養という領域の足場がしっかりしたと感じています．

　8年越しの書籍ということで，リハ栄養領域における過去8年間の研究や臨床の進歩が詰まっています．たとえばリハ栄養ケアプロセスやリハ栄養診断といった，質の高いリハ栄養を実践するための手法や，リハ栄養チームのエビデンスとつくり方を紹介しています．主な疾患・障害のリハ栄養では，新たに構築されたエビデンスを紹介しています．8年間のリハ栄養の進歩を実感できる書籍にもなっていると思います．執筆してくださった皆様にお礼申し上げます．

　日本リハ栄養学会（https://sites.google.com/site/jsrhnt/home）は，2017年に一般社団法人化，学会化を行いました．従来から行ってきた学術集会，リハ栄養研究デザイン学習会以外に，学会誌刊行，リハ栄養診療ガイドライン作成，リハ栄養入門講座，リハ栄養フォーラムなどを行っています．国内はもちろん，海外にもリハ栄養の考え方やエビデンスを広めていこうと努めています．リハ栄養に関心のある方は，ぜひ日本リハ栄養学会にご入会ください．

　最後に医歯薬出版株式会社の小口真司さんには，今回も企画，執筆，編集などで大変お世話になりました．心よりお礼申し上げます．

2018年8月
若林秀隆

執筆者一覧

●編 集
若林　秀隆　　横浜市立大学附属市民総合医療センターリハビリテーション科

●執　筆（執筆順）

藤原　　大　　宮城厚生協会坂総合病院リハビリテーション科
高畠　英昭　　長崎大学病院リハビリテーション部
大村　健二　　上尾中央総合病院外科・腫瘍内科
百崎　　良　　帝京大学医学部附属溝口病院リハビリテーション科
吉村　芳弘　　熊本リハビリテーション病院リハビリテーション科
古谷　房枝　　千葉県千葉リハビリテーションセンター看護局
前田　圭介　　愛知医科大学病院緩和ケアセンター
金久　弥生　　明海大学保健医療学部口腔保健学科設置準備室
森　　隆志　　総合南東北病院口腔外科
松尾　晴代　　鹿児島市医師会病院看護部
吉村　由梨　　医療法人社団刀圭会協立病院栄養課
塩濱奈保子　　済生会京都府病院栄養科
園井　みか　　岡山大学病院周術期管理センター
西岡　心大　　一般社団法人是真会長崎リハビリテーション病院人材開発部／栄養管理室
上島　順子　　NTT東日本関東病院栄養部
小蔵　要司　　社会医療法人財団董仙会恵寿総合病院臨床栄養課
藤本　篤士　　渓仁会札幌西円山病院歯科
若林　秀隆　　横浜市立大学附属市民総合医療センターリハビリテーション科
谷口　英喜　　済生会横浜市東部病院　患者支援センター／栄養部
中原さおり　　JA三重厚生連鈴鹿中央総合病院栄養管理科
鈴木　達郎　　産業医科大学病院栄養部／患者サポートセンター入院支援室
飯田　有輝　　JA愛知厚生連海南病院リハビリテーション科
田中　　舞　　富山県リハビリテーション病院・こども支援センターリハビリテーション療法部

永野彩乃　西宮協立脳神経外科病院看護部
東 敬一朗　浅ノ川総合病院薬剤部
白石　愛　熊本リハビリテーション病院歯科口腔外科
宮崎慎二郎　KKR高松病院リハビリテーションセンター
二井麻里亜　さくら会病院栄養科
苅部康子　社会福祉法人親善福祉協会介護老人保健施設リハパーク舞岡栄養課
奥村圭子　杉浦医院／地域ケアステーションはらぺこスパイス
嶋津さゆり　熊本リハビリテーション病院栄養管理部
酒井友恵　盛岡つなぎ温泉病院栄養管理室
杉山佳子　長尾病院栄養管理科
髙山仁子　熊本機能病院診療技術部栄養部
清水昭雄　浜松市リハビリテーション病院栄養管理室
阿部沙耶香　渓仁会札幌西円山病院栄養科
小椋いずみ　金田病院栄養科
金杉恵里　東京急行電鉄株式会社東急病院栄養科
岡田裕貴　辻外科リハビリテーション病院栄養部
三浦絵理子　浜松医療センター栄養管理科
種村陽子　東京慈恵会医科大学葛飾医療センター栄養部
宇野千晴　医療法人杉山会すぎやま病院栄養科
斎野容子　独立行政法人地域医療機能推進機構横浜中央病院栄養管理室
髙﨑美幸　鶴巻温泉病院栄養サポート室

目次

第1章　リハビリテーション栄養の基礎 ……………………………1

第2章　リハビリテーションの基礎 ………………………………9

第3章　栄養素の基礎 ……………………………………………15

第4章　サルコペニア ……………………………………………37

第5章　フレイル …………………………………………………45

第6章　リハビリテーション栄養ケアプロセス …………………55
　1　リハビリテーション栄養アセスメント・診断推論 ……………55
　2　リハビリテーション栄養診断（診断推論概論）………………60
　3　リハビリテーション栄養ゴール設定 ……………………………64
　4　リハビリテーション栄養介入：リハビリテーションから
　　　みた栄養管理 ………………………………………………………69
　5　リハビリテーション栄養介入：栄養からみたリハビリ
　　　テーション …………………………………………………………75
　6　リハビリテーション栄養モニタリング …………………………79

第7章　リハビリテーション栄養診断 ……………………………85
　1　栄養障害：低栄養・低栄養のリスク状態 ………………………85
　2　栄養障害：過栄養・過栄養のリスク状態 ………………………90
　3　栄養障害：栄養素の不足状態 ……………………………………94
　4　栄養障害：栄養素の過剰状態 ……………………………………98
　5　栄養素摂取の過不足：栄養素の摂取不足・栄養素摂取不
　　　足の予測 ……………………………………………………………103
　6　栄養素摂取の過不足：栄養素の摂取過剰・栄養素摂取過
　　　剰の予測 ……………………………………………………………107

第 8 章　サルコペニアの摂食嚥下障害と老嚥 ……115

第 9 章　口腔とリハビリテーション栄養 ……123

第 10 章　リハビリテーション薬剤 ……131

第 11 章　周術期のリハビリテーション栄養 ……137

第 12 章　リハビリテーション栄養チーム ……147
- 1　エビデンス ……147
- 2　リハビリテーション栄養チームのつくり方 ……150
- 3　職種別の役割 ……153
  ①管理栄養士　153 ／②理学療法士　155 ／③作業療法士　158 ／④言語聴覚士　161 ／⑤看護師　163 ／⑥薬剤師　166 ／⑦医師　169 ／⑧歯科医師　172 ／⑨歯科衛生士　174

第 13 章　セッティング別リハビリテーション栄養の実践 ……179
- 1　急性期病棟 ……179
- 2　地域包括ケア病棟 ……184
- 3　回復期リハビリテーション病棟 ……189
- 4　施設・療養型病棟 ……194
- 5　在宅 ……198

第 14 章　主な疾患・障害のリハビリテーション栄養 ……205
- 1　廃用症候群 ……205
- 2　脳卒中 ……210
- 3　頭部外傷 ……216
- 4　脊髄損傷 ……221
- 5　脳性麻痺 ……226
- 6　パーキンソン病 ……232
- 7　末梢神経障害 ……237

8	筋萎縮性側索硬化症	242
9	誤嚥性肺炎	248
10	褥瘡	253
11	肥満	258
12	糖尿病	264
13	大腿骨近位部骨折	269
14	関節リウマチ	274
15	がん	279
16	慢性閉塞性肺疾患	284
17	慢性心不全	290
18	肝不全	295
19	慢性腎臓病	300
20	重症下肢虚血	306
21	下肢切断	311
22	認知症	316

第15章　リハビリテーション栄養実践に役立つ資料 …321

索引 …328

第1章 リハビリテーション栄養の基礎

内容のポイント

- 「リハビリテーション栄養」は，リハと栄養管理を同時に行うことを示した概念であり，方法論として「リハ栄養ケアプロセス」がある．
- リハを行っている高齢者には栄養障害が多いため，栄養障害の存在を前提とした対応が求められる．
- リハ栄養は，医療・福祉・介護のすべてのセッティングに適用され，多職種連携の共有言語になり得る．

1. 超高齢社会におけるリハビリテーション医療と臨床栄養管理

わが国は世界に類をみないほどの超高齢社会に突入している．65歳以上の人口が総人口に占める割合を示す高齢化率は，2017年現在で27.3％に到達しており，今後半世紀で40％にも到達すると予測されている[1]．医療の対象となるのは高齢者だけではないが，圧倒的な高齢化が進む日本社会において，高齢者医療を体系化し充実させることは，医療者に課せられた喫緊の課題である．高齢者は加齢に伴って，さまざまな心身の異常が出現して，健康の維持が困難になる．投薬や手術など医学による疾病管理のみでは解決できない複雑な問題をはらんでいることが多い．たとえ病気になっても，その人らしい生活の質（Quality of life；QOL）を維持するためには，その複雑な問題に焦点を当てる視点とケア・支援が必要である．

リハビリテーション（以下リハ）医療と栄養管理は，ここ10～20年における日本の医療において，急激な発展を遂げてきた．リハ医療は，早期離床促進のために急性期から開始されるようになり，回復期・生活期も含めた医療のあらゆる場面で展開されるようになった．栄養管理は栄養サポートチーム（Nutrition Support Team；NST）活動とともに，医療のなかに浸透してきた．障害や低栄養という問題が，従来の疾病管理を中心とした医療では解決できない問題として取り上げられ，

知識や経験が蓄積されてきた．しかし一方で，リハ医療と栄養管理が同時に議論される機会が少なかったのも事実である．

リハ医療と栄養管理は，相補的な関係にある．エネルギー出納の側面でみれば，リハはエネルギーを消費する「Out」であり，栄養管理はエネルギーを供給する「In」である．この「Out」と「In」のバランスが取れることによって初めて良好な結果を得ることができる．高齢者における複雑な問題に焦点を当て，リハと栄養を同時に考えたケア・支援を実践することで，対象者のQOL向上を目指すものが，リハ栄養である．

2. リハビリテーション栄養とは

リハ栄養は，リハと栄養管理を同時に行うことを示した概念である．リハ栄養が初めて提起された2011年当時の概念は，スポーツ栄養のリハ版だった．当時，リハ栄養は「栄養状態も含めて国際生活機能分類（International Classification of Functioning, Disability and Health；ICF）で評価を行ったうえで，障害者や高齢者の機能・活動・参加を最大限発揮できる栄養管理を行うこと」と定義されていた[2]．その後6年あまりの間に，「栄養ケアなくしてリハなし」「栄養はリハのバイタルサインである」を合言葉として，リハ栄養の概念は急速に医療関係者の間に浸透した．しかし，リハ栄養管理の必要性は認識されても，実際の臨床場面における計画立案やゴール設定を具体的に行うまでに至っていない現実も散見された．また，リハ栄養の対象者はさまざまな背景，心身状況，価値観をもつ個人であり，複合的な問題にどのように介入すべきかの方法論も不明確だった．

2016年にリハ栄養の理論的研究が行われ，リハ栄養が再定義された．2017年に発表された最新の定義を，（**表1-1**）に示す[3]．従来の概念・定義と最新の定義の主な違いは，①方法論としてリハ栄養診断とゴール設定というステップを明記したこと，②障害者だけでなくフレイル高齢者も対象としたこと，③「リハからみた栄養管理」だけでなく「栄養からみたリハ」を追加したことである．対象と目的，方法論が理論的に明確にされたことで，より臨床現場でも実践しやすい形になった．

リハ栄養を現場で実践するためには，単に知識や技術を習得

表 1-1 リハビリテーション栄養の新定義

【新定義】
　リハ栄養とは，ICF による全人的評価と栄養状態・サルコペニア・栄養素摂取の過不足の有無と原因の評価，診断，ゴール設定を行ったうえで，障害者やフレイル高齢者の栄養状態・サルコペニア・栄養素摂取・フレイルを改善し，機能・活動・参加，QOL を最大限高める「リハからみた栄養管理」や「栄養からみたリハ」である．

【補足】
・全人的評価には ICF を推奨するが，看護診断，患者中心の医療の方法（PCCM），高齢者総合的機能評価（CGA）でもよい．
・「リハからみた栄養管理」とは，ICF やリハを考慮したうえで，栄養状態・サルコペニアを改善し，機能・活動・参加，QOL を最大限高める栄養管理である．
・「栄養からみたリハ」とは，栄養状態・サルコペニア，ICF，栄養管理を考慮したうえで，栄養状態・サルコペニアを改善し，機能・活動・参加，QOL を最大限高めるリハである．
・リハ栄養では，マネジメントサイクルの使用が必要であり，リハ栄養ケアプロセスを推奨する．
・リハ栄養の手段には，栄養管理，リハ医療，リハ看護，理学療法，作業療法，言語聴覚療法，ソーシャルワーク，口腔リハ，薬剤調整，音楽療法などの補完・代替療法を含む．
・栄養状態・サルコペニアを改善し，機能・活動・参加，QOL を最大限高めるために，エビデンスに基づいたリハ栄養を実践する．
・フレイルではない健常高齢者は，予防的リハ栄養の対象とする．

(永野，2017)[3]

しているだけでは不十分で，マネジメントの考え方が必要である．リハ栄養を実践するための体系的な問題解決方法として，「リハ栄養ケアプロセス」が開発された．リハ栄養ケアプロセス[4]の概要は，第 6 章を参照いただきたい．このケアプロセスに沿って，評価と診断，ゴール設定，栄養介入，モニタリングのサイクルを繰り返し回すことにより，効果の高いリハ栄養管理が実践できる．

　なお，リハ栄養と「栄養リハ」は別の概念である．「リハ栄養」は，英語で「rehabilitation nutrition」と表記するが，日本発の概念である．この概念を日本から世界に発信することが求められている．一方で「栄養リハ」に相当する英語表記は「nutritional rehabilitation」である．これは栄養改善とほぼ同義で使用されており，途上国における小児の栄養改善プログラムで使用されることが多い．「栄養リハ」の概念には，栄養障害以外の障害者は含まれていない．

3. リハビリテーション栄養が求められる背景

リハを行っている高齢者には低栄養が多い．急性期病院に入院して「廃用症候群」治療の目的でリハが依頼された患者の栄養状態を MNA®-SF で評価したところ，低栄養 88％，低栄養のおそれあり 12％であり，栄養状態良好例は認めなかった．また，同じ患者群で ADL 回復の予後不良と関連する因子は，血清アルブミン値低値，MNA®-SF 低値，悪液質の存在だった[5]．国内の回復期リハ病棟の入院患者の約 40％に低栄養を認めた．また，同じ患者群で入退棟時 FIM は栄養障害群で有意に低く，栄養障害が重度であるほど自宅復帰率は低かった[6]．リハの対象者には栄養障害があることを前提にして対応することが求められる．

リハ対象者に低栄養が多い理由としては，以下の3点が挙げられる．

①疾患発症前からの低栄養

日常的なたんぱく・エネルギー摂取不足や慢性疾患による悪液質が原因となる．高齢者は，併存疾患や老嚥（老人性嚥下機能低下，presbyphagia），味覚・嗅覚の低下，口腔機能低下などのため，摂取量が低下しやすい．加えて，認知症やうつ病などの精神疾患，多剤内服や薬剤による副作用などの薬物要因，独居・老老介護や貧困といった社会的要因も，栄養状態を悪化させる．

②疾患発症時の栄養状態悪化

急性疾患や手術による侵襲が原因となる．侵襲によって，主に骨格筋を分解して糖質産生を行う内因性エネルギーが増加することで，栄養状態は悪化する．適切な栄養管理を行っても，骨格筋分解を完全に抑制することはできない．

③疾患発症後の不適切な栄養管理

医療者による不適切な栄養管理による飢餓が原因となる，「医原性低栄養」ともいえる状態である．急性疾患発症後，禁食のまま不適切な静脈栄養（末梢静脈から 1 日 300 kcal 未満）のみで管理されていることも少なくない．エネルギー摂取量が不足している状態で積極的な機能訓練を行うことで，エネルギー消費量が摂取量を上回り，栄養状態が悪化する．

低栄養状態でリハを行うことには弊害がある．栄養状態が良好で栄養管理も適切であれば，機能改善を目指した積極的なリハによる効果を期待できる．しかし，低栄養患者において不適切な栄養管理のもとに積極的なリハを行うと，かえって栄養状態を悪化させる可能性がある．筋肉合成にはたんぱく質だけでなく，エネルギーが必要である．低栄養状態で筋力増強訓練を行うと，筋肉を分解してたんぱく質やエネルギーを得ようとするため，筋肉量はかえって減少することになる．

　栄養状態が改善すると ADL をより改善することができる．回復期リハ病棟に入院している脳卒中患者では，栄養状態を改善しながらリハを実施すると，入院中の ADL 改善が大きくなる[7,8]．また，回復期リハ病棟の入院患者で骨格筋量が減少した高齢者に栄養強化療法（1 本 200 kcal，たんぱく質 10 g の栄養剤を 1 日 1 本使用）を行うと，退院時の筋肉量と ADL が有意に改善したという報告がある[9]．低栄養やサルコペニアを認める高齢者の場合，リハと同時に栄養強化療法を行うと，よりADL を改善できる可能性がある．

4. セッティングと対象者に応じたリハビリテーション栄養管理

　リハ栄養は，医療・福祉・介護のすべてのセッティングで適用される．「リハビリテーション」という言葉からは，リハ患者の栄養管理と誤解されやすいが，その対象は幅広い．急性期病院の入院患者，回復期リハ病棟や地域包括ケア病棟の対象者，在宅医療対象者，介護サービス利用者，外来患者，地域在住高齢者などを含む．セッティングや対象者によって，介入によるゴールは異なる（**図 1-1**）[10]．急性期病院の入院患者におけるリハ栄養では，廃用症候群の予防と疾患治療効率の向上が期待される．入院に伴う不必要なベッド上安静や不適切な栄養管理によって，「医原性サルコペニア」および「医原性低栄養」とよばれる機能低下がもたらされる．リハ栄養を実施することで，機能低下予防や入院期間短縮をもたらす可能性が示唆されている．回復期リハ病棟や地域包括ケア病棟では，機能回復の促進が目的となる．他のセッティングと比べて，リハによる運動負荷量が多くなる．機能改善や運動負荷量に合わせて，栄養

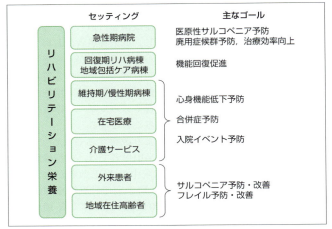

図 1-1 リハビリテーション栄養の対象と主なゴール (前田, 2017)[10]

管理を適切に変更していくことが求められる．在宅医療対象者や介護サービス利用者では，心身機能低下予防と合併症予防，入院イベント予防が目的となる．介護サービス担当者と医療関係者の連携が求められるのに加え，日常的な介護の担い手となる家族との協同も重要である．外来患者や地域在住高齢者では，予防的視点からのサルコペニア対策とフレイル対策が目的となる．地域住民における対策という点で，医療分野のみではなく保健システム全体として機能することが求められ，より幅広い職種との連携が重要である．リハ栄養を実践することにより，対象者の機能・活動・参加，QOLを最大限に高めるという点においては，いずれのセッティングにも共通している．

5. 複数の専門職が共同で取り組むことが基本

リハ栄養について検討を行う場合には，複数の専門職が共同で取り組むことを基本とする．そこに参加する専門職は，管理栄養士とリハ専門職に限ったものではない．少なくとも2職種以上で「リハからみた栄養管理」と「栄養からみたリハ」の両方について考えることによって，リハ栄養の問題に気づきやすくなる．また，NSTにリハ専門職が参加する，リハカンファ

レンスに管理栄養士・薬剤師・歯科衛生士が参加するなど，従来のチーム医療体制に新たな職種を加えることでも新しい発見が得られる．

　チーム医療や地域包括ケアが進むなかで，各専門職がお互いの得意分野を十分に把握できず，専門性を活かしきれていない現実もある．すべての専門職が共有できる概念や方法論をもたないことが，その原因の一つと考えられる．リハ栄養が医療・福祉・介護のすべてのセッティングにおける「共通言語」になることで，全体の目標と各職種の役割が明確になり，チーム医療や地域包括ケアがより有機的に機能することを期待する．

（藤原　大）

文献

1) 内閣府：平成29年度版高齢社会白書（全体版）：http://www8.cao.go.jp/kourei/whitepaper/w-2017/html/gaiyou/s1_1.html
2) 若林秀隆：リハビリテーション栄養ハンドブック（若林秀隆編），医歯薬出版，2010，pp1-3．
3) 永野彩乃：リハビリテーション栄養の新定義—リハビリテーション栄養とは何か．リハ栄養 **1**（1）：11-16, 2017．
4) 西岡心大：リハビリテーション栄養ケアプロセス．リハ栄養 **1**（1）：17-21, 2017．
5) Wakabayashi H et al：Malnutrition is associated with poor rehabilitation outcome in elderly inpatients with hospital-associated deconditioning a prospective cohort study. *J Rehabil Med* **46**：277-282, 2014.
6) 西岡心大・他：本邦回復期リハビリテーション病棟入棟患者における栄養障害の実態と高齢脳卒中患者における転帰，ADL帰結との関連．日静脈経腸栄会誌 **30**（5）：1145-1151, 2015．
7) Nii M et al：Nutritional improvement and energy intake are associated with functional recovery in patients after cerebrovascular disorders. *J Stroke Cerebrovasc Dis* **25**：57-62, 2016.
8) Nishioka S et al：Nutritional improvement correlates with recovery of activities of daily living among malnourished elderly stroke patients in the convalescent stage. *J Acad Nutr Diet* **116**：837-843, 2016.
9) Yoshimura Y et al：Effects of nutritional supplements on muscle mass and activities of daily living in elderly rehabilitation patients with decreased muscle mass: A randomized controlled trial. *J Nutr Health Aging* **20**（2）：185-191, 2016.
10) 前田圭介：リハビリテーション栄養とは．臨床栄養別冊 リハビリテーション栄養UPDATE 医原性サルコペニアの廃絶を目指して（吉村芳弘, 若林秀隆編），医歯薬出版，2017，pp8-13．

第2章 リハビリテーションの基礎

内容のポイント

- リハとは，身体的，精神的，かつまた社会的に最も適した機能水準の達成を可能とすることにより，各個人が自らの人生を変革していくための手段を提供していくことを目指し，かつ時間を限定したプロセスである．
- 国際生活機能分類（ICF）とは，人間の「生活機能」と「障害」を判断するための「分類」の仕方を示したものである．

1. リハビリテーションの定義

「リハ」という言葉は今日広く使われているが，その内容について十分な理解がなされているとは言い難い．リハというと，「けがや病気の回復時に行うもの」というイメージが強いが，"リハビリテーション"の語源はラテン語で，re（再び）＋ habilis（適した），すなわち「再び適した状態になること」「本来あるべき状態への回復」などの意味をもつ．他に「権利の回復，復権」「犯罪者の社会復帰」などの意味合いがあり，ヨーロッパにおいては「教会からの破門を取り消される（復権する）こと」も意味している．このように，元来リハという言葉には広い意味があるが，国連障害者世界行動計画による定義では，「リハビリテーションとは，身体的，精神的，かつまた社会的に最も適した機能水準の達成を可能とすることにより，各個人が自らの人生を変革していくための手段を提供していくことを目指し，かつ時間を限定したプロセスである」とされている．ここで重要なのは，最も適した機能水準の達成を可能とすることが目標であり，必ずしも最良の機能水準を達成することだけが最終目標ではない．つまり，「完全に元の状態に戻すこと」を最終目的にするのではなく，「その人に合った生活に近づけるための治療やトレーニング全般」がリハである．また，病気や外傷が原因で心身機能と身体構造の障害や生活上の支障が生じたときに，個人とその人が生活する環境を対象に，

多数の専門職種が連携して問題の解決を支援する総合的アプローチの総体である医学的リハのみならず，教育分野（教育的リハ），職業分野（職業的リハ），社会福祉分野（社会的リハ）で行われるアプローチも重要である．

2. リハビリテーションにおけるチームアプローチ

　医学的リハは多数の専門職種の協業によって行われる．

・医師：医学的リハは医師の指示のもとに行われる．したがって医師は障害の状況を総合的に診察・評価して，リハの目指す目標を設定し，目的と方法を提示し，これに伴う生命管理上のリスク限界を担当者に伝え，進行を管理する責任を負う．わが国において，これらの業務を専門的に行うリハ科専門医はまだ不足している状態である．

・看護師：看護師は病棟生活での活動能力を把握して，在宅家庭復帰後の生活を想定して他の専門職と協力し，日常生活の自立を技術指導し，本人と家族への心理的支援を行う．

・理学療法士（PT）：理学療法士は，運動療法によって基本的動作能力の回復を図る．運動療法には関節可動域の増大，筋力の増強，麻痺を回復させる神経筋促通訓練などの他に，寝返り・起き上がり・起立・歩行などの基本的動作の訓練・指導を含む．器具を活用し，補助手段としてホットパック・渦流浴・電磁波・低周波・牽引・マッサージなどの物理療法も用いる．

・作業療法士（OT）：作業療法士は，社会的適応能力の回復を図る．具体的には，作業活動を通じて心身機能の回復を図り，ADL訓練などを通じて日常生活の諸動作の自立を指導し，各種作業を応用して職業前評価・指導や趣味娯楽の開発・指導を行う．また，高次脳機能障害の評価・訓練や自動車運転の適性評価なども行う．高次脳機能障害のなかには先天的または後天的な知的障害や失行・失認，記銘力障害，注意障害，遂行機能障害などが含まれる．

・言語聴覚士（ST）：言語聴覚士は，いわゆる言語の障害である失語症と言語発達遅滞，構音障害，吃音，難聴の言語障害などの言語治療を行う．また咀嚼・嚥下障害に対する治療も多職種と連携して行う．なお，摂食機能療法の算定は看護師主導で行われている場合もある．

リハとは，上記の他に，臨床心理士・義肢装具士や医療ソーシャルワーカー（MSW）など多数の専門職種と連携して問題の解決を支援する総合的アプローチである．

3. 病期に応じたリハビリテーションの実際

リハは20分を1単位として以下の病期ごとに行われる．

(1) 急性期リハビリテーション

急性期リハとは，病気・けがの治療直後や治療と並行して行われるリハで，通常は急性期病院で発症直後〜2週間程度，長くても1カ月くらいの期間で行われる．主な目的は，安静臥床に伴う起立性低血圧や深部静脈血栓症などの全身合併症の予防と筋萎縮・関節可動域低下や心肺機能低下などの廃用症候群の予防である．大腿骨近位部骨折において術後早期から体重をかけての歩行訓練が開始されるようになり，脳卒中においても発症3日以内にリハが開始される症例が70％を超えるようになるなど，最近では多くの疾患で早期から積極的にリハが開始されるようになっている．急性期リハでは，脳卒中・運動器疾患だけでなく，呼吸器疾患・心大血管疾患およびがんなど幅広い疾患が対象となり，転倒だけでなく呼吸循環器系のリスクも大きいため適切な安全管理のもとに行われる必要がある．

(2) 回復期リハビリテーション

回復期リハとは，脳血管疾患または大腿骨近位部骨折などの病気で急性期を脱しても，まだ医学的・社会的・心理的なサポートが必要な患者に対して，多数の専門職種がチームを組んで集中的リハを実施し，心身ともに回復した状態で自宅や社会へ戻れることを目的として行われるリハである．回復能力の最も高い時期に，在宅復帰・社会復帰を目指した，より実践的なリハが行われる．回復期リハ病棟では，疾患や状態によって，病気・けがを発症してから入院するまでの期間とリハ病棟に入院できる期間が決められている．（**表2-1**）

(3) 維持期（生活期）リハビリテーション

維持期リハの目的は，急性期・回復期で得られたリハの成果（ADL）を維持するだけでなく，生活の質（QOL）を改善させることである．リハが必要となった原疾患に応じて主に介護保険，場合によっては医療保険が使用される（**図2-1**）．

表 2-1 回復期リハビリテーション

	疾　患	発症から入院までの期間	病棟に入院できる期間
1	脳血管疾患，脊髄損傷，頭部外傷，くも膜下出血のシャント手術後，脳腫瘍，脳炎，急性脳症，脊髄炎，多発性神経炎，多発性硬化症，腕神経叢損傷等の発症または手術後，義肢装着訓練を要する状態	2カ月以内	150日
	高次脳機能障害を伴った重症脳血管障害，重度の頸髄損傷および頭部外傷を含む多部位外傷		180日
2	大腿骨，骨盤，脊椎，股関節もしくは膝関節の骨折または二肢以上の多発骨折の発症後または手術後の状態	2カ月以内	90日
3	外科手術または肺炎等の治療時の安静により廃用症候群を有しており，手術後または発症後の状態	2カ月以内	90日
4	大腿骨，骨盤，脊椎，股関節または膝関節の神経，筋または靱帯損傷後の状態	1カ月以内	60日
5	股関節または膝関節の置換術後の状態	1カ月以内	90日

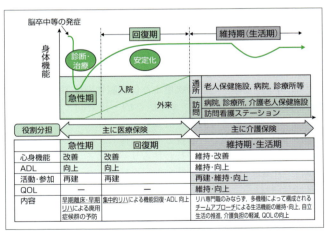

図 2-1 リハビリテーションの役割分担（中央社会保険医療協議会総会（第211回）資料（総会-1-1））

上記以外に，QOLの向上を主な目的として緩和ケアとともに組み合わせて行われる「終末期リハ」も重要である．

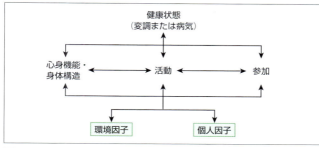

図 2-2 ICF

4. 国際生活機能分類（ICF）

「医療者は，病気は診るが人を診ない」という批判がある．病気だけでなく，障害や生活を通じて人を診る考え方の代表的なものが，2001 年に WHO より提唱された国際生活機能分類（International Classification of Functioning, Disability and Health；ICF）である．（**図 2-2**）

ICF は，図 2-2 のように健康状態，心身機能・身体構造，活動と参加，環境因子，個人因子から構成され，複雑に絡み合うように人間の「生活機能」と「障害」を捉えている．この心身機能・身体構造，活動と参加（ADL・IADL），環境因子の項目は，合計 1,424 に分類されている．

・**心身機能**：身体系の生理的機能（心理的機能を含む）のこと．手足の動き，視覚・聴覚，精神面など．

・**身体構造**：器官・肢体とその構成部分などの身体の解剖学的部分のこと．手足の関節の構造，靱帯，胃・腸，皮膚などの身体の部位．

・**活動**：課題や行為の個人による遂行のこと．また，活動制限とは個人が活動を行うときに生じる難しさのこと．人の全般的な生活を指し，主に日常生活を営むために必要な食事や更衣，入浴などがある．仕事や遊び（余暇）なども含まれる．

・**参加**：生活・人生場面へのかかわりのこと．また，参加制約とは個人が何らかの生活・人生場面にかかわるときに経験する難しさのこと．地域のなかで何らかの役割をもち，社会的・文

化的・政治的・宗教的な集まりに参加するなど広い範囲のかかわりを指す．家庭内の役割も含まれる．地域行事や家庭行事のほかにも趣味やスポーツへの参加なども含まれる．

・環境因子：人々が生活し，人生を送っている物的な環境や社会的環境，人々の社会的な態度による環境を構成する因子のこと．ICFにおける「環境因子」とは，大きく「物的環境」「人的環境」「社会制度的環境」の3つがある．

・個人因子：年齢，性別，民族，生活歴，価値観，ライフスタイル，興味・関心など，その人を構成する因子のこと．

ICFは，「健康状態」「心身機能・身体構造」「活動」「参加」「環境因子」「個人因子」のそれぞれが双方向に作用し，複合的な関係によって成り立っている．ICFを活用することにより，患者・利用者の生活機能や障害の分類がみてわかるようになるだけでなく，その全体像の把握や生活機能の低下をもたらしている原因が環境因子なのか心身機能・身体構造なのかなどを総合的に判断することができる．

5. 高齢者のリハビリテーション

高齢者では，リハを必要とする急性の問題が生じる前から身体的デコンディショニングが進行している場合が多い．高齢というだけでは，リハを延期したり，拒否したりする理由とはならない．しかしながら，高齢者はサルコペニア，フレイル，ロコモティブシンドロームなど高齢者特有の身体機能低下をすでに有している可能性が高く，環境の変化への適応力が低下しているため，回復が遅い場合がある．高齢者では通常，若年患者とは目標が異なり，リハの強度は要求されず，また必要とするケアの種類も異なるため，高齢者用に特別にデザインされたプログラムを用いるのが望ましい．

(高畠英昭)

文献

1) 上田 敏：序説．標準リハビリテーション医学，第3版（上田 敏監修，伊藤利之・他編），医学書院，2012，pp3-31．
2) 千野直一：リハビリテーション医学総論．現代リハビリテーション医学，改訂第3版（千野直一編），金原出版，2009，pp1-25．

第3章 栄養素の基礎

内容のポイント

- 身体を駆動させる機関である骨格筋のたんぱくは，侵襲時や飢餓時に利用される優秀な貯蔵燃料でもある．
- 侵襲を除去するとともに栄養状態を改善させなければリハの高い効果は望めない．
- 正しい栄養管理を施行するために，栄養素の代謝の理解は極めて重要である．

1. 糖質，たんぱく質，脂質

　糖質とたんぱく質，および脂質は三大栄養素とよばれている．これらは生体を形づくる細胞の燃料であり，細胞の構成成分の材料でもある．さらに生体における消費量，すなわち必要量は，他の栄養素と比較して格段に大きい．生体を健全な状態に保つためには必要量を毎日摂取する必要があり，その点も微量栄養素とは異なる．

(1) 糖質
①糖質とは

　炭水化物のうち消化酵素で消化されず，エネルギー源として利用されにくい食物繊維を除いたものを糖質 (saccharide) と称する．

　炭水化物の多くの分子式は $C_mH_{2n}O_n$ であり，この構造が炭水化物とよばれるゆえんである．グルコース（ブドウ糖）の場合 m と n はともに 6 で分子量は 180 である（**図3-1**）．なお，炭素を3個含む糖質を三単糖 (triose) と称する．同様に炭素を4，5，6個含む糖質がそれぞれ四単糖 (tetrose)，五単糖 (pentose)，六単糖 (hexose) である．グルコース（ブドウ糖）は，代表的な単糖で，六単糖である．また，フルクトース（果糖）とガラクトース（脳糖）は，グルコースと同様に食物中に含まれる主な六単糖である．フルク

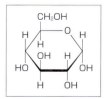

図3-1 グルコースの構造式

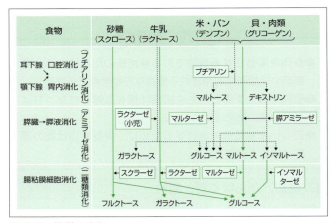

図 3-2 糖質の消化
（大村健二編：栄養塾 症例で学ぶクリニカルパール，p3，医学書院，2010）[1]

トース，ガラクトースはともに解糖系に合流し，ピルビン酸に代謝される．

糖質の2分子がグリコシド結合で結合したものが二糖類（disaccharide）であり，数個結合したものがオリゴ糖（oligosaccharide）である．なお，二糖類以上をオリゴ糖とよぶこともある．多数の単糖がグルコシド結合で連なったものが多糖（polysaccharide）である．

②糖質の消化・吸収とグリコーゲンの合成

糖質は口腔消化，胃内消化，膵液消化，腸粘膜細胞消化を受ける（**図 3-2**）[1]．分子量の大きなデンプンやグリコーゲンは，唾液に含まれるα-アミラーゼで二糖類へ消化される．α-アミラーゼの至適 pH は 6.6〜6.8 であるが，胃内は胃酸のため pH が 1.5〜2.0 と強酸性である．そのため，強酸性の胃内容に混じったα-アミラーゼは失活するが，胃酸との混合を免れた胃内容物ではα-アミラーゼによる消化は持続する．

小腸の吸収上皮の刷子縁からグルコースとガラクトースは SGLT1（sodium-dependent glucose transporter）によって細胞内に取り込まれる．一方，フルクトースは管腔側ではグルコース輸送体（glucose transporter；GLUT）ファミリーの一

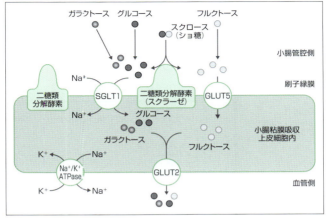

図 3-3 小腸粘膜吸収上皮細胞における二糖類の分解と単糖類の吸収
(松本・他, 2010)[2]

つである GLUT5 を介して小腸粘膜吸収上皮細胞内に取り込まれる（**図 3-3**）[2].

吸収された単糖類は門脈内経由で肝臓へ運ばれる．そこで肝細胞に取り込まれてグリコーゲンに合成され，肝臓のグリコーゲンプールを満たす．一方，体循環に入ったグルコースは骨格筋に取り込まれてグリコーゲンに合成され，筋肉内のグリコーゲンプールを満たす．肝臓と骨格筋内のグリコーゲンが充足され，その他の需要を満たした後の余剰なグルコースは脂肪酸の合成に回る．

③糖質の代謝

エネルギー源としてのグルコース代謝は解糖系から始まる．解糖系は細胞質内で進行し，1 分子のグルコースから 2 分子のピルビン酸と 2 分子の ATP が生成される（**図 3-4**）[1].

骨格筋線維のなかで，速筋は解糖系で ATP を得る．解糖系は酸素を必要とせず，酸化的リン酸化の約 2 倍の速度で ATP を生成することができる（**表 3-1**）[3]．そのため，骨格筋への酸素の供給を待たずに速い速度で ATP を生成できる解糖系は，速筋に ATP を供給する機構に適している．

解糖系で生成されたピルビン酸は，ミトコンドリア内でピル

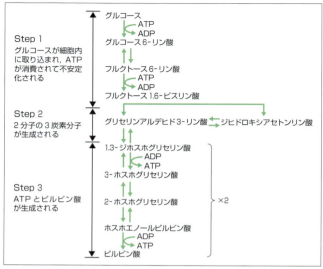

図 3-4 解糖系
（大村健二編：栄養塾 症例で学ぶクリニカルパール, p4, 医学書院, 2010）[1]

表 3-1 骨格筋のエネルギー源，燃料と ATP 生成速度

燃料	ATP 生成の最高速度 $(mmols^{-1})$	利用可能な全～P※ $(mmol)$
筋 ATP		223
ホスホクレアチン	73.3	446
筋グリコーゲン（乳酸への変換）	39.1	6,700
筋グリコーゲン（CO_2 への変換）	16.7	84,000
肝グリコーゲン（CO_2 への変換）	6.2	19,000
脂肪組織の脂肪酸（CO_2 への変換）	6.7	4,000,000

※高いエネルギーをもつリン酸結合. （Berg et al, 2013）[3]

ビン酸デヒドロゲナーゼの触媒を受けてアセチル CoA へ代謝される．ビタミン B_1 のリン酸化物（チアミン二リン酸，TPP）

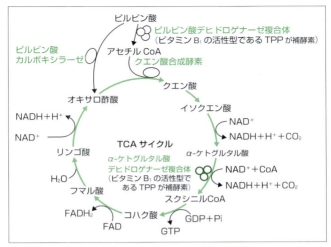

図 3-5 TCAサイクルとチアミンニリン酸（TPP）
（大村健二編：栄養塾 症例で学ぶクリニカルパール, p6, 医学書院, 2010）[1]

がこの酵素の補酵素である．したがって，ビタミン B_1 欠乏症ではこの反応の進行が妨げられ，乳酸に代謝されるピルビン酸が増加する．そのため，ビタミン B_1 欠乏症では乳酸アシドーシスを呈する．なお，TPPはTCAサイクルの一段階を触媒する α-ケトグルタル酸デヒドロゲナーゼの補酵素でもある（**図3-5**）[1]．したがって，ビタミン B_1 欠乏症ではTCAサイクルの回転も障害される．

アセチルCoAは，TCAサイクルに流入して完全酸化を受ける．1分子のアセチルCoAが完全酸化されると14分子のATPが生成される．なお，解糖系では，1分子のグルコースから2分子のピルビン酸と2分子のATPが得られる．そのため，1分子のグルコースの完全酸化では合計30分子のATPが得られることになる（**表3-2**）[4]．

脂肪酸は脳血液関門（blood brain barrier；BBB）を通過できないため，平常時の脳は専らグルコースを燃料に用いる．また腎臓は，糸球体やヘンレ係蹄など部位によって用いる燃料が異なるが，総じてグルコースをよく利用する[4]．

表 3-2 グルコースの完全酸化により生成される ATP

反応の順番	グルコース1分子当たりのATP収量
解糖：グルコースのピルビン酸への変換（細胞質内）	
グルコースのリン酸化	−1
フルクトース 6-リン酸のリン酸化	−1
2分子の 1,3-BPG の脱リン酸	+2
2分子のホスホエノールピルビン酸の脱リン酸	+2
2分子のグリセルアルデヒド 3-リン酸の酸化に伴う2分子のNADHの生成	
ピルビン酸のアセチル CoA への変換（ミトコンドリア内）	
2分子の NADH の生成	
クエン酸回路（ミトコンドリア内）	
スクシニル CoA2 分子からの2分子の ATP の生成	+2
イソクエン酸，2-オキソグルタル酸，リンゴ酸各2分子の酸化による6分子の NADH の生成	
2分子のコハク酸の酸化による2分子の $FADH_2$ の生成	
酸化的リン酸化（ミトコンドリア内）	
解糖系による2分子の NADH；それぞれ 1.5 分子の ATP の生成（グリセロールリン酸シャトルによる NADH の輸送を仮定）	+3
ピルビン酸の酸化的脱炭酸による2分子の NADH；それぞれ 2.5 分子の ATP の生成	+5
クエン酸回路による2分子の $FADH_2$；それぞれ 1.5 分子の ATP の生成	+3
クエン酸回路による6分子の NADH；それぞれ 2.5 分子の ATP の生成	+15
グルコース1分子当たりの正味の収量	+30

(Berg et al, 2013)[3]

　ミトコンドリアをもたない血球は，解糖系でのみ ATP を産生できる．また速筋内では，解糖系によってつくられたピルビン酸の全量を完全酸化することはできない．このようにして余剰となったピルビン酸は，乳酸やアラニンに代謝されて血中へ放出され，肝に取り込まれて糖新生に供される（**図 3-6**）[1]．

　肝臓は，他の臓器や器官が燃料に用いるグルコースやケトン体には手をつけず，α-ケトグルタル酸（2 オキソ酸）を主な燃料に用いる．

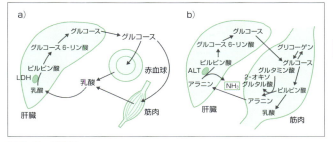

図 3-6 糖新生
a：乳酸を材料にした糖新生（Cori サイクル），b：アラニンを材料にした糖新生（アラニンサイクル）
（大村健二編：栄養塾 症例で学ぶクリニカルパール，p10, 11, 医学書院，2010）[1]

ヒトの安静時のグルコース消費量は 160〜170 g/日と考えられている[3]．それに運動による骨格筋での消費などを上乗せすると男性で 260 g/日，女性 200 g/日前後のグルコースを消費していると推測される．

(2) アミノ酸，たんぱく質
①アミノ酸，たんぱく質とは

アミノ酸の共通構造は，アミノ基をもったカルボン酸である（**図 3-7**）[1]．カルボキシル基の隣の炭素から α，β，γ···ω 炭素と名付け，α 位にアミノ基が付いたアミノ酸を α アミノ酸とよぶ．アミノ酸は，側鎖によって分類される（**表 3-3**）[1]．また，ヒトの体内で合成されないアミノ酸を必須アミノ酸，合成されるものを非必須アミノ酸とよぶ（**表 3-4**）．

アミノ酸は，分解される際にアミノ基が外れる反応，脱アミノ化を受ける．その結果生じた炭素骨格をグルコースの合成（糖新生）に利用可能であるアミノ酸が糖原性アミノ酸である．一方，残った炭素骨格を糖新生には利用できず，脂肪酸の合成に用いることはできるアミノ酸がケト原性アミノ酸である（**図 3-8**）[1]．

多数のアミノ酸がペプチド結合で重合したものがたんぱく質である．通常たんぱく質は複雑な立体構造を有し，それによって生理活性を発揮する．生体内で進行するさまざまな反応のほぼすべてにたんぱく質が関与している．

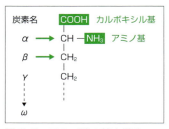

図 3-7 アミノ酸の基本構造
(大村健二編:栄養塾 症例で学ぶクリニカルパール, p24, 医学書院, 2010)[1]

表 3-3 側鎖によるアミノ酸の分類

			必須	糖原性	ケト原性
疎水性アミノ酸	塩基性	リシン (Lys)	○		○
		アルギニン (Arg)		○	
		ヒスチジン (His)	○	○	
	酸性	アスパラギン酸 (ASP)		○	
		グルタミン酸 (Glu)		○	
	中性	スレオニン (Thr)	○	○	
		セリン (Ser)		○	
		グルタミン (Gln)		○	
		アスパラギン (Asn)		○	
親水性アミノ酸	脂肪族	アラニン (Ala)		○	
		グリシン (Gly)		○	
		分岐鎖	バリン (Val)	○	○	
			ロイシン (Leu)	○		○
			イソロイシン (Ile)	○	○	○
	芳香族	フェニルアラニン (Phe)	○	○	○
		チロシン (Tyr)		○	○
		トリプトファン (Trp)	○	○	○
	含硫	メチオニン (Met)	○	○	
		システイン (Cys)		○	
イミノ酸		プロリン (Pro)		○	

(大村健二編:栄養塾 症例で学ぶクリニカルパール, p25, 医学書院, 2010)[1]

表 3-4 必須アミノ酸と非必須アミノ酸

必須アミノ酸	非必須アミノ酸
トリプトファン	アラニン
リシン	アスパラギン
メチオニン	アスパラギン酸
フェニルアラニン	アルギニン
トレオニン	グリシン
バリン	グルタミン
ロイシン	グルタミン酸
イソロイシン	システイン
ヒスチジン	セリン
	チロシン
	プロリン

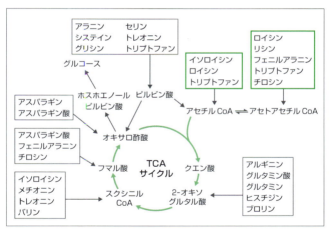

図 3-8 アミノ酸の炭素骨格代謝
(大村健二編：栄養塾 症例で学ぶクリニカルパール, p30, 医学書院, 2010)[1]

②たんぱく質の消化・吸収

　食物中のたんぱく質は胃液, 膵液, 腸液による消化を受け, アミノ酸, ジペプチド, オリゴペプチド (後述) となって小腸上皮に取り込まれる.

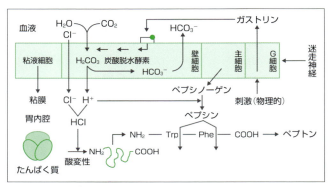

図 3-9 たんぱく質の胃内消化

胃の壁細胞から分泌される胃酸によってたんぱく質の高次構造が解除され，たんぱく分解酵素による消化を受けやすくなる（**図 3-9**）[5]。胃の主細胞が分泌するペプシノーゲンは胃酸で活性化されてペプシンになり，主にたんぱく質の芳香族アミノ酸のカルボキシ末端側を切断する。たんぱく質がペプシンで消化された産物をペプトンと称し，これにはさまざまな長さのペプチド鎖とアミノ酸が含まれる。

膵液にはトリプシノーゲン，キモトリプシノーゲン，プロエラスターゼ，プロカルボキシペプチダーゼなどが含まれている（**図 3-10**）[1]。まず，トリプシノーゲンからエンテロキナーゼ（エンテロペプチダーゼ），またはトリプシン自体によってN末端の6個のアミノ酸〔Val-(Asp)$_4$-Lys〕が除去されて活性化され，トリプシンとなる。エンテロキナーゼの分泌の場は十二指腸である。

次いでトリプシンがキモトリプシノーゲンやプロエラスターゼ，プロカルボキシペプチターゼを活性化する。トリプシンは塩基性アミノ酸の，キモトリプシンは芳香族アミノ酸のカルボキシル末端側を切断する。エラスターゼはエラスチンを，カルボキシペプチダーゼはカルボキシ末端側から1個ずつアミノ酸を切断する。

小腸の吸収上皮の刷子縁におけるペプチドの消化（膜消化）には，**図 3-11** に示す酵素が関与している[1]。吸収されたア

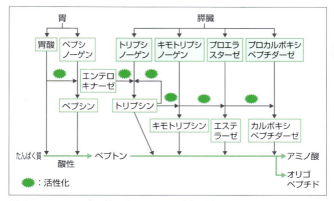

図 3-10 たんぱく質の消化・吸収（消化管内）
（大村健二編：栄養塾 症例で学ぶクリニカルパール，p24，医学書院，2010）[1]

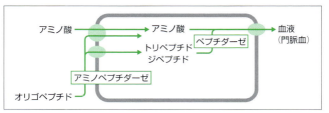

図 3-11 たんぱく質の消化・吸収（小腸上皮）
大部分のペプチドはアミノ酸にまで分解されて門脈血中に入る．ジペプチドおよびトリペプチドの一部，微量のたんぱく質も門脈血中に入る．
（大村健二編：栄養塾 症例で学ぶクリニカルパール，p24，医学書院，2010）[1]

ミノ酸のうちオルニチン，アルギニン，グルタミン酸，アスパラギン酸，アスパラギンなどは上皮細胞内で代謝されるが，大部分はそのまま門脈血中に転送される．

ジペプチド，およびトリペプチドの一部は門脈血中に入るが，大部分は上皮細胞内でアミノ酸にまで加水分解された後，門脈血中に入る．

グリシンは単純拡散で，他のアミノ酸は輸送体による能動輸送で血中に入る．

③たんぱく質の合成

アミノ酸はペプチド結合でつながり,ポリペプチド鎖を形成する.アミノ酸の配列順序をたんぱく質の一次構造とよぶ.

アミノ酸配列の順序は,DNAの塩基配列として遺伝子に組み込まれている.ヒトのゲノムに記されている遺伝情報の本態は,たんぱく質のアミノ酸配列である.その遺伝情報の表現形がアミノ酸配列である.ヒトのゲノムはおよそ30億塩基対からなる.ヒトのゲノムに含まれる遺伝子数はおよそ2万3千と推測されている.

結合したアミノ酸の数が2個のものがジペプチドであり,アミノ酸数が増えるにつれてオリゴペプチド(3〜10個),ポリペプチドとよぶ.概ね分子量が1万を超えるポリペプチドをたんぱく質と称する.

ポリペプチド鎖は規則的に折りたたまれて二次構造,三次構造を形成し,多様な活性を発揮することになる.さらに,たんぱく質の多くは異なったポリペプチド鎖(サブユニット)が会合し,四次構造を形成する.多くのたんぱく質は,合成されたのちに切断されたり一部が除かれたりして働きを変える.膵消化酵素の活性化が良い例であり,活性をもたない消化酵素の前駆体はペプチド結合が切断されて活性型になる.また,アセチル基やヒドロキシ基などの残基や糖鎖,脂肪酸などの結合によってその安定性や親水性が変化する.

④たんぱく質の合成と分解のバランス

健常成人では,一日に体に含まれるたんぱく質の約3%が分解され,一方で同量が合成される.健常成人では,たんぱく質として摂取される窒素量と排泄される窒素量は等しい.したがって,成人の窒素平衡は通常プラスマイナスゼロである.

生理機能を維持するために回避できないたんぱく質の喪失を不可避的たんぱく喪失量(obligatory protein loss;OPL)とよぶ.健常成人男性のOPLは0.34 g/kg/日であり,それを補うためには0.57 g/kg/日のたんぱく質の摂取が必要である[6].

健常成人のたんぱく質の推奨摂取量は0.8〜1.0 g/kg/日であり,この量のたんぱく質を摂取すればたんぱく質欠乏に陥るリスクは2〜3%と考えられている.一方高齢者では,たんぱく質を0.8 g/kg/日摂取しても骨格筋の萎縮をきたすとの報告

表 3-5 標準的な体重 70 kg の男性に蓄えられている燃料

	利用可能なエネルギー（kcal）		
臓器	グルコース or グリコーゲン	中性脂肪	動員可能なたんぱく質
血液	60	45	0
肝臓	400	450	400
脳	8	0	0
筋肉	1,200	450	24,000
脂肪組織	80	135,000	40

(Berg et al, 2013)[3]

がある[7]．高齢者の OPL は 0.8 g/kg/ 日を超えると考えられる．

　たんぱく質の摂取量が OPL に満たない場合，侵襲が加わっていない健常成人でも窒素平衡は負となる．また，生体に侵襲が加わって体たんぱくが貯蔵栄養素として利用されている状態では，生体の窒素平衡は負となる．

⑤貯蔵燃料としてのたんぱく質

　骨格筋や腸管上皮のたんぱく質は，飢餓や侵襲時に利用される貯蔵燃料として重要である．

　体内に蓄えられている栄養素のなかで，グルコースの備蓄量が最も少ない（**表 3-5**）[3]．脂質の貯蔵形態である中性脂肪からは，その構成成分であるグリセリンを材料としてグルコースをつくることができる．しかし，中性脂肪が燃えた場合に産生されるエネルギーのうち，グリセリンが占める割合はごくわずかである．そのため，中性脂肪の糖新生の基質としての役割はごく限られたものになる．

　アミノ酸は，脱アミノ化を受けた後 TCA サイクルに流入し，燃料としてのみならずさまざまな物質の基質として利用される（**図 3-12**）[1]．そのため，貯蔵栄養素として最も優れているのがたんぱく質である．しかし，飢餓時や侵襲時に利用されるたんぱく質は主として骨格筋のものであり，それには骨格筋の萎縮を伴う．

（3）脂質

　脂質のなかで栄養素，燃料として重要であるのは中性脂肪である．したがって，本章では中性脂肪の構成成分である脂肪酸

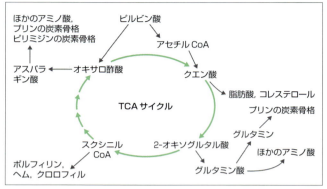

図 3-12 TCA サイクルの物質の生合成における役割
(大村健二編:栄養塾 症例で学ぶクリニカルパール, p7, 医学書院, 2010)[1]

を中心に述べる.

① **中性脂肪とは**

中性脂肪 (triacylglycerol;TG) とは, 1分子のグリセリンに3分子の脂肪酸が結合したものである. 日常に食品から摂取される脂質の99%程度を占め, 体内の貯蔵燃料としても重要な位置を占めている.

脂肪酸の基本構造は, 1本の炭素鎖からなるモノカルボン酸である (**図 3-13**)[1]. 脂肪酸は, 炭素鎖間の二重結合の数によって飽和脂肪酸, 一価不飽和脂肪酸 (MUFA), 多価不飽和脂肪酸 (PUFA) に分けられる (**表 3-6**)[1].

脂肪酸は, 炭素間の二重結合数の増加に伴って融点が下がる. MUFA のオレイン酸は室温で液状であり, PUFA の融点はさらに低い. 一方, ほとんどの飽和脂肪酸は, 室温で固形を保つ. 飽和脂肪酸の含有量が多い牛脂や豚脂が固形であるのはこのためである.

PUFA はメチル基末端 (ω炭素) から数えて何番目の炭素に最初の二重結合が存在するかでω3系 (n-3系) とω6系 (n-6系), ω9系 (n-9系) に分けられる. 哺乳類は PUFA を合成できないため, PUFA は必須脂肪酸である.

② **脂質の消化・吸収**

食事中の脂質に占めるコレステロールの割合は1%内外であ

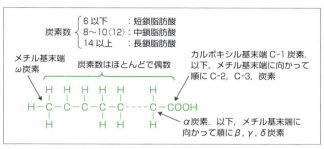

図 3-13 脂質の基本構造
(大村健二編:栄養塾 症例で学ぶクリニカルパール, p14, 医学書院, 2010)[1]

表 3-6 脂肪酸の種類

炭素間に二重結合がない脂肪酸	飽和脂肪酸	パルミチン酸 ステアリン酸
炭素間に二重結合がある脂肪酸 　二重結合が1つのもの 　二重結合が複数のもの	不飽和脂肪酸 　一価不飽和脂肪酸 　多価不飽和脂肪酸	オレイン酸 リノール酸 リノレン酸

(大村健二編:栄養塾 症例で学ぶクリニカルパール, p19, 医学書院, 2010)[1]

り,ほとんどが中性脂肪(TG)である.脂肪分解酵素(リパーゼ)の主な分泌臓器は膵臓であるが,唾液腺からも分泌される.また,リパーゼは胃からも分泌されるが,胃内が酸性のためリパーゼは活性化されない.

食物中の脂肪は,十二指腸に達して胆汁によるミセル化を受ける.脂肪の粒子はミセル化を受けた結果,表面積が増加し,消化酵素による分解を受けやすくなる.

膵液は,リパーゼとともに豊富に重炭酸イオンを含んでいる.そのため,十二指腸より肛門側の腸管内はアルカリ性になる.アルカリ性の環境下で活性化されたリパーゼによって,TGはグリセリンと脂肪酸とに加水分解される.なお,小腸からもリパーゼは分泌される.

リパーゼによる加水分解でTGから脂肪酸が外れジグリセリド(DG),モノグリセリド(MG)となり,最終的にはグリセリンと脂肪酸となる.TGやDGの形でも小腸粘膜から吸収さ

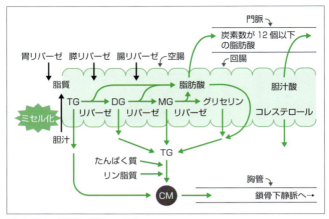

図 3-14 脂質の消化・吸収
(大村健二編:栄養塾 症例で学ぶクリニカルパール, p15, 医学書院, 2010)[1]

れ，全脂質のおよそ 2/3 は MG に消化されるまでに吸収される．残りの約 1/3 は脂肪酸とグリセリンまで完全に消化されて吸収される．

吸収された脂肪酸，グリセリン，MG，DG は，小腸粘膜内で TG に再合成される．小腸粘膜内でカイロミクロン (CM) となり，胸管を経由して右鎖骨下静脈と右内頸静脈の合流部 (静脈角) に入る (**図 3-14**)[1]．

なお，炭素数が 12 個以下の脂肪酸 (短鎖脂肪酸および中鎖脂肪酸) は，直接門脈内に流入する．

③燃料としての脂肪酸

安静時の骨格筋は，エネルギーの 85% を脂肪酸の燃焼で得ている[8]．運動時も遅筋は主なエネルギー源として脂肪を用いる．また，心筋の主なエネルギー源は脂肪酸である[8]．さらに，腎臓の近位尿細管，皮質集合管，ヘンレの太い上行脚も脂肪酸を燃料とする[4]．

エネルギーに換算した TG の体内蓄積量は極めて大きい (表 3-5)[3]．TG は，次の 3 段階を経てエネルギーに変換される[3]．

まず TG は，脂肪酸とグリセロールに加水分解される．この反応を触媒する脂肪細胞特異的トリアシルグリセロールリパー

ゼ（ATGL）とホルモン感受性リパーゼ（HSリパーゼ）は，アドレナリンによって活性化される．グリセロールは，組織中のAMP濃度が高い場合には解糖系に合流してピルビン酸に代謝される．一方，組織中のAMP濃度が低い場合には糖新生に供される[3]．脂肪酸は，アルブミンと結合して血液内を運ばれ，細胞質内やミトコンドリアの外膜に到達する．

次の段階として，脂肪酸はミトコンドリアのマトリックス内へ移動する．脂肪酸は，1分子あたり2分子のATPを消費してCoAと結合し，アシルCoAとなる．アシルCoAはミトコンドリアの内膜を通過できない．そのため，いったん内膜中に存在するカルニチンにアシル基を渡し，ミトコンドリア内に入って再びアシルCoAとなる．

次いで，ミトコンドリアのマトリックス内に進入したアシルCoAから炭素が2つずつ切り離され，アセチルCoAがつくられていく．この反応はβ炭素上で進行するため，β酸化と称する．β酸化で得られたアセチルCoAは，ミトコンドリア内ではTCAサイクルに入って完全酸化を受ける．一方，ミトコンドリア外へ出たアセチルCoAは脂肪新生へと進む．

2. 微量栄養素

微量栄養素（micronutrients）とは，各種ビタミンと微量元素の総称である．ビタミンは，ヒトの体内で合成されず体外から摂取する必要がある有機物である．微量元素とは，ヒトの体内に含有されている量が鉄以下，もしくは1 mg/kg以下の元素の総称である．微量栄養素は，各々特有かつ重要な生理活性を有する．

（1）ビタミン
①ビタミンの生理活性（**表3-7**）[1]

ビタミンの多くは，酵素の補酵素や代謝反応の補因子である．ビタミンAは，生体の発生，分化，形態形成，老化の防止に関与する．ビタミンB_1，B_2，ナイアシンは，TCAサイクルによるエネルギー産生に深く関与する．ビタミンB_{12}と葉酸は，多くの物質のメチル化や核酸の合成に関与する．ビタミンDは，骨形成と骨吸収をともに促し，骨のリモデリングを促進する．ビタミンKは，血液凝固因子を活性化する．なお，

表 3-7 ビタミンの主な関連物質と生理活性

ビタミン	主な関連物質（関連反応）	主な生理作用
A	レチノイン酸	成長，視覚，生殖，皮膚および粘膜上皮の正常保持，粘膜分泌機能の維持，分化，発生，形態形成への関与
B_1	ピルビン酸脱水素酵素 α-ケトグルタル酸脱水素酵素 トランスケトラーゼ 分岐鎖ケト酸脱水素酵素	ピルビン酸からのアセチル CoA 生成，TCA 回路の機能，エネルギー産生
B_2	FAD	エネルギー産生（電子伝達系）
B_6	トランスアミナーゼ アミノ酸脱水素酵素 デアミナーゼ　など	たんぱく代謝
B_{12}	メチオニン合成酵素 メチルマロニル CoA ムターゼ	貯蔵型葉酸（$CH_3H_4PteGlu$）の動員，物質のメチル化，ミエリンの合成
C	生体内の酸化・還元反応	コラーゲンの合成，コレステロール代謝，カルニチン合成，非ヘム鉄の吸収，サイクリック AMP の合成
D	カルシウム結合たんぱく アルカリフォスファターゼ	小腸でのカルシウム吸収の促進，骨リモデリングの促進，尿細管でのカルシウムおよびリンの再吸収の促進
E	抗酸化反応	生体脂質の過酸化防止，プロスタグランジン代謝（血小板凝集抑制，血管拡張）
K	カルボキシラーゼ	凝固因子 II，VII，IX，X の生成
ナイアシン	NADH NADPH	エネルギー産生（電子伝達系），物質の還元
葉酸	チミジル酸合成酵素 メチオニン合成酵素	ピリミジンヌクレオチド，プリンヌクレオチドの生合成，物質のメチル化（C_1 ユニットの転移反応）

（大村健二編：栄養塾 症例で学ぶクリニカルパール, p33, 医学書院, 2010）[1]

葉酸は体内でも合成されるため，厳密にはビタミンの範疇に入らない．

②ビタミン欠乏症（**表 3-8**）[1]

重度のビタミン B_1 欠乏症の代表は脚気である．脚気は，原因が不明であった戦前のわが国では国を滅ぼす病とされた．ビタミン B_1 欠乏が進行すると，ピルビン酸からのアセチル CoA 生成と TCA サイクルの回転が妨げられる（図 3-5）．心筋は TCA サイクルによる好気的な ATP 生成への依存度が高いため，

表 3-8 ビタミン欠乏の症状

ビタミン	欠乏症状
A	夜盲症, 皮膚の角化, 皮膚の乾燥, 消化管の吸収障害, 気道の易感染性
B$_1$	健忘, 徐脈, うつ, 不安, Wernicke 脳症, Korsakoff 症候群, 脚気（筋力の低下, 知覚異常, 麻痺, 乳酸アシドーシス, 心不全）
B$_2$	舌炎, 口角炎, 鼻唇溝・陰嚢・外陰部の皮膚炎, 眼症状（角膜血管新生, 硝子体の混濁, 異物感）
B$_6$	食欲不振, 悪心・嘔吐, 下痢, 口唇炎, ペラグラ様皮膚炎, 多発神経炎, 貧血, 痙攣
B$_{12}$	悪性貧血（巨赤芽球性貧血, 白血球の形成障害, 血小板の形成障害）, 脊髄軸索の進行性変性による進行性麻痺症状
C	壊血病（全身の点状・斑状出血, 歯肉の腫脹・出血, 時に消化管出血, 骨膜下出血）, 細胞間質（コラーゲン, 類骨質, 象牙質）の形成不全
D	乳幼児, 小児ではくる病. 成人の場合は骨軟化症
E	歩行障害, 腱反射, 振動感覚の消失, 眼球運動麻痺, 網膜症
K	出血傾向
ナイアシン	ペラグラ（皮膚炎, 下痢, 認知症, 食欲不振, 下痢, 便秘, 胸やけ, 口や直腸の痛み）
葉酸	神経管欠損児の増加（妊婦が欠乏症に陥った場合）, 巨赤芽球性貧血, 心・血管系疾患発症のリスクの増加

（大村健二編：栄養塾 症例で学ぶクリニカルパール, p35, 医学書院, 2010）[1]

ビタミン B$_1$ 欠乏では心機能を維持できず死に至る.

ビタミン B$_{12}$ 欠乏が引き起こす巨赤芽球性貧血は, 原因が究明されるまでは悪性貧血 (pernicious anemia) とよばれ恐れられていた.

葉酸は, 体内での細胞増殖が亢進する妊娠や悪性疾患で欠乏しやすい. 妊婦には, 奇形児出産のリスクを低下させる目的で葉酸の十分な摂取を指導する. 葉酸とビタミン B$_{12}$ の生理活性は全く異なるが, 欠乏した場合にはいずれも巨赤芽球性貧血を呈する. これはビタミン B$_{12}$ 欠乏によって葉酸の蓄積型であるメチルテトラヒドロ葉酸の動員が妨げられることで説明される.

偏食に起因するビタミン B$_1$ 欠乏や葉酸欠乏, アルコール依存症に随伴する葉酸欠乏, 胃切除術後の内因子分泌能の低下・廃絶によるビタミン B$_{12}$ 欠乏, 胃切除術による胃酸分泌能の低

表 3-9 微量元素の関連酵素, たんぱく, および主な生理活性

微量元素名	主な関連たんぱく, 酵素	主な生理作用
鉄（Fe）	ヘモグロビン	酸素の運搬
亜鉛（Zn）	DNA ポリメラーゼ RNA ポリメラーゼ アルコールデヒドロゲナーゼ アルカリフォスファターゼ	DNA の複製, DNA の修復 核酸の合成 たんぱく代謝, 創傷の治癒 脂質代謝, 骨代謝
銅（Cu）	セルロプラスミン モノアミンオキシダーゼ チロシナーゼ スーパーオキシドディスムターゼ	造血機能, 骨代謝 結合織代謝 神経機能 過酸化物質の処理
コバルト（Co）	メチオニンシンターゼ メチルマロニル CoA ムターゼ	物質のメチル化機構 葉酸代謝の調節
ヨウ素（I）	甲状腺ホルモン	エネルギー産生の調節
モリブデン（Mo）	キサンチンオキシダーゼ キサンチンデヒドロゲナーゼ	尿酸代謝, アミノ酸代謝 硫酸, 亜硫酸代謝
マンガン（Mn）	アルギナーゼ ピルビン酸カルボキシラーゼ グルコシルトランスフェラーゼ	精代謝, 脂質代謝 骨代謝
セレン（Se）	5-ヨードサイロニン脱ヨウ素化酵素 GSH-Px	甲状腺ホルモン代謝 抗酸化作用
クロム（Cr）	ブドウ糖耐性因子 低分子クロム結合物質	糖代謝, コレステロール代謝 たんぱく代謝, 結合織代謝

（大村健二編：栄養塾 症例で学ぶクリニカルパール, p34, 医学書院, 2010）[1]

下・廃絶による鉄欠乏が生じる. 経腸栄養（EN）の施行では, 通常ビタミン欠乏を生じることはない. 静脈栄養（PN）の施行では, 添加を怠ったためのビタミン B_1 欠乏が早期に起こり得る.

(2) 微量元素

①微量元素の生理活性（**表 3-9**）[1]

鉄は複数の酸化状態を呈する金属であり, その性質によって生理活性を発揮する. 鉄は, ヘムおよび非ヘムたんぱく質, その他の酵素の補助因子として酸素の結合, 輸送, ならびに細胞呼吸に重要な役割を果たす. また, 多くの微量元素はさまざまな酵素, およびたんぱく質の構成要素である. これらの酵素は, 三大栄養素の代謝や骨代謝, 造血作用, 甲状腺機能, 創傷治癒などに関与している.

表 3-10 微量元素欠乏の症状

微量元素名	欠乏症状
鉄（Fe）	鉄欠乏性貧血（小球性低色素性貧血）
亜鉛（Zn）	顔面，会陰部より始まり漸次増悪する皮疹，口内炎，舌炎，味覚障害，食欲不振，創傷治癒の遅延，成長障害免疫能の低下，爪の変化，脱毛
銅（Cu）	貧血，白血球減少，好中球減少，進行性の痙性運動失調，ニューロパチー
コバルト（Co）	巨赤芽球性貧血（悪性貧血），メチルマロン酸尿
ヨウ素（I）	甲状腺機能低下症，成長障害，精神・運動発達の遅延
モリブデン（Mo）	頻脈，多呼吸，夜盲症，視野暗点，見当識障害，嗜眠，昏睡
マンガン（Mn）	骨端軟骨異常，成長障害，低コレステロール血症，低脂肪酸血症，失調，毛髪の赤色化，血液凝固能低下
セレン（Se）	心筋症，不整脈，下肢の筋肉痛，大赤血球症，仮性白皮症
クロム（Cr）	耐糖能異常，体重減少，窒素平衡の異常，呼吸商の低下，遊離脂肪酸の減少

（大村健二編：栄養塾 症例で学ぶクリニカルパール，p37，医学書院，2010）[1]

②微量元素欠乏症（表 3-10）[1]

わが国では，自然食品を摂取している状態で鉄以外の微量元素欠乏は稀である．月経や消化管出血に伴う失血で体内の鉄の貯蔵が減少・枯渇すると鉄欠乏に陥る．一方，欧米の内陸部では海産物，とりわけ海藻類の摂取量が少ないため，ヨード欠乏に陥る危険がある．そのため，それらの地域ではヨード欠乏症を防ぐために食塩にヨードが添加されている．

また，組成が完全に明らかになっている TPN や成分栄養（ED）を施行する場合，含有されていない微量元素の欠乏症を発生する可能性がある．

先天性の銅吸収障害による銅欠乏（Menkes 病）がある．また，二次的な銅欠乏症が未熟児や低出生体重児，クワシオルコル，低たんぱく血症などにみられることがある． （大村健二）

文献

1) 大村健二：栄養塾 症例で学ぶクリニカルパール（大村健二編），医学書院，2010，pp2-39.
2) 松本義信，中坊幸弘：糖質の消化・吸収．*Surg Fronti* **17**（2）：172-174, 2010.
3) Berg JM・他（入村達郎・他監訳）ストライヤー生化学，第 7 版，東京化学同

人,2013,pp444-450,508-513,594-599,750-756,857-860.
4) 関根孝司:腎におけるエネルギー産生と消費 (3) 各ネフロンセグメントにおけるエネルギー産生. *Nephrology Frontier* **9** (4):381-384, 2010.
5) 大村健二:アミノ酸の行方. 栄養管理をマスターする 代謝の理解はなぜ大事?, 文光堂, 2014, pp16-21.
6) Wolfe RR:Tracers in metabolic research:Radioisotope and stable isotope/mass spectrometry methods, A.R. Liss, New York, 1984, pp157-174.
7) Campbell WW et al:The recommended dietary allowance for protein may not be adequate for older people to maintain skeletal muscle. *J Gerontol A Biol Sci Med Sci* **56** (6):M373-380, 2001.
8) Berg JM・他(入村達郎・他監訳):ストライヤー生化学, 第5版, 東京化学同人, 2004, pp857-860.

第4章 サルコペニア

内容のポイント

- わが国ではアジアワーキンググループのサルコペニア診断基準が広く用いられている.
- サルコペニア患者は各種疾患と深い関連を有し,回復期病院や療養型病院に多く存在する.
- 運動療法と栄養療法はサルコペニアの予防と治療に推奨される.

1. はじめに

筋肉が減弱する病態であるサルコペニアは,その定義や診断基準が整理され,独立した疾患として ICD-10 に登録(ICD-10: M6259)されるに至った.また,日本サルコペニア・フレイル学会が設立され,学会から「サルコペニア診療ガイドライン 2017 年版」[1]も発刊された.サルコペニアは低栄養や低活動などと深い関連があり,リハ栄養診断においても必須の概念である.

2. 定義・診断

サルコペニアは筋肉減弱症ともいうべき状態である.2010 年にヨーロッパの European Working Group on Sarcopenia in Older People (EWGSOP) からその定義が発表されたのを皮切りに,アジアの Asian Working Group for Sarcopenia (AWGS) や日本肝臓学会からもサルコペニアの定義・診断アルゴリズムが発表されている.EWGSOP と AWGS では二重エネルギー X 線吸収測定法(DXA)か生体インピーダンス解析(BIA)を用いた骨格筋量減少を必須項目とし,筋力(握力)低下か身体機能(歩行速度)低下があるものと定義している(**図 4-1**)[2].日本肝臓学会の定義では BIA 法か CT を用いた骨格筋量減少と,筋力(握力)低下があるものとされている(**図 4-2**)[3].
「サルコペニア診療ガイドライン 2017 年版」[1]はわが国の日常診療においては 65 歳以上の高齢者を対象に,AWGS の診断基

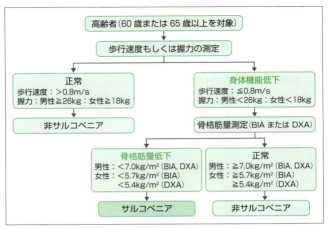

図 4-1 AWGS によるサルコペニア診断アルゴリズム
(Chen et al, 2014)[2]を改変

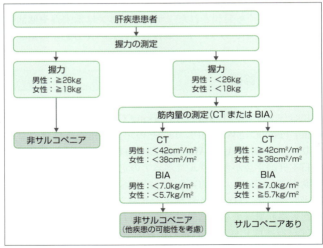

図 4-2 日本肝臓学会によるサルコペニア診断アルゴリズム
簡易法として L3 レベルでの腸腰筋の長軸×短軸の左右合計（カットオフ値：男性 6.0 cm^2/m^2，女性 3.4 cm^2/m^2）や manual trace 法による Psoas muscle index（カットオフ値：男性 6.36 cm^2/m^2，女性 3.92 cm^2/m^2）を用いてもよい．

(西口・他, 2016)[3]を改変

表 4-1 サルコペニアの段階

段階	筋肉量	筋力	身体機能
プレサルコペニア	低下		
サルコペニア	低下	低下 または	低下
重症サルコペニア	低下	低下	低下

(原田, 2012)[4]

準を用いることを推奨している.肝疾患や悪性腫瘍のサルコペニア診断には日本肝臓学会の診断基準を用いることも有用だと考えられる.

また,EWGSOPは骨格筋量減少のみで筋力や身体機能の低下がないものはプレサルコペニア,筋肉量,筋力,身体機能すべての低下があるものを重症サルコペニアと定義している(**表 4-1**)[4].年齢に関してはEWGSOPでは65歳以上を対象とし,AWGSでは各国の高齢者の定義により60歳または65歳以上を対象としている.日本肝臓学会の定義に年齢制限はない.

サルコペニア肥満はサルコペニアに肥満や体脂肪の増加を併せもつ状態と定義される.サルコペニア肥満における肥満の評価方法やカットオフ値は定まっていないが,体脂肪の増加で肥満を定義することが推奨される.サルコペニアのスクリーニング方法としては,自身の左右の手の母指と示指4本で輪をつくり,下腿周囲を囲めるかどうか判定する指輪っかテストが有用である[5].

そのほか,サルコペニアに対する筋肉量や筋力,身体機能の測定方法に関しては臨床・研究現場でさまざまな方法が用いられており,EWGSOPが測定方法をリストアップしている(**表 4-2**).

3. 疫学

近年の系統的レビューによれば,地域在住高齢者の10%程度がサルコペニアであるとされている[6].施設入所高齢者の約14〜33%[7],回復期病棟患者の78%[8],療養型病院患者のほぼ全員がサルコペニアであったとの報告がある[9].

各種疾患とサルコペニアとの関連性については,「サルコペニア診療ガイドライン2017年版」の「各種疾患における疫学」

表 4-2 研究と臨床における筋肉量，筋力，身体機能の測定法

変数	研究	臨床診療
筋肉量	コンピュータ断層撮影（CT） 磁気共鳴画像法（MRI） 二重エネルギー X 線吸収測定法（DXA） 生体インピーダンス解析（BIA）	BIA DXA 身体測定
筋力	握力測定 膝の屈曲筋力・伸展筋力 最大呼気流量測定	握力測定
身体機能	簡易身体能力バッテリー（SPPB） 通常歩行速度 Timed-up-and-go テスト（TUG） 階段駆け上がりパワーテスト	SPPB 通常歩行速度 TUG テスト

(原田，2012)[4]

の章に詳しく記載されている．糖尿病やメタボリックシンドローム患者はそうでない患者に比べ，サルコペニアの有病率は高い．また，悪性腫瘍患者では若年であっても筋肉量減少をきたす割合が大きい．慢性腎臓病患者では病期の進行に伴い，骨格筋量減少を有する割合が増加する[10]．脊髄損傷などで低活動をきたしている例ではサルコペニアの合併が多い．低栄養や手術，外傷はサルコペニアの要因となる[11]．神経変性疾患におけるサルコペニアの有病率に関しては研究報告が少なく，明らかにされていない．骨粗鬆症とサルコペニアは合併しやすく，歩行障害やバランス障害につながる．骨粗鬆症においてサルコペニアの存在は筋肉量減少と筋力低下による転倒をきたし，さらに骨量減少と骨強度を低下させ，脆弱性骨折をきたす．逆に骨粗鬆症の存在はサルコペニア発生リスクを有意に上昇させる．また，大腿骨近位部骨折患者，脊椎椎体骨折患者におけるサルコペニアの有病率は高い．

4. 原因

サルコペニアは原因別に一次性サルコペニア（加齢性サルコペニア）と二次性サルコペニア（栄養，活動，疾患に関連するサルコペニア）に分類される（**表 4-3**）．ヒトは 1 歳年を取るごとに筋肉量が 1%ずつ減少するとされ，加齢はサルコペニア

表 4-3 サルコペニアの原因別分類

一次サルコペニア	加齢性サルコペニア	加齢以外に原因がないもの
二次サルコペニア	栄養に関連するサルコペニア	消化管疾患や食欲低下に伴う栄養摂取不足に起因するもの
	活動に関連するサルコペニア	不活動,寝たきりが原因となり得るもの
	疾患に関連するサルコペニア	重症臓器不全,炎症性疾患,悪性腫瘍,内分泌疾患に付随するもの

(原田,2012)[4]

における最も重要な要因である.また,1日の安静臥床により筋肉量が0.5％減少する[12].重症臓器不全,炎症性疾患,悪性腫瘍などにより消耗性に筋肉量が減少する.低栄養,特にたんぱく質やアミノ酸の摂取量低下はサルコペニアを誘起する.急性期病院に入院すると15％の人がサルコペニアを発症し,特に長期臥床や低体重がサルコペニアの発症リスクであった[13].

5. 予後

サルコペニアでは転倒,骨折,フレイルの発症リスクが高い.特にサルコペニア肥満では心血管疾患死,総死亡のリスクが高くなる[14].急性期病院での調査ではサルコペニアを有する患者は死亡リスクが高い[15].また,サルコペニアを有する高齢者においては術後の死亡リスクが高くなる.がん患者の予後予測に関するシステマティックレビューでは,骨格筋量が少ない方が生存率は低いとの結果であった[16].

6. 予防

「サルコペニア診療ガイドライン2017年版」[1]は適切な栄養摂取,たんぱく質の積極的な摂取をサルコペニア予防という観点から推奨している.高齢日本人を対象とした横断研究からは,サルコペニアと食品摂取の多様性とに有意な関連が報告されている[17].また,サルコペニア肥満高齢者を対象とした介入研究では高たんぱく質食が通常たんぱく質食に比べ,筋肉量を有意に増加させ得る[18].

運動習慣と豊富な身体活動量はサルコペニアを予防する可能性があり，運動ならびに活動的な生活が推奨される．高齢日本人を対象にした症例対照研究では中年時代の運動習慣がサルコペニア発症と有意に関連する[19]．日本人を対象にした10年間の観察研究では，活動量が多いほどサルコペニア発症リスクが低下していた[20]．高血圧や糖尿病，脂質異常症の治療，男性ホルモン補充療法などがサルコペニア発症を抑制する可能性はあるが，一定の見解は得られていない．

7. 治療

複数のランダム化比較試験を含むメタ解析の結果によれば，サルコペニアに対するレジスタンス運動を含む包括的な訓練プログラム（週2回，3カ月間）には有意な骨格筋量，歩行速度，膝伸展筋力の改善効果がある，と報告されている[21]．しかし，EWGSOPやAWGSのサルコペニア診断基準を満たす高齢者を対象とした運動介入効果を検討したランダム化比較試験は存在せず，さらなる検討が必要である．また，サルコペニアに対し毎日6gの必須アミノ酸を投与したランダム化比較試験では，3カ月後における膝伸展筋力の改善効果がみられており[22]，サルコペニアに対する必須アミノ酸を中心とした栄養介入の有用性が示唆されている．サルコペニア高齢者を対象に実施された薬物療法の効果を検証したランダム化比較試験は選

コラム　高齢者栄養療法研修会（旧・TNT-Geri 研修会）

日本老年医学会が開催しているこの研修会は，サルコペニアやフレイルなどの老年症候群を合併した高齢者の栄養障害スクリーニング，アセスメント，介入方法に関して2日間の日程で学習するものである．欧州の老年医学会により作成されたテキストの翻訳版を使用し，リハ栄養的な攻めの栄養マネジメントをしっかりと学ぶことができる．研修会で取り上げられる認知症，大腿骨近位部骨折，重複疾患合併例，嚥下障害等の事例は，どれも高齢者診療において栄養管理が重要なケースばかりである．医師向けの研修会であるが日本老年医学会認定「高齢者栄養療法認定医」の取得要件に含まれており，お勧めしたい．

（百崎）

表 4-4 サルコペニアの介入研究に関するアウトカムリスト

> **主要転帰領域**
> ・身体能力
> ・筋力
> ・筋肉量
>
> **二次的転帰領域**
> ・日常生活の活動（ADL；基本的 ADL，手段的 ADL）
> ・生活の質（QOL）
> ・代謝および生化学的マーカー
> ・炎症マーカー
> ・対象者や医師による変化の全体的印象
> ・転倒
> ・介護施設や病院への入所・入院
> ・社会的支援
> ・死亡率

（原田，2012）[4]

択的アンドロゲン受容体修飾薬が除脂肪量を増加させるという一編の報告があるのみである[23]．その他，テストステロンや成長ホルモン，ビタミン D にサルコペニア治療効果がある可能性が示唆されているが，サルコペニアに対する薬物療法に関するエビデンスは不足している．EWGSOP はサルコペニアに対する介入研究に関して測定すべきアウトカムのリストを作成している（**表 4-4**）．サルコペニアに対するさまざまな介入研究が行われることが期待されている． （百崎 良）

文献

1) サルコペニア診療ガイドライン作成委員会：サルコペニア診療ガイドライン 2017 年版，ライフサイエンス出版，2017.
2) Chen LK et al: Sarcopenia in Asia: consensus report of the Asian Working Group for Sarcopenia. *J Am Med Dir Assoc* **15**：95-101, 2014.
3) 西口修平・他：肝臓学会サルコペニア判定基準作成ワーキンググループ，肝疾患におけるサルコペニアの判定基準（第 1 版）．肝臓 **57**：353-368，2016.
4) 厚生労働科学研究補助金（長寿科学総合研究事業）高齢者における加齢性筋肉減弱現象（サルコペニア）に関する予防対策確立のための包括的研究研究班（原田敦代表）：サルコペニア：定義と診断に関する欧州関連学会のコンセンサス―高齢者のサルコペニアに関する欧州ワーキンググループの報告―の監訳．日老医誌 **49**：788-805，2012.
5) Tanaka T et al："Yubi-wakka"(finger-ring) test: A practical self-screening method for sarcopenia, and a predictor of disability and mortality among Japanese community-dwelling older adults. *Geriatr Gerontol Int* **18**：224-232, 2018.

6) Shafiee G et al:Prevalence of sarcopenia in the world: a systematic review and meta-analysis of general population studies. *J Diabetes Metab Disord* **16**:21, 2017.
7) Cruz-Jentoft AJ et al:Prevalence of and interventions for sarcopenia in ageing adults: a systematic review. Report of the International Sarcopenia Initiative (EWGSOP and IWGS). *Age Ageing* **43**(6):748-759, 2014.
8) Rubio-Maicas C et al:Prevalence of sarcopenia in a media and long stay Unit. *Rev Clin Esp* **214**(6):303-308, 2014.
9) Yamanouchi A et al:Severely Decreased Muscle Mass among Older Patients Hospitalized in a Long-Term Care Ward in Japan. *J Nutr Sci Vitaminol* **62**:229-234, 2016.
10) Moon SJ et al:Relationship between Stage of Chronic Kidney Disease and Sarcopenia in Korean Aged 40 Years and Older Using the Korea National Health and Nutrition Examination Surveys (KNHANES IV-2, 3, and V-1, 2), 2008-2011. *PLoS One* **10**(6):e0130740, 2005.
11) Du Y et al ; Acute Care and Emergency Surgery (ACES) Group:Sarcopenia is a predictor of outcomes in very elderly patients undergoing emergency surgery. *Surgery* **156**(3):521-527, 2014.
12) Biolo G et al:Anabolic resistance assessed by oral stable isotope ingestion following bed rest in young and older adult volunteers: Relationships with changes in muscle mass. *Clin Nutr* **36**:1420-1426, 2017.
13) Martone AM et al:The incidence of sarcopenia among hospitalized older patients: results from the Glisten study. *J Cachexia Sarcopenia Muscle* **8**:907-914, 2017.
14) Atkins JL et al:Sarcopenic obesity and risk of cardiovascular disease and mortality: a population-based cohort study of older men. *J Am Geriatr Soc* **62**:253-260, 2014.
15) Cerri AP et al:Sarcopenia and malnutrition in acutely ill hospitalized elderly: Prevalence and outcomes. *Clin Nutr* **34**:745-751, 2015.
16) Shachar SS et al:Prognostic value of sarcopenia in adults with solid tumours: A meta-analysis and systematic review. *Eur J Cancer* **57**:58-67, 2016.
17) 谷本芳美・他:地域高齢者におけるサルコペニアに関連する要因の検討. 日本公衛誌 **60**:683-690, 2013.
18) Muscariello E et al:Dietary protein intake in sarcopenic obese older women. *Clin Interv Aging* **11**:133-140, 2016.
19) Akune T et al:Exercise habits during middle age are associated with lower prevalence of sarcopenia: the ROAD study. *Osteoporos Int* **25**:1081-1088, 2014.
20) 下方浩史:疫学研究からのサルコペニアとそのリスク―特に栄養との関連. 日老医誌 **49**:721-725, 2012.
21) Yoshimura Y et al:Interventions for Treating Sarcopenia: A Systematic Review and Meta-Analysis of Randomized Controlled Studies. *J Am Med Dir Assoc* **18**:553, 2017.
22) Kim HK et al:Effects of exercise and amino acid supplementation on body composition and physical function in community-dwelling elderly Japanese sarcopenic women: a randomized controlled trial. *J Am Geriatr Soc* **60**:16-23, 2012.
23) Papanicolaou DA et al:A phase IIA randomized, placebo-controlled clinical trial to study the efficacy and safety of the selective androgen receptor modulator (SARM), MK-0773 in female participants with sarcopenia. *J Nutr Health Aging* **17**:533-543, 2013.

第 5 章 フレイル

内容のポイント

- フレイルの主な原因として,身体的,認知的,社会的要因が指摘されている.
- フレイルの特徴として,①多面的であること,②サルコペニアと低栄養が大きく関与していること(身体的フレイル),③可逆的であること,がある.
- フレイルの予防・介入として,運動,栄養,多剤内服の是正,などが推奨されている.

1. フレイルの概念と中核因子

フレイル(frailty)は加齢に伴いさまざまな臓器機能変化や予備能力の低下が起こり,外的ストレスに対する脆弱性が亢進した状態で,種々の障害(日常生活活動度低下,転倒,独居困難,合併症増悪,入院,死亡など)に陥りやすくなった状態である[1].フレイルには身体的フレイル,認知的フレイル,社会的フレイルなどがある(図 5-1).

(1) 身体的フレイル

身体的フレイルは加齢による骨格筋量の減少や食思不振による慢性的な低栄養などが相互に影響している.これらが悪循環となり,心身機能の低下を加速させることが懸念される(図 5-2)[2].このフレイルの発生サイクルに影響する要因について,さまざまな側面から改善可能なアプローチを施し,フレイルの悪循環を断ち切ることが必要となる.多くの要因のなかでもサルコペニアと低栄養が身体的フレイルの中核要因である.

(2) 認知的フレイル

認知的フレイルは軽度の認知機能障害はあるものの認知症には至っておらず,かつ,身体的にはフレイルな状態である[3].認知機能の低下と身体的フレイルは合併しやすいことが多くの疫学研究で示されており,そこには生活習慣病,栄養障害,ホルモンの異常,炎症,うつなどが共通要因となっている可能性がある.

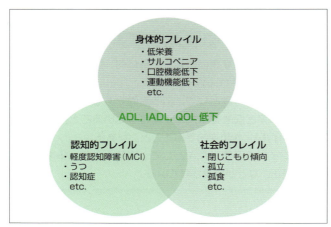

図 5-1 フレイルの多様な要因

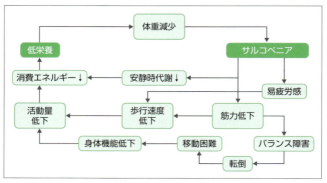

図 5-2 身体的フレイルの発生サイクル　　　　　　(Fried et al, 2001)[2]

(3) 社会的フレイル

社会的フレイルについて統一された定義はないが，藤原は「社会活動への参加や社会的交流に対する脆弱性が増加している状態」とし，具体的には「外出頻度が1日1回未満の閉じこもり傾向」および「同居家族以外との交流が週1回未満の社会的孤立状態」と提言している[4]．経済的貧困や教育レベルに

ついては必ずしも加齢とともに悪化するとはいえず,社会的フレイルというよりはその原因であり,健康の社会的決定要因(social determinant of health)[5]と称される.社会的フレイルは身体的フレイルとは独立して転倒の危険因子である[6].

フレイルの特徴は可逆性にある.フレイルは身体障害(disability)と健常(robust)の中間の状態であり,適切な介入で健常近くに戻れる可逆的な状態である.つまり,適切なタイミングで,適切な予防や介入を行うことで,将来の日常生活機能障害や転倒,入院,施設入所,死亡などのリスクが軽減する.そのため,早期発見と早期介入がフレイル対策として重要である.したがって,フレイルは,①多面的であること,②サルコペニアと低栄養が大きく関与していること(身体的フレイル),③可逆的であること,が特徴であるといえる.

なお,簡便のために,以降の記述では便宜的にフレイル=身体的フレイルとして述べる.

2. フレイルの同定

フレイルの予防と介入のためにはフレイルの同定が必要である.2017年末に発表されたアジア太平洋のフレイル管理の診療ガイドライン(**表5-1**)[7]では,「妥当性が検証されたツールでフレイルを診断する」ことが強く推奨されている.しかし,フレイルの診断は必ずしも統一されておらず,また定義自体の

表5-1 アジア太平洋のフレイル管理の診療ガイドライン

強い推奨	1. 妥当性が検証されたツールでフレイルを診断する 2. フレイル高齢者にはレジスタンス運動の要素を含む漸進的で個別的な身体活動プログラムを適用する 3. 不適切または不要な薬物を減少または中止することでポリファーマシーに対処する
条件付きの推奨	1. フレイル高齢者には易疲労感の原因をスクリーニングする 2. 意図しない体重減少を呈したフレイル高齢者には可逆性のある原因をスクリーニングして,食品強化/たんぱく質エネルギー補給を考慮する 3. ビタミンD欠乏を呈したフレイル高齢者にビタミンDを提供する
推奨なし	1. フレイル高齢者に対して個別的な支援や教育計画の提供を行う

(Dent et al, 2017)[7]

表 5-2 日本版 CHS（J-CHS）基準

項目	評価基準
体重減少	6 カ月間で 2～3 kg 以上の体重減少
筋力低下	握力：男性 < 26 kg，女性 < 18 kg
疲労感	（ここ 2 週間）訳もなく疲れたような感じがする
歩行速度	通常歩行速度 < 1.0 m/s
身体活動	①軽い運動・体操をしていますか？ ②定期的な運動・スポーツをしていますか？ 上の 2 つのいずれも「週に 1 回もしていない」と回答

(Satake et al, 2017)[8]

歴史的変遷も存在しており，さらに異質で多くのツールが存在する．ツールを選択する際に大事なことは，実際にフレイルを同定しアウトカムを予測できることだけでなく，容易に使用できること，妥当性が検証されていること，さらに特定の臨床のセッティングにおける優先順位やリソース，目的を説明し得るツールを選択することである．

現在のところ，フレイルの診断として統一された基準はないが，学術論文としては「表現型モデル」に準じた基準を用いたものが 7 割弱を占めている．Fried' らの Frailty phenotype[2]に基づく Cardiovascular Health Study 基準（CHS 基準）が主なものである．わが国では，介護予防事業で用いられている基本チェックリストの質問を取り入れた日本版 CHS（J-CHS）基準（**表 5-2**）[8]が提唱され，その妥当性も示されている[9]．

3. フレイルの予防・介入

フレイルへの予防や介入は確立されているとは言い難いが，サルコペニアと低栄養がフレイルの中核因子であるため，予防と介入はこれらに対する運動療法や栄養療法が主になる．アジア太平洋のフレイル管理の診療ガイドライン（表 5-1）[7]では，「フレイル高齢者にはレジスタンス運動の要素を含む漸進的で個別的な身体活動プログラムを適用する」ことが強く推奨されている．また，フレイルの管理の原則として「フレイルはサルコペニアと重複する．そのため管理の原則は両者間で同一になり得る」と述べられている[7]．「フレイル診療ガイド 2018 年版」[10]でも，フレイルの予防・対策として，栄養（素）・食事，

運動による介入が推奨されている．

(1) 運動による予防・介入

身体活動はフレイル高齢者の筋力や身体機能，日常生活動作を維持・改善するために最も重要である[11]．そのため，運動教室への参加や家庭での運動指導などを通して生活習慣へ介入することが有効である．身体活動プログラムにはサルコペニアに関連する筋萎縮や動作制限に対応する運動が含まれるべきである．

レジスタンストレーニングは低負荷よりも高負荷の運動がより効果が高いとされてきたが，最近の系統的レビューとメタ解析では，低負荷でも十分な運動量（時間，頻度）を確保することで，高負荷の運動と遜色ない筋力，筋量の改善が望まれる[12]．この傾向はそれまで運動習慣がない高齢者で顕著である．つまり，必ずしも高負荷の運動を短時間，週2，3回の低頻度で行う必要はなく，フレイル高齢者に対しては低負荷でゆっくりと十分な頻度で運動を処方することも考慮すべきである．

バランス運動や有酸素運動もフレイル高齢者に推奨される[11]．継続的にバランス運動プログラムに参加することで転倒の恐怖を軽減し，動作やバランスを改善することが最近の系統的レビューとメタ解析で示されている[11]．バランス運動はレジスタンストレーニングと組み合わせることで転倒や重大な合併症のリスクを軽減する．バランスや筋力，認知レベルが保持され，歩行が安定して可能であれば，フレイル高齢者に歩行の運動が推奨される[11]．座位時間の減少はフレイル高齢者が身体的により活動的になるための最初のステップである．

「フレイル診療ガイド2018年版」[10]では，「フレイルに対する運動介入は，歩行，筋力，身体運動機能，日常生活活動度を改善し，フレイルの進行を予防しうるため推奨される（エビデンスレベル：1，推奨レベル：A）」とある．また運動内容としては，「レジスタンス運動，バランストレーニング，機能的トレーニングなどを組み合わせる多因子運動プログラムが推奨（エビデンスレベル：1+，推奨レベル：A）」され，「中等度から高強度の運動強度で，漸増的に運動強度を上げていくことが推奨（エビデンスレベル：1+，推奨レベル：A）」されている．

（2）栄養による予防・介入

 フレイルの予防・介入として栄養も重要である．アジア太平洋のフレイル管理のガイドライン（表5-1）[7]では，「意図しない体重減少を呈したフレイル高齢者には可逆性のある原因をスクリーニングして，食品強化／たんぱく質エネルギー補給を考慮する」と条件付きで推奨されている．体重減少はフレイルの重要な徴候であり，スクリーニングと治療可能な要因の同定が行われなければならない．体重減少の潜在的な要因の同定には包括的な評価が必要であり，疾患や認知機能低下，貧困，社会的疎外，薬剤，摂食嚥下障害，その他の要因の検索を行う．
 「フレイル診療ガイド2018年版」[10]では，「栄養教育，栄養補助食品による単独介入の効果は弱く推奨する（エビデンスレベル：1，推奨レベル：B）」とある．

①摂取エネルギー

 低エネルギー摂取や低体格指数（body mass index; BMI）はフレイルと関連している[13-15]．摂取エネルギーが21 kcal/kg体重/日を下回るとフレイルのリスクが1.24倍と高くなる[13]．体重変化とフレイルのリスクを検討した北欧男性対象の長期縦断研究では，60歳前後の体重減少群が最もフレイルリスク発症リスクが高かった[16]．平均年齢72歳の健康なフランスの地域在住高齢者を対象とした縦断研究では，25 kcal/kg体重/日未満のエネルギー摂取の高齢女性はそれ以上の摂取群の女性に比べフレイルや死亡のリスクが3.3倍高かった[17]．

 肥満や過体重もフレイルと関連している．海外からの多くの報告では，BMIとフレイルの関連はU-shapeを呈する．英国の地域在住高齢者3,000人の縦断研究ではBMI 25～30 kg/m^{2}のグループが最もフレイル発症のリスクが低く，肥満群（BMI > 30 kg/m^2）や痩せ群（BMI < 18.5 kg/m^2）はフレイル発症のリスクが高かった[18]．しかしながら，欧米での肥満はわが国の高齢者では遭遇しないような高度肥満であり，欧米での肥満とフレイルとの関連がわが国の高齢者にも当てはまるかどうかは検証が必要である．

②たんぱく質

 骨格筋量の維持のためには高齢者は若年者より多くのたんぱく質摂取が必要である[19,20]．一般的に高齢者の推奨たんぱく

質摂取量は 0.8〜1.2 g/kg 体重/日とされているが[21]，ESPEN（European Society for Clinical and Metabolism）は最低 1.2 g/kg 体重/日を推奨している[22]．さらに，ESPEN は低栄養を認める場合は 1.2〜1.5 g/kg 体重/日のたんぱく質摂取を推奨している[22]．推奨されるたんぱく質摂取量の上限に関してはエビデンスが不足しており不明である．透析や腎移植などの腎代替療法を行っていない慢性腎不全の高齢者に対しては 0.8〜1.0 g/kg 体重/日のたんぱく質摂取を ESPEN が推奨している[22]．しかしながら，これらの欧米人のたんぱく質推奨量をわが国の高齢者にそのまま適応できるかは疑問であり，さらなる検証が必要である．

たんぱく質の質も考慮する必要がある．良質なたんぱく質を摂取すること，つまり分岐鎖アミノ酸（BCAA）などの必須アミノ酸を積極的に摂取することで，より少ない摂取量で骨格筋減少を抑制できる可能性がある．一般的な高齢者の食事では，1.2 g/kg 体重/日のたんぱく質摂取量を維持することは難しい場合が多い．BCAA は肉類，乳製品，レバーなどに多く含まれるが高齢者ではこうした食品は敬遠されることが多いことも，高齢者の骨格筋量減少の要因となっている可能性がある．

③ビタミン D

「ビタミン D 欠乏を呈したフレイル高齢者にビタミン D を提供する」ことがアジア太平洋のフレイル管理の診療ガイドラインでは条件付きで推奨されている（表 5-1）[7]．ビタミン D は筋や骨代謝に重要な脂溶性ビタミンであり，ほとんどは皮膚で日光曝露の刺激などでコレステロールから合成されるが，10％程度は魚油などの食事中から摂取される．ビタミン D 欠乏は身体機能低下やフレイル発症，転倒，死亡リスクとの関連が指摘されている[23, 24]．

いくつかの介入研究では，ビタミン D 欠乏を呈する高齢者に対するビタミン D の提供が転倒や骨折，死亡のリスクを軽減することが示されている[1]．しかし，これらの介入研究のほとんどがフレイルではない高齢者を対象としており，フレイル高齢者へのビタミン D 提供の効果については依然として学術的な議論の対象である．

「フレイル診療ガイド 2018 年版」[10]では，「微量栄養素，特に

血清ビタミンD低値はフレイルのリスクとなる（エビデンスレベル：E-1b）」とある．

④ 栄養素のバランス

近年は，個々の栄養素摂取よりも，栄養のバランス（質）がよいとフレイル発症が低いことが注目されている．たとえば，地中海食ピラミッドに近い摂取パターンではフレイルのリスクが低いと報告されている[25]．地中海食とは，十分な野菜，果物，ナッツ，豆類，全粒穀物，魚介類を摂取し，豊富にオリーブ油を摂取するも飽和脂肪酸の摂取を抑え，乳製品や牛・豚肉，鳥の摂取を控え，中等度のアルコール（食事中の赤ワイン）を摂取するような食事内容である．

「フレイル診療ガイド2018年版」[10]では，「地中海食をはじめバランスの取れた良質な食事はフレイルを予防する可能性がある（エビデンスレベル：E-1b，推奨レベル：B）」とある．

（3）多剤投与の是正

多剤投与（polypharmacy）はフレイル発症と関連している[1]．アジア太平洋のフレイル管理の診療ガイドライン（表5-1)[7]では，「不適切または不要な薬物を減少または中止することでポリファーマシーに対処する」ことを強く推奨している．高齢者への内服処方は定期的に見直しを行い，不要な薬剤や不適切な薬剤の減薬や中止を検討すべきである．最近の系統的レビューでは，早期に処方中止を行うことは最も効果的なフ

コラム　リハビリテーション科医とリハビリテーション栄養

筆者は地方のリハ病院で働く臨床医（リハ科医）である．低栄養やサルコペニアに興味をもち，臨床の合間を縫って研究を続けている．特にリハ栄養の実践として，BCAAやロイシン，中鎖脂肪酸などの栄養素や集団起立訓練などの運動療法を用いた介入研究（RCT含む）に苦労しながら取り組んでいる．またリハ栄養の教育，啓発のための勉強会や院外講師も臨床に支障がない範囲で行っている．臨床：研究：教育が6：2：2の割合だろうか．大学や研究所では味わうことができないであろう，患者のダイナミックな改善・悪化の様子を日々感じることができる．多忙ではあるが，充実した日々である．一緒に働くスタッフ，患者さん，家族，皆に感謝したい．　　　　　（吉村）

レイル対策であると報告している[26]．高齢者への薬物処方のガイドラインとして，STOPP（Screening Tool of Older Person's Prescriptions）やSTART（Screening Tool to Alert doctors to Right Treatment）などが存在するため[27,28]，これらのガイドラインを活用して多剤内服の管理を行うべきである．

（4）社会的フレイルへの介入

社会的フレイルに対する介入は，個々人の健康度，生活機能や価値観を十分考慮して多面的に社会参加活動を継続できるような支援が求められる．具体的には，①就労，②ボランティア活動，③自己啓発（趣味，学習，保健），④友人や隣人とのインフォーマルな交流，⑤要介護期の通所サービス利用，などのステージに沿って社会交流を促す個別の対応が望ましい[4]．地域包括ケアシステムを基盤として，自治体や地域住民，各種NPO法人，社会福祉法人，民間企業など多様なステークホルダーによる支援策が創意工夫されることが期待される．

（吉村芳弘）

文献

1) Morley JE et al：Frailty consensus: a call to action. *J Am Med Dir Assoc* **14**（6）：392-397, 2013.
2) Fried LP et al：Frailty in older adults: evidence for a phenotype. *J Gerontol A Biol Sci Med Sci* **56**（3）：M146-156, 2001.
3) Kelaiditi E et al；IANA/IAGG：Cognitive frailty: rational and definition from an（I.A.N.A./I.A.G.G.）international consensus group. *J Nutr Health Aging* **17**：726-734, 2013.
4) 藤原佳典：地域高齢者における社会的フレイルの概念と特徴〜社会的側面から見たフレイル．日転倒予会誌 **3**（3）：11-16, 2017.
5) Berkman LF：Social epidemiology: social determinants of health in the United States: are we losing ground? *Annu Rev Public Health* **30**：27-41, 2009.
6) Fujiwara Y et al：Synergistic or independent impacts of low frequency of going outside the home and social isolation on functional decline: A 4-year prospective study of urban Japanese older adults. *Geriatr Gerontol Int* **17**（3）：500-508, 2017.
7) Dent E et al：The Asia-Pacific Clinical Practice Guidelines for the Management of Frailty. *J Am Med Dir Assoc* **18**（7）：564-575, 2017.
8) Satake S et al：Prevalence of frailty among community-dwellers and outpatients in Japan as defined by the Japanese version of the Cardiovascular Health Study criteria. *Geriatr Gerontol Int* **17**（12）：2629-2634, 2017.
9) Makizako H et al：Impact of physical frailty on disability in community-dwelling older adults: a prospective cohort study. *BMJ Open* **5**：e008462, 2015.
10) 長寿医療研究開発費事業（27-23）：要介護高齢者，フレイル高齢者，認知症高

齢者に対する栄養療法，運動療法，薬物療法に関するガイドライン作成に向けた調査研究班編：フレイル診療ガイド 2018 年版，ライフサイエンス出版，2018.
11) Bauman A et al：Updating the Evidence for Physical Activity: Summative Reviews of the Epidemiological Evidence, Prevalence, and Interventions to Promote "Active Aging". *Gerontologist* **56** (Suppl 2)：S268-280, 2016.
12) Schoenfeld BJ et al：Strength and Hypertrophy Adaptations Between Low- vs. High-Load Resistance Training: A Systematic Review and Meta-analysis. *J Strength Cond Res* **31** (12)：3508-3523, 2017.
13) Bartali B et al：Low nutrient intake is an essential component of frailty in older persons. *J Gerontol A Biol Sci Med Sci* **61** (6)：589-593, 2006.
14) Smit E et al：Lower nutritional status and higher food insufficiency in frail older US adults. *Br J Nutr* **110** (1)：172-178, 2013.
15) Hubbard RE et al：Frailty, body mass index, and abdominal obesity in older people. *J Gerontol A Biol Sci Med Sci* **65** (4)：377-381, 2010.
16) Strandberg TE et al：The "obesity paradox," frailty, disability, and mortality in older men: a prospective, longitudinal cohort study. *Am J Epidemiol* **178** (9)：1452-1460, 2013.
17) Vellas BJ et al：Changes in nutritional status and patterns of morbidity among free-living elderly persons: a 10-year longitudinal study. *Nutrition* **13** (6)：515-519, 1997.
18) Hubbard RE et al：Frailty, body mass index, and abdominal obesity in older people. *J Gerontol A Biol Sci Med Sci* **65** (4)：377-381, 2010.
19) Morley JE et al：Nutritional recommendations for the management of sarcopenia. *J Am Med Dir Assoc* **11** (6)：391-396, 2010.
20) Paddon-Jones D, Rasmussen BB：Dietary protein recommendations and the prevention of sarcopenia. *Curr Opin Clin Nutr Metab Care* **12** (1)：86-90, 2009.
21) Bauer J et al：Evidence-based recommendations for optimal dietary protein intake in older people: a position paper from the PROT-AGE Study Group. *J Am Med Dir Assoc* **14** (8)：542-559, 2013.
22) Bounoure L et al：Detection and treatment of medical inpatients with or at-risk of malnutrition: Suggested procedures based on validated guidelines. *Nutrition* **32** (7-8)：790-798, 2016.
23) Tieland M et al：Low vitamin D status is associated with reduced muscle mass and impaired physical performance in frail elderly people. *Eur J Clin Nutr* **67** (10)：1050-1055, 2013.
24) Wong YY et al：Low vitamin D status is an independent predictor of increased frailty and all-cause mortality in older men: the Health in Men Study. *J Clin Endocrinol Metab* **98** (9)：3821-3828, 2013.
25) Bollwein J et al：Dietary quality is related to frailty in community-dwelling older adults. *J Gerontol A Biol Sci Med Sci* **68** (4)：483-489, 2013.
26) Frank C, Weir E：Deprescribing for older patients. *CMAJ* **186** (18)：1369-1376, 2014.
27) Hamilton H et al：Potentially inappropriate medications defined by STOPP criteria and the risk of adverse drug events in older hospitalized patients. *Arch Intern Med* **171** (11)：1013-1019, 2011.
28) O'Mahony D et al：STOPP/START criteria for potentially inappropriate prescribing in older people: version 2. *Age Ageing* **44** (2)：213-218, 2015.

第6章 リハビリテーション栄養ケアプロセス

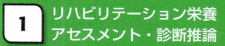

1 リハビリテーション栄養アセスメント・診断推論

内容のポイント

- リハ栄養アセスメントは,ICFによる全人的評価とともに,種々の評価指標を用いてフレイルや栄養関連評価を行うプロセスである.
- ICFを用いた栄養評価で,多領域・多職種が行うべきことが明らかになり,シームレスな連携が期待できる.
- 的確でスピーディなリハ栄養アセスメントは,質の高いリハ栄養ケアの実践を可能にする.

1. はじめに

リハ栄養ケアプロセスにおけるリハ栄養アセスメントは,ICF(国際生活機能分類)で対象を全人的に評価するとともに,種々の評価指標を用いてフレイルや栄養関連評価を行うプロセスである.2017年のリハ栄養の新定義でフレイル高齢者が対象になったことから,医療機関だけでなく,介護施設や在宅においてもリハ栄養介入の必要性が高まった.ICFは共通言語として医療・介護・福祉の連携ツールとしても用いられ,リハ栄養ケアプロセスをシームレスに実践していくことを可能にする.身体的な栄養評価だけにとどまらず,対象者の活動・参加を阻害する精神的・社会的要因も含めた診断推論を行うことで,リハ栄養診断,ゴール設定が明確になり,質の高いリハ栄養の実践が可能となる.

本章では,リハ栄養アセスメントおよび診断推論について概説する.

2. リハビリテーション栄養スクリーニング

栄養スクリーニングは,広義には栄養アセスメントの最初の段階であり,すでに栄養障害が存在する,あるいは栄養障害の

リスクがある対象者を簡便に，早期に抽出することが目的である．SGA[*1]やMNA®-SF[*2]は，血液生化学検査を必要とせず，また多職種が継続して評価できるため，介護施設や在宅でも使用することが可能である．

[*1]SGA（主観的包括的栄養評価：subjective global assessment）：①体重の変化，②食事摂取量の変化，③消化器症状，④活動性の状況，⑤基礎代謝亢進状態，⑥身体状況を評価する．

[*2]MNA®-SF（mini nutritional assessment-short form）：①過去3カ月間の食事摂取量，②過去3カ月間の体重減少，③自力歩行，④過去3カ月間のストレスや急性疾患の有無，⑤精神・神経的問題，⑥BMIまたは下腿周囲径を評価する．

3. リハビリテーション栄養アセスメント

従来の栄養アセスメントは，複数の栄養指標・臨床指標を多視的に組み合わせて栄養状態を評価するが，リハ栄養ケアプロセスでは，次項で述べるICFによる全人的評価が加わり，対象者の基本（背景）情報と客観的評価項目を用いて栄養障害・サルコペニア・栄養素の過不足の評価を行う．また，リハ栄養介入の効果判定（モニタリング）においても重要なプロセスである．リハ栄養アセスメントの代表的な項目を**表6-1**[1)]に示す．

高齢者の場合，フレイルのリスクである重複する慢性疾患（多疾患罹患，multimorbidity）や多剤投与（polypharmacy）を評価するために，現病歴や既往，服薬している薬剤の確認が重要である．また，誤嚥性肺炎や尿路感染症の既往や摂食嚥下機能・消化器症状の評価は，炎症や侵襲の存在，栄養の摂取や吸収・排泄の評価に必要である．客観的評価項目である臨床検査は，しばしば介護施設や在宅で行うことは難しい．そのため上腕/下腿周囲径（AC/CC）や上腕三頭筋部皮下脂肪厚（TSF）などが，体脂肪，体たんぱく，骨格筋の構成成分を反映していることから，多職種で継続的に正確な計測を行うことに意義がある．また，血清Alb値は，身体状況が安定しているときには栄養状態を反映しているが，さまざまな要因に影響されることから，状態が変化している状況下での栄養評価を行うときには血液・生化学的指標，RTP（rapid turnover protein）であるトランスサイレチン（プレアルブミン）〔TTR（PA）〕，レチノー

表6-1 リハビリテーション栄養アセスメント項目

1. ICFによる全人的評価（ADL，IADL，QOL）
2. 病歴（現病歴・既往歴・併存症…急性／慢性疾患の有無，代謝性疾患など）
3. サルコペニア・フレイルの有無とその原因
4. 活動量（生活動作強度，リハ訓練強度，筋緊張の有無など）
5. 薬剤処方
6. 栄養評価
    1) 栄養スクリーニング・アセスメントツール
       主観的包括的栄養評価（subjective global assessment；SGA）
       MNA®-SF（mini nutritional assessment®-short form）
       NRS-2002（nutritional risk screening）
       MUST（malnutrition universal screening tool）
       CONUT（controlling nutritional status）
       GNRI（geriatric nutritional risk index）
    2) 栄養素の過不足
       身体計測・体組成分析（体重・BMI，上腕・下腿周囲径，除脂肪体重など）
       食事・栄養歴（栄養素の摂取状況，食形態，嗜好・食習慣など）
       臨床検査（血液検査，機能検査など）
       臨床所見（摂食嚥下機能，消化器症状，呼吸状態，浮腫の有無など）

(古谷，2017)[1]を改変

ル結合たんぱく（RBP），トランスフェリン（Tf）の測定が有効である．

以上からリハ栄養アセスメントは，領域によって得られる情報が異なるが，可能な限り迅速に的確な評価を行い，リハ栄養診断，リハ栄養介入につなげていく．

4. ICF[2]

ICFの詳細は第2章（p13）を参照されたい．リハ栄養では「心身機能・身体構造」の改善だけを目指すものではなく，「活動」と「参加」を含めた包括的な「生活機能」「QOL」全般の向上を目的とする．そのため多職種と対象者・家族がICFを通し，さまざまなニーズや目標を共有する．ICFで全人的な評価を行ったうえで，栄養障害の有無，サルコペニア・フレイルの有無を評価に加え，リハ栄養アセスメントを統合する．これらから導かれたリハ栄養診断による適切なリハ栄養介入が，機能・活動・参加，QOLを最大限に高めるリハ栄養を可能とする．リハ栄養アセスメントの一例を示す（**図6-1**）[1]．サルコペニアとフレイルの評価は第4章（p37）と第5章（p45）を参照されたい．

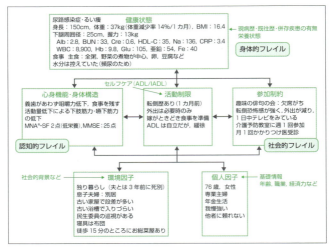

図 6-1 リハビリテーション栄養アセスメントの一例

【リハ栄養アセスメント】

　エネルギー,栄養素摂取不足による低栄養であると考えられる.歩行速度や握力の計測値から,サルコペニアが認められ,その原因は,栄養(飢餓),活動(廃用),疾患(侵襲:尿路感染症)が考えられる.また身体的フレイルとともに,転倒恐怖感が強く,外出を控え,地域とのかかわりが少なくなっていることより,認知的,社会的フレイルの状態でもある.

(古谷,2017)[1] を改変

5. 診断推論 [3]

　診断推論はパターン認識(直感的)と分析的アプローチに分類できる.直感的に認識された診断に対して,分析的アプローチも併せて確定診断に導く.ただし現時点ではリハ栄養診断のためのエビデンスデータは少なく,パターン認識による診断推論が実践しやすい状況である(詳細は次項を参照).

6. おわりに

　リハ栄養アセスメントは,ICFによる全人的評価を通して,多視的に行い,統合することでリハ栄養診断が明確になり,リハ栄養の目標(ゴール),およびリハ栄養介入方法(計画)につながっていく.またそれぞれ多領域において多職種のやるべきことが明らかになり,専門的なリハ栄養介入が期待できる.

それらを定期的にモニタリングで効果判定を行っていくことで，質の高いリハ栄養ケアの実践につながっていく．

(古谷房枝)

> **コラム　数字はうそをつく?!**
>
> 　食事摂取不良でるい痩の患者．入院時 Alb 3.5g/dl，Hb 10.8g/dl，2週間後 Alb 2.9g/dl，Hb 10.3 と悪化したため，入院時状況を見直すと BUN 28.6g/dl，Ht 40%，濃縮尿で尿臭ありと情報が集まり，脱水の可能性があった．その後脱水の改善に伴いデータが変化したと考えられる．このため栄養介入の初動に影響があった可能性がある．
>
> 　尿路感染後の食思不振の高齢者．食事介助や感染予防のための積極的な水分摂取の促しを行った結果，発熱や尿性状に変化なく，2週間後体重が 3.5kg 増加した．しかし活気は徐々に低下し，心不全と診断された．積極的で過度な水分摂取の促しは，高齢者においては心不全のリスクになり得る．体重増加が急激に認められるときは，栄養改善ではなく水分貯留のリスクも考慮する．
>
> 　いずれもデータだけで短絡的に評価せず，多職種から得た意図的な情報も併せて統合することで，アセスメントの精度は高まり，より迅速で的確なリハ栄養診断やリハ栄養介入につながると考えられる．
>
> (古谷)

2 リハビリテーション栄養診断（診断推論概論）

内容のポイント

- リハ栄養ケアプロセスでは，サルコペニアの有無など15項目について診断推論を経てリハ栄養診断を行う．
- 診断推論には非分析的推論と分析的推論があり，両手法は互いに補完し合う．
- リハ栄養の分析的推論には，15項目についてのリハ栄養疾患スクリプトを準備しておくと診断精度が増す．

1. はじめに

リハ栄養には，臨床現場で適切に実施できるようリハ栄養ケアプロセスというスキームがある．リハ栄養ケアプロセスは5つのステップから構成されていて，順序どおりに実施し繰り返すことが重要である．1つ目のステップは「リハ栄養アセスメント・診断推論」である．この第1ステップは，リハ栄養が着目する患者と患者を取り巻く環境を評価・考察する，第2のステップ「リハ栄養診断」に必要なステップである．本章では，診断推論の概要について述べる．

2. 診断推論とは

一般的に，疾病や病態を診断するためには何らかのプロセスを踏んでいる．患者の主訴，症状，理学所見，検査値他から診断に至ることが多いが，それらの臨床指標を集めて評価する行為や思考過程を診断推論という．リハ栄養ケアプロセスの第2ステップである「リハ栄養診断」では，3大項目（栄養障害，サルコペニア，栄養素摂取の過不足）に関連した15小項目について診断する．つまり，これらの項目に関連した臨床指標をどのようにして，どのタイミングで収集するのか，検討するのか，そして最終的な結論をどう導くのかということがリハ栄養ケアプロセスにおける診断推論である．

診断推論は，非分析的推論と分析的推論の2つに分けること

表 6-2 非分析的推論と分析的推論の違い

非分析的推論	分析的推論
無意識的	疑診リストなどを用いる
直感的	臨床指標・検査結果を吟味する
経験的	状態判断スクリプト等を用いる
感情的	論理的
短時間	作業・時間を要する

ができる.非分析的推論はパターン認識やヒューリスティクス[4]とよばれるもので,経験や豊富な知識をもとにした直感に依存する.一方,分析的推論は,何らかの臨床指標を用いて仮説(疾病・病態)を検証し,仮説の真偽や確度を分析していく手法であり,直感的な診断法とは異なる.**表 6-2** にそれぞれの特徴を示した.非分析的推論と分析的推論は互いに補完しあっているため,どちらが優れていると断定できるものではない.臨床上は,両手法を混在させながら診断にたどり着く.

3. 非分析的推論

非分析的推論は経験的に疾患を推定するものである.診断対象となっている疾患の特徴や頻度,身体所見,症状などを熟知していればいるほど診断にたどり着きやすい.クリニックで行われている診断推論の多くはこの手法から始まる.たとえば,1月に突然の高熱と全身倦怠感を主訴に受診してきた中学生を診たとき,「インフルエンザかな?」と考えるプロセスは非分析的推論である.非分析的推論だけで診断できることもあるが,多くの場合は,直感で浮かび上がった診断が正しいものか追加所見・検査を行う.非分析的推論は確定診断に向かうためのトリガーになり得る(**図 6-2**).

4. 分析的推論

非分析的推論が経験・知識を背景にした直感的発想であるのに対し,分析的推論は既存の臨床指標・検査結果を組み合わせ確定診断に達する.挙げられた鑑別疾患を除外したり確定したりするために追加情報を得るための診察・検査を行う.前述の「インフルエンザかな?」という患者に対し行われる,咽頭分

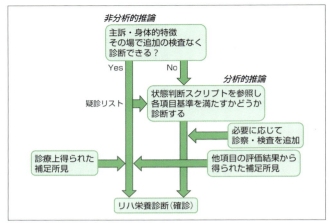

図 6-2 非分析的推論と分析的推論の相互補完

泌物のインフルエンザウイルス抗原検査や細菌感染症の有無を判断するためのヘモグラム検査，頸部リンパ節腫大の有無を診る触診，学校や家庭でのインフルエンザ罹患者数聞き取りは，「インフルエンザ」かどうかを吟味するための追加情報である．

疾患スクリプトをつくりそれに沿って診療すると，スムーズかつ高い精度で分析的推論を行うことができる．疾患スクリプトは，鑑別すべき疾患の臨床指標の特徴が記されているもので，ある意味チェックリストのようなものである．

5. リハビリテーション栄養の疾患スクリプト例

リハ栄養ケアプロセスでは 15 項目の疾患または状態を診断する．「なし」という項目も含まれており，厳密には 12 項目である．つまり，一般診療が無数の疾患から絞り込み最終診断に至るのに対し，リハ栄養ケアプロセスでは既知の 12 項目を診断すればよい．非分析的推論よりも，当初から分析的推論に重きを置いてリハ栄養ケアプロセスを実施することになる．

表 6-3 に大項目「サルコペニア」，小項目「サルコペニアあり」を診断するためのリハ栄養疾患スクリプト例を示す．サルコペニアについての疫学や症状，診断基準を含んでいる．精度

2. リハビリテーション栄養診断（診断推論概論）

表 6-3 リハビリテーション栄養の疾患（状態診断）スクリプト例

大項目	小項目	疫学・リスク	経時的状況	臨床所見（基準値）
サルコペニア	サルコペニアあり	・地域在住高齢者 22%[*1] ・歩行自立入院高齢者 57.9%[*2] ・寝たきり入院高齢者 91.7%[*2]	・横断歩道を歩いて時間内に渡り切れない ・二次性サルコペニアの原因（低活動・低栄養・疾患）を伴っていることがある	骨格筋量低下と筋機能低下双方を満たす ・骨格筋量低下 　DXA 法[*3]： 　SMI<7.0 kg/m^2（男性） 　　＜5.4 kg/m^2（女性） 　BIA 法： 　SMI<7.0 kg/m^2（男性） 　　＜5.7 kgm^2（女性） 　下腿周囲長（地域在住高齢者）[*4]：<34 cm（男性），<33 cm（女性） 　下腿周囲長（入院高齢者）[*5]：≤30 cm（男性），≤29 cm（女性） ・筋機能低下 　握力：<26 kg（男性） 　　＜18 kg（女性） 　歩行速度：<0.8 m/s

SMI は四肢骨格筋量の合計（kg）を身長（m）二乗で乗じた指数
DXA：dual X-ray absorptiometry, SMI：skeletal muscle mass index, BIA：bioimpedance analysis
＊1：文献 5，＊2：文献 6，＊3：文献 7，＊4：文献 8，＊5：文献 9 を参照．

が高く研究向きの検査法は，全身の放射線スキャンを用いる DXA（dual X-ray absorptiometry）法である．環境が整っている施設では DXA 法を用いて骨格筋量測定をすることが望ましい．しかし，DXA 法を実施できない場合でも臨床的にサルコペニアを診断する手法は根拠をもって存在する．施設環境に見合ったサルコペニア診断ができるように疾患スクリプトをつくっておくとよい．

6. おわりに

リハ栄養ケアプロセスにおける 2 つ目のステップであるリハ栄養診断のために，診断推論というプロセスは必須である．非分析的診断だけで診断するのでなく，分析的診断を行い，精度の高いリハ栄養診断を行うようにしたい．　　　　　　（前田圭介）

3 リハビリテーション栄養ゴール設定

内容のポイント

- リハ医療アセスメント・診断推論と栄養診断から得られた情報をもとに予後予測を行い，リハと栄養の両方についてゴール設定を行う．
- ゴール設定は「SMARTの原則」に従って行うことで，次のリハ栄養介入のステップがより明確になる．
- 仮説の構築と検証を行う「仮説思考」を繰り返し行うことで，客観的かつ正確に短時間で真の結論に到達することができる．

1. リハビリテーション栄養におけるゴール設定

　リハ医療においては，リハによって得られる機能・活動・参加についての予後予測を行い，短期目標（short term goal；STG）と長期目標（long term goal；LTG）を設定したうえで，リハ計画を立案して実施する（**図6-3**）．リハ栄養においても，

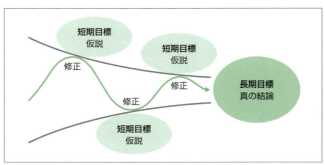

図6-3　短期目標から長期目標へ
短期目標はあくまで仮説である．短期目標の達成に向けた介入を行いながら，その仮説が正しいかどうかを検証する．仮説に間違いやずれがあれば，仮説と介入方法を修正する．その過程を繰り返しながら，長期目標である「真の結論」へと近づいていく．

ゴール設定を行ってチームで共有することで効果的な介入が可能になる．従来の栄養ケアマネジメントでは，栄養アセスメントにより挙げられた問題をもとに，直ちに栄養ケア計画の立案と実施がなされる手順となっており，予後予測や最終的なゴール設定の概念は含まれてない．

リハ栄養ケアプロセスでは，リハ栄養診断とリハ栄養介入の間に予後予測とゴール設定を位置づけている．栄養状態の予後予測は，低栄養の原因（飢餓・侵襲・悪液質）によって異なる．低栄養の原因が，侵襲を認めないあるいは侵襲の同化期，前悪液質〜悪液質の場合には，適切な栄養管理が実施されれば今後の栄養状態は維持もしくは改善すると予測できる．このときは，機能・活動・参加の維持もしくは改善をゴールに設定する．一方で，低栄養の原因が明らかな飢餓，侵襲の異化期，不応性悪液質の場合には，今後の栄養状態は悪化すると予測できる．このとき，機能の改善は難しいため，維持をゴールに設定する．ただし，活動・参加は動作学習，補装具や日常生活用具の使用，環境調整などにより改善する場合もあるため，維持もしくは改善をゴールに設定する．

ゴール設定は，栄養状態に関連する目標を「栄養ゴール」として，機能・活動・参加に関連する目標を「リハゴール」として両方を設定する．リハ栄養介入では「リハからみた栄養」と「栄養からみたリハ」の両面から介入を行うため，それぞれについてゴール設定をすることで介入方法を具体化していく．

2. SMARTの原則

「ゴール」と「方針」は異なる．リハや栄養管理による変化を記述する場合に，「〜の改善」「〜の向上」という表現が頻繁に使われる．しかし，これは「ゴール」ではなく「方針」である．物事や計画を実行するためのおよその方向性としての「方針」は必要である．しかし，リハ栄養管理が効果的に実践されるためには，より詳細な「ゴール」の記述が求められる．

ゴール設定は，「SMARTの原則」に従う．SMARTなゴール設定[10]は，ビジネスにおける業務マネジメントの場面で多く利用されてきたが，近年では医療現場でも利用されている[11]．現時点で見通し不明で予後予測が困難な場合には，「い

つまでに何を見極めるか」を明確にする．また，ゴール設定を行う場合には，単職種ではなく，多職種で複数の視点を合わせて行うことが前提である．

・S：Specific（具体的）

誰がみてもわかるように項目を具体的にする．リハ栄養のゴール設定の具体的な項目は，ICF の「心身機能・身体構造」と「活動と参加」に含まれる項目である．「筋力」のみでは具体的ではないため，「握力」や「大腿四頭筋筋力」とし，「ADL」は「食事」「移乗」「歩行」など要素ごとに設定する．ゴールが具体的であることにより，介入方法がより明確になる．

・M：Measurable（測定可能）

ゴールの達成度合いが誰にでも判断できるように，内容を定量化して表現する．項目ごとに適切な評価法を用いる．「改善」というだけでは変化の表現が線になり，定量的に評価できない．「体重が 2 kg 増加する」「経口摂取で 1,600 kcal 摂取する」「FIM の移乗が 3 点から 5 点になる」「10 m 歩行時間が 10 秒短縮する」など変化を数値化して点で表現する．数値化することで，介入による結果の検証やモニタリングがしやすくなり，診療データとしての蓄積も可能になる．

・A：Achievable（到達可能）

夢や願望ではなく，努力すれば実現できる程度の高さに設定する．到達不可能な高いゴールを設定しても，当事者にとって現実味がない．逆に，簡単に到達可能な低いゴールを設定しても，モチベーションは上がらないばかりか，介入の意味もなくなる．ゴール到達までの期間や介入の実現性もふまえて，適切に設定をする．

・R：Relevant（切実・重要）

機能・活動・参加，QOL の向上や維持に関連した，患者・家族にとって切実で現実的な内容にする．「ALB が 0.5 g/dl 増加する」などのゴールは，具体的で測定可能な項目ではあるが，日常生活には直接関連しない．「嚥下食で 3 食経口摂取可能になる」というほうが，現実味があり切実である．医療者のみでなく，患者・家族とゴールを共有する手順を取ることが重要である．

・T：Time-bound（明確な期限）

STGとLTGのゴールを設け，達成期限を明確にする．短期は日・週単位，長期は月・年単位を目安とする．「1週間後の回診まで」や「1カ月後の外来受診まで」など，達成期限や次回評価時期を明確にする．先の見通しが現時点で不明な場合は，いつまでに何を見極めるかを明確にして，見極めゴールとしてもよい．期限のないものはゴールとはいえない．

3. 仮説思考のプロセス

仮説思考とは，現時点で入手できる情報に基づいてとりあえずの仮説を置いて，それをベースに行動していく考え方である．仮説思考は，仮説の構築と検証のサイクルを繰り返すことに意味をもつ（**図6-4**）．仮説の構築とは，入手できるさまざまな情報から，より意味のあるものを引き出していく作業である．仮説の構築には，直感・経験・論理的思考が求められる．論理的思考によって構築された仮説は，事象について筋道を立てて思考するため，一般的には精度が高い．しかし，導かれた仮説が正しいとは限らず，根拠に不確実な要素が多いと，仮説の精度は低くなる．論理的思考に直感と経験を組み合わせることで，可能な限り精度の高い仮説を構築する．仮説の検証と

> **コラム　リハビリテーション科医師の不足**
>
> リハ栄養を現場で進めるうえでは，リハ科医がチームに参加するのが望ましい．リハ科医は，「病気，外傷や加齢などによって生じる障害の予防，診断，治療を行い，機能の回復ならびに活動性の向上や社会参加に向けてのリハを担う医師」である．障害者やフレイル高齢者の診療を得意としており，リハ栄養の考え方と親和性が高く，実践の力になる．一方で，リハ科医の数は不足している．2008年の日本リハビリテーション医学会の「リハ科専門医需給に関するワーキンググループ」による報告では，専門医必要数は合計で3,078～4,095人とされている．しかし，2018年4月現在のリハ科専門医は全国で2377名にとどまるのが現状である．リハ科医師の養成は急務であるが，現場にそれを待っている時間はない．高齢者やフレイル高齢者にかかわるあらゆる医師にリハ栄養の考え方が浸透するように，さらなる啓発活動と臨床研究の推進が必要である．
>
> 　　　　　　　　　　　　　　　　　　　　　　　　　　　（藤原）

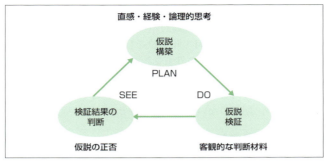

図 6-4 仮説思考サイクル

は，客観的な判断材料について情報収集を行い，その仮説の正誤を判断していく作業である．仮説の構築と検証を繰り返して，仮説を進化させたり棄却したりすることで真実へと近づく．

仮説思考を用いることのメリットは3つある[12]．第1は「思い込みを排除して，物事を客観的にみられるようになる」ことである．あらゆることが仮説にすぎないと考えることで，物事の真偽を深く考えることができる．第2は「正しい結論に到達できる可能性が高まる」ことである．トライ・アンド・エラーを繰り返すより，仮説を立てて，それを検証するための情報を集めることにより，結果的に正しい結論に到達できる確率が高まる．第3は「問題解決までの時間や作業を短縮できる」ことである．情報に優先順位をつけ，優先順位の高いものを仮の結論として，そこに作業を集中することで，時間が短縮できる．

リハ栄養ケアプロセスにおいても，仮説思考を用いる．リハ栄養アセスメント・診断推論およびリハ栄養診断で列挙される問題とその原因は多岐にわたる．網羅的に考えると多数の問題と原因が候補に挙げられる．しかし，すべてについて検証を行っている時間はない．患者の栄養状態と機能・活動・参加における問題を解決して状況を改善することは喫緊の課題であり，すぐに実行することを求められる．問題とその原因について，緊急度や重要度を考慮しながら優先順位をつけ，上位3つ程度について仮説を構築する．仮説が構築されたら，その仮説の正否を実際の介入を通して検証する．　　　　　（藤原　大）

4 リハビリテーション栄養介入：リハビリテーションからみた栄養管理

内容のポイント

- リハからみた栄養管理は，ICFやリハの考慮，栄養状態やサルコペニアの改善により，機能・活動・参加・QOLを最大限高めることである．
- リハ栄養介入は，リハ栄養診断によって明らかとなった問題・課題の改善を目的とする臨床実践である．
- この臨床実践は，リハ栄養ゴールを達成するために，リハ栄養計画に基づいて臨床実践される．

1. リハビリテーションからみた栄養管理

　リハからみた栄養管理とは，リハ栄養介入による臨床実践のなかで，ICFやリハを考慮したうえで，栄養状態・サルコペニアを改善し，機能・活動・参加・QOLを最大限高める栄養管理である．リハ栄養介入とは，リハ栄養診断によって明らかとなった栄養状態・サルコペニア・栄養摂取の過不足などに関する問題課題を改善することを目的に，リハ栄養介入計画に基づいた臨床実践を指す．この臨床実践には，「栄養からみたリハ」と「リハからみた栄養管理」がある．また，リハ栄養介入計画はSMARTなゴールを達成するため，介入内容，予後予測に基づく効果をもとに立案される．つまり，リハ栄養介入はリハ栄養計画に基づく臨床実践であり，リハ栄養アセスメント・診断推論，リハ栄養モニタリングにより実情に応じた計画変更を行う必要がある．

2. リハビリテーションからみた栄養介入計画

　リハからみた栄養介入計画は，SMARTなゴール達成のために，リハと栄養管理の視点から臨床実践するリハ栄養介入項目によって構成される．リハ栄養介入の臨床実践は，多職種協働によって実施されるため，どの職種がみてもわかりやすく実践

しやすいよう，リハ栄養介入項目ごとに，いつ・誰が・何を・どこで・どのように実践するのかを具体的にした計画を明文化しておく必要がある．また，関係する職種が相互に専門性を理解するとともに，たとえば主にリハを担うセラピストは対象者の栄養管理の内容を，主に栄養管理を担う管理栄養士は対象者のリハの負荷や実施内容を知ることも重要である．

3. 栄養量の算出と栄養ルートの選択

リハからみた栄養管理には，通常の栄養管理と同様に必要栄養量の算出と栄養ルートの選択を実施する．

（1）必要栄養量の算出 [13,14]

1日のエネルギー消費量は，基礎消費エネルギー量（Basal Energy Expenditure；BEE）または安静時消費エネルギー量（Resting Energy Expenditure；REE）を推測し，活動因子と侵襲因子を乗じて総エネルギー消費量（Total Energy Expenditure；TEE）とする方法が用いられる．BEEの算出にはHarris-Benedictの式や簡易式が用いられ，REEの推測には間接熱量計を使用する[13]．さらに，患者の病態や病状，リハの負荷に対応した活動因子（活動係数）や侵襲因子（ストレス係数）の設定が必要である．また，リハ栄養では，体細胞増加が必要な場合にはエネルギー蓄積量を付加することを推奨している．ただし，強い侵襲下では（例：CRP 10 mg/dL以上など），生体は外界から摂取するエネルギーだけでなく，筋たんぱく分解による糖新生や脂肪酸のβ酸化などによって内因性エネルギーを利用する．そのため，先述の算出法で計算した消費エネルギーをそのまま投与すると，外界からのエネルギーと内因性エネルギーの合計が過剰エネルギー投与となり，高血糖を招く恐れがある[15]．米国集中治療医学会（SCCM）・米国静脈経腸栄養学会（ASPEN）によるガイドラインでは，集中治療患者の投与エネルギー量は間接熱量計，推測式，または体重当たり25～30 kcal/kg/日を用いることが推奨されている[16]．

①基礎消費エネルギー量（BEE）の算出

BEEは患者の性別・身長・体重・年齢をHarris-Benedictの式にあてはめて算出する．

・男性＝66.5＋(13.7×体重kg)＋(5×身長cm)－(6.8×年

齢）
　　・女性＝655.1＋（9.6×体重 kg）＋（1.7×身長 cm）−（4.7×年齢）

②総エネルギー消費量（TEE）の算出 [17]

　TEE は BEE に活動およびストレスに伴うエネルギー消費量を加えたものであり，活動およびストレスに伴う消費量は，活動因子（活動係数）および侵襲因子（ストレス係数）を用い，BEE に乗じて算出する．

　　・TEE（kcal/日）＝BEE×活動因子×侵襲因子

③活動因子（活動係数）

　一般的に使用されている活動因子はベッド上 1.2，ベッド外 1.3 とされているが [18]，健常者の場合，活動因子に相当する physical activity level（PAL）は，30〜75 分/日の運動下で 1.4，100〜180 分の運動下では 1.6 に相当する [19]．回復期リハ病棟では，特にリハの負荷内容に応じた活動因子を設定する必要がある．また，セラピストの訓練以外にも多職種による ADL 訓練や自己訓練などが行われることも多いため，活動因子 1.2〜1.3 ではエネルギー消費量と推定必要量の間に差が生じてしまう．体重を維持するために必要な活動係数はやせ 1.7，標準体重 1.4，肥満で 1.2 という報告があり [20]，モニタリングを行いながら患者の心身状態や環境に応じた活動因子を設定する必要がある．

④侵襲因子（ストレス係数）

　侵襲因子は侵襲として作用する特定の病態における代謝亢進の程度を数値化したものであり [21]，侵襲度，重症度に応じて 1.0〜2.0 に設定する．ストレス因子が 2 つ以上重なった場合は重症度の高い方を選択する [17]．

⑤エネルギー蓄積量

　摂取したエネルギーが正常に消化・吸収・代謝され，TEE と同等であれば，エネルギー出納はプラスマイナス 0 となり，理論上体重は維持される．しかし低栄養を生じて体細胞量が減少した患者では，エネルギー出納が正となるように栄養必要量を設定しなければ体細胞量の回復は見込めない [13]．リハ栄養では体細胞量回復のために TEE にエネルギー蓄積量を付加することを推奨している [22]．一般的に体重 1 kg 当たりの貯蔵エ

表6-4 たんぱく質必要量

代謝亢進ストレスレベル	たんぱく質必要量（g/kg/日）
正常（ストレスなし）	0.6〜1.0
軽度	1.0〜1.2
中等度	1.2〜1.5
高度	1.5〜2.0

(渡辺・他，2003)[24]を改変

ネルギーは 7,000 kcal とされているので，目標体重と現体重との差から目標エネルギー蓄積量を算出し，目標達成までの日数で除することで1日当たりのエネルギー蓄積量が算出できる．たとえば，体重1kgを1カ月で増加させるために必要な蓄積量はおよそ 250 kcal となる．しかし，栄養素の摂取から代謝に至るまでには誤差が生じるさまざまな要因があり，また高齢者では体重の増加に 8,800〜22,600 kcal を要するとの報告[23]もあるように，計算どおりに体重が増加しないことが多い．したがって，モニタリングによって栄養提供量を調整することは必要不可欠である[13]．

（2）その他の必要栄養素量の算出方法[14]

①たんぱく質必要量の算出[24]

一般に，0.6〜0.8 g/kg/日のたんぱく質補給によって必要量を賄うことが可能である．ただし，代謝亢進ストレスが発生している場合には，ストレスに応じた必要量（**表6-4**）[14,24]を算出する必要がある．高齢者では，筋機能維持のために 1.0〜1.2（1.5）g/kg/日の摂取が推奨されており，疾患に起因する低栄養高齢者の場合には 1.2〜1.5 g/kg/日が推奨されている[25,26]．

②脂肪投与量の算出[18]

1日必要脂肪投与量は，健常成人で総投与エネルギー量の 20〜30％の投与量が目安となる．

③炭水化物投与量の算出

たんぱく質・脂肪に続き，最後に決定するのは糖質（炭水化物）である．静脈栄養の組成としての1日必要糖質投与量は，総投与エネルギー量から，たんぱく質（アミノ酸）・脂肪の投与量のエネルギー量の総和を差し引いた値となる．また，食事の場合には，おおむね 50〜65％エネルギー(％E)を基準とする[27]．

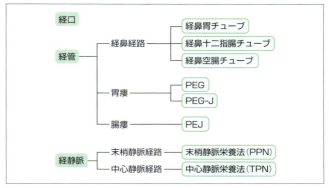

図6-5 栄養投与経路 （日本静脈経腸栄養学会，2011)[28]を改変

・静脈栄養組成としての1日必要糖質投与量＝総投与エネルギー量－たんぱく質投与量－脂肪投与量

(3) 栄養ルートの選択[15]

・一般的な栄養ルート選択法（静脈，経腸，経口)[28]

栄養療法とは，経口・経腸的に，あるいは経静脈的に栄養素を治療目的に投与することであり，投与経路により静脈栄養法（parenteral nutrition；PN）と経腸栄養法（enteral nutrition；EN）に大別される．ENは経口投与法と経管投与法（tube

---

コラム　入れ歯と栄養改善

約20年前，慢性期病院に勤務した当初は，配膳された食事をすべて召し上がっていても痩せている方や，入れ歯を使って食事を召し上がっている方が多くいるのは，高齢者だから仕方がないと思っていた．しかし，多職種と一緒に同じ患者にかかわっていくなかで，リハや栄養管理の重要性に気づくことができた．歯科衛生士として，入れ歯は咀嚼をサポートするリハの道具であることは理解していたが，痩せていることと入れ歯との関連性について考えるようになった．その後，痩せている方にこそ入れ歯を使って食事を召し上がってもらうことが，栄養状態を改善（体重増加）するために効果があることを明らかにすることができた．患者はもちろん多職種にも研究結果とともに伝えられるようになったことで，これまで以上に口腔の健康管理の大切さを理解してもらえるようになった．　　　　　　　　　　　（金久）

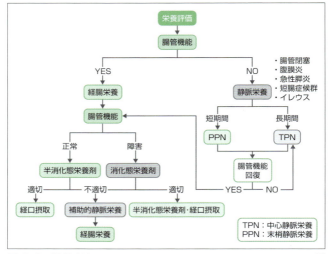

図 6-6 栄養療法の decision tree　　（日本静脈経腸栄養学会，2011）[28]

feeding）に分けられ，PN は末梢静脈栄養法（peripheral parenteral nutrition；PPN）と中心静脈栄養法（total parenteral nutrition；TPN）に分けられる（**図 6-5**）．栄養療法が必要な場合には可能な限り EN を用い，PN は EN または経口摂取が不可能または不十分な場合に用いる．また，PN を施行中でも常に EN の併用，EN への移行を考慮する．

　消化管が機能している場合には EN が適応であり，PN を第一選択とすべきではない．栄養療法選択の大原則は，腸管が使用可能であれば EN を選択すべきである．腸管が使用不可能，あるいは腸管を安静とすべき病態であれば PN を選択することになり，EN や経口摂取が不十分な場合には PN を併用する場合もある（**図 6-6**）．つまり，最も望ましい栄養摂取経路は経口摂取であるが，病態や病状・食思などさまざまな理由によって必要量の摂取が難しい場合には，機能・活動・参加・QOL を向上させることを目的に経管栄養を効果的に用いることも必要となる．しかしどのような場合にあっても，経口摂取および普通食を摂取できるよう支援することをリハ栄養では重要視している．

（金久弥生）

5 リハビリテーション栄養介入：栄養からみたリハビリテーション

内容のポイント

- 栄養からみたリハとは，今後の予測も含めた栄養状態を十分に考慮したリハのことである．
- リハのゴール設定は，栄養状態と栄養管理の状態に応じて機能維持か機能改善とするかを検討すべきである．
- 対象者のモニタリングとリハプランの計画の見直しにはリハ栄養ケアプロセスが有用な可能性がある．

1. 栄養からみたリハビリテーションの必要性

栄養からみたリハとは，今後の予測も含めた栄養状態を十分に考慮したリハのことである．低栄養はリハのアウトカムに影響を及ぼす[29]．また，十分な栄養管理のもとに実施される積極的なリハはADLをより向上させる[30-32]．一般にリハの評価は，ICFに基づいて行うことが推奨されているが，ICFの評価項目には栄養に関する項目である消化機能，同化機能，体重維持機能，水分・ミネラル・電解質バランス機能，摂食機能が含まれる．

リハを適応される患者には少なくない数の低栄養の者が含まれる[30]．特に回復期リハ病棟の廃用症候群の患者のうち低栄養は約9割にのぼった．栄養状態が不良，特に投与エネルギーやたんぱく質が必要量に比し少ない場合に高強度の運動負荷をかけると筋たんぱくの異化が亢進しかえって逆効果である可能性がある．一方，栄養状態が不良な場合でも一定程度の負荷のリハは必要である．どのような栄養状態のケースにどの程度の負荷のリハを立案するかを一律に規定するエビデンスはない．しかし，個別の患者のリハプランの立案に際してはリハ栄養ケアプロセスに基づく評価を行うと，栄養状態に応じた適切なリハプランを立案できる可能性がある[33]．

75

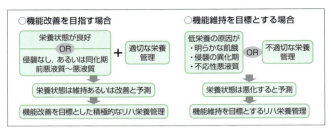

図 6-7 機能改善および機能維持を目標とする場合の条件

(森, 2017)[34]

2. リハビリテーションの目標設定

栄養状態を十分に考慮しリハを立案する際には,そのゴール設定は大きく2つに分かれる.つまり「機能改善」か「機能維持」である.

「栄養状態が良好」か「侵襲なしあるいは同化期,前悪液質〜悪液質」において適切な栄養管理がなされている場合には,栄養状態が維持あるいは改善すると予測される.ただし,ここでいう適切な栄養管理とは栄養障害あるいはそのリスクに応じた内容で,リハによるエネルギー消費や必要であればエネルギー蓄積量も考慮したものである必要がある.リハ栄養ケアプロセスにおいてこのような場合は,「機能改善」を目標とした積極的なリハ栄養管理を行う.

一方,「低栄養の原因が明らかな飢餓,侵襲の異化期であること,不応性悪液質」あるいは,不適切な栄養管理が行われている場合は,栄養状態は悪化すると予測される.ここでいう不適切な栄養管理とは必要エネルギー消費量に満たないエネルギー投与やエネルギー蓄積量を考慮しないもの,著しく栄養内容のバランスを欠くものをいう.リハ栄養ケアプロセスにおいて,このような場合は機能維持を目標とするリハ栄養管理および栄養管理方法の是正が推奨される(**図 6-7**)[34].

3. 低栄養時のリハビリテーション

低栄養時であってもリハを実施すべきであるが,その際には低栄養の原因に応じたリハ方法を考慮する必要がある.

飢餓による低栄養が存在し，栄養管理が不適かつ，栄養状態の低下傾向が継続すると予測される場合は，たんぱく質の同化作用はあまり期待できず，過度なトレーニングはむしろ異化を促進してしまう危険性がある．このような場合は，筋肉量の増加を目標としたレジスタンストレーニングおよび持久力増強訓練は避けるべきで，リハは廃用性筋萎縮の予防や離床といった2～3 METs程度の訓練を行うべきである．栄養管理は，不応性悪液質などの一部のケースを除き栄養状態が低下傾向から脱却できるよう是正すべきであり，栄養状態の経過が横ばいか上向きに変わればリハにおける負荷を増加されるよう考慮する．

侵襲は，手術や外傷，感染症などにより引き起こされる．侵襲による代謝の変化は，傷害期，異化期，同化期に分類される．代謝の変化の見極めにはC反応性たんぱく（CRP）などの炎症反応の変化が一つの目安となる．侵襲による低栄養のリハでは，対象者が異化期か同化期かを見極める必要がある．炎症反応が高値を示しやすい異化期は，過剰な栄養投与はかえって骨格筋の分解などの事象を招き，トレーニングによるたんぱく同化の促進もほとんど期待できない．この時期のリハは，廃用性筋萎縮予防や離床といった低負荷のリハを実施すべきである．一般的に，炎症反応が低下してくる同化期に入ると適切な栄養管理のもとで機能改善を目的としたレジスタンストレーニングや持久力増強訓練を考慮すべきである．CRPは，代謝の目安にはなるが高CRP血症でも機能改善した症例報告も存在する[35]ため，個別の患者の反応を十分モニタリングする必要がある．

悪液質は，その定義をEvansらは「併存疾患に複雑な代謝症候群で，筋肉の喪失がその特徴である．脂肪は喪失することもしないこともある．顕著な臨床的特徴は成人の体重減少（水分管理除く），小児の成長障害（内分泌疾患除く）である．食思不振，炎症，インスリン抵抗性，筋たんぱく崩壊の増加がよく関連している．飢餓，加齢に伴う筋肉喪失，うつ病，吸収障害，甲状腺機能亢進症とは異なる」としている[36]．また，Fearonらは，がん悪液質を「前悪液質」「悪液質」「不応性悪液質」と分類しており，「前悪液質」と「悪液質」のステージでは，栄養療法・運動療法・薬物療法により一定の機能改善が

見込めるとしている[37]．悪液質の患者のリハを立案する際には，不応性悪液質であるか否かを見極める必要がある．リハ栄養ケアプロセスにおいて，対象者が前悪液質か悪液質のステージで栄養状態が低下傾向になければ有酸素運動やレジスタンストレーニングが推奨される．不応性悪液質のステージであれば機能維持・QOL維持を目的とした比較的負荷の低いリハが推奨される．

4. 栄養からみたリハビリテーションの個別性

どの程度の栄養状態の患者にどのような負荷をかけたらよいのかを具体的に示すエビデンスは乏しい．施設入所中や回復期リハ病棟入院中の患者に積極的な栄養療法と運動療法を行ったところ筋力，あるいはFIMがより向上したとの先行研究[32,38]では，エネルギーの追加投与量は200～360 kcalで，最大筋力の80％の負荷のレジスタンストレーニングや10-RM（repetition maximum）を目標としたレジスタンストレーニングが行われた．これらの先行研究における介入方法は臨床において十分参照する価値があるが，飢餓や侵襲，悪液質のある対象者に幅広く一律の介入基準を決めるのは困難である．このため，対象者の状態に応じリハのゴールを機能維持か機能改善か決定し，その後も十分モニタリングする必要がある．個別の対象者の状態を適切に把握しリハ栄養プランを立案し実行，状況に応じて変更するにはリハ栄養ケアプロセスによるマネジメントが有用な可能性がある．

（森　隆志）

6 リハビリテーション栄養モニタリング

内容のポイント

- リハ栄養介入後の状態と臨床経過を観察してリハ栄養介入の効果を評価する.
- 現在のリハ栄養介入を継続するか否かを評価し,継続しない場合は,新たにリハ栄養介入の計画を検討する.
- 評価はリハ栄養のゴール設定の項目に沿って行い,適切な期間で実施する.

1. リハビリテーション栄養モニタリングの考え方

リハ栄養モニタリングの目的は,①リハ栄養介入の効果を評価する,②現在のリハ栄養介入を継続するか否かを評価する,③継続しない場合は,新たにリハ栄養介入の計画を検討することである[39]. 評価は,リハ栄養のゴール設定の項目に沿って行い,適切な期間で実施する.

2. リハビリテーション栄養モニタリングの概要

リハ栄養モニタリングとは,リハ栄養介入後の状態と臨床経過を観察して再評価を実施することである. リハ栄養モニタリングでは,仮説の検証と修正が重要である. リハ栄養の計画を決定し,実践することは仮説の段階でしかない. リハ栄養のゴール設定を行い,介入後の結果に対して仮説を適切に評価し検証効果により判断する必要がある. 評価の結果,介入の効果が得られている場合は,リハ栄養介入を継続または終了することが可能である. 介入効果が得られない場合は,リハ栄養介入の内容を再考する必要がある. リハ栄養介入の効果が適切であるかは,評価を行わなければ判断できない. 適切な時期に,状態に合わせた指標を用いてリハ栄養介入の効果を評価することが重要である. リハ栄養モニタリングでは,以下の項目について検証し評価することが重要である. **表6-5**にリハ栄養モニタリングの項目と指標例を示す.

表 6-5 リハビリテーション栄養モニタリングの項目

項目	指標例
リハ栄養診断に基づいて,どの指標を評価するべきか決定する	①低栄養　　　　　⑤活動 ②サルコペニア　　⑥参加 ③栄養素の摂取不足　⑦QOL ④機能
モニタリングの頻度や期間を考慮する	①体重や体組成　　⑤認知機能や呼吸機能 ②血液検査データ ③食事摂取量　　　⑥摂食嚥下機能 ④筋力や歩行速度　⑦参加・QOL
モニタリングをもとに,現在のリハ栄養計画を継続するか否かを評価する	①目標達成できなかった原因を評価する ②リハ栄養計画の変更が必要か,原因除去が必要かを評価する

3. リハビリテーション栄養診断に基づいて,どの指標を評価するべきか決定する

　評価すべき指標は,モニタリングを行う前に決定していなければならない.

①低栄養:体重,体組成,血液検査データ,食事摂取量,ADL・IADL

②サルコペニア:筋量,筋力,身体機能,原疾患

③栄養素摂取の過不足:栄養摂取量,食習慣,摂取食品の種類,栄養剤に対するアドヒアランス,原疾患

④機能:筋力,認知機能,呼吸機能,心肺機能,摂食嚥下機能

⑤活動:Barthel Index(BI),FIM,Lawton の尺度(手段的 ADL を評価する尺度.交通手段を使っての外出・買い物・食事の準備・家事・洗濯・移動の形式・服薬管理・金銭管理の 8 項目で構成された質問紙票),DASC-21(基本的 ADL や手段的 ADL を評価する尺度.認知症のスクリーニングのための 21 の質問のなかに,基本的 ADL の入浴・更衣・排泄・整容・食事・移動が含まれる),生活行為向上マネジメント(作業療法士の包括的な思考過程を分かりやすく表したもので,対象者の 24 時間 365 日をイメージしつつ,本人のしたい生活行為に行動計画の焦点が当たる

ように設定されている）
⑥参加：社会活動チェック表（現場で社会活動を評価するためのチェック表．「個人活動」「社会参加・奉仕活動」「学習活動」「仕事」の4つの側面ごとに評価し点数化する．4つの側面ごとに年齢に沿って「やや不活発」「ふつう」「やや活発」「非常に活発」と判定する）
⑦QOL：包括的尺度（SF-36やSF-8など）：ある疾患に限定した内容ではなく，健康についての万人に共通した概念のもとに構成される．さまざまな疾患の患者や病気に罹患していない健康な人のQOLを測定できる．疾患特異的尺度（KDQOLなど）：特定の疾患や障害に限定した内容で質問が構成されているもの．その疾患の改善または悪化によるQOLの変化を感度よく評価できる．

4. モニタリングの頻度や期間を考慮する

　急性期病院の場合，全身状態が短期間で改善もしくは悪化することが多い．急性期病院や回復期リハ病棟で栄養障害を認める患者には，1週間に1回以上のモニタリングが重要である．また，それぞれの指標で変動する期間があることに注意する．
　①体重や体組成：1回/週
　②血液検査データ：1～21日
　③食事摂取量：1回/週
　④筋力や歩行速度：1～2回/月
　⑤認知機能や呼吸機能：1回/月
　⑥摂食嚥下機能：訓練内容や食事形態などを変更するごとに実施
　⑦参加・QOL：1回/月

5. 現在のリハビリテーション栄養計画を継続するか否かを評価する

①低栄養の診断に対して，体重を1カ月で1kg増加できるというゴール設定を行ったが，増加しなかった場合
　・食事摂取量の推移，エネルギー消費量の推計，体組成の推移などを評価する．
　・エネルギー消費量の推計には，個人によって誤差がある

ため，予想どおりに変化しないことが多い．食事摂取量や体組成などの推移も含め評価を行い，エネルギー必要量を再決定する必要がある．

②経管栄養管理中に下痢を生じ，栄養素摂取の不足を認めた場合
・経腸栄養剤の種類や投与速度，内服薬の詳細（プロトンポンプ阻害薬，緩下剤，整腸剤など），抗菌薬使用の有無などを評価する．
・下痢の症状が安定するまで投与速度を落とす．半消化態栄養剤から消化態栄養剤に変更する．
・緩下剤の減量または中止，食物繊維の投与，抗菌薬使用時の整腸剤の選択などを検討する．
・リハ栄養計画に問題はなくても，それ以外の原因で目標が達成されなかった場合は，原因を除去することが必要である．

6．おわりに

リハ栄養の実践は，多職種で患者の栄養や身体機能などを回復促進させるために重要である．質の高いリハ栄養実践と結果の改善のために，リハ栄養モニタリングの基本手順に沿って実

> **コラム　リハ栄養の実践は「気づき」につながる**
>
> 栄養管理は，患者のすべてに施される医療を行ううえでの基本である．医療上の問題を含め，すべての過程において「QOLの向上」と「生活の維持」への支援が求められる．近年，さまざまな職種の専門性が問われている．「NSTが稼働した」「専従のスタッフを配置した」ということだけでは，患者の生活を整えることはできない．それぞれの職種が十分に能力を発揮する体制や動機付けが必要である．「病気を治療した．食べられる．歩ける」では，十分な医療が提供できたことにはならない．患者が退院後の生活で何に困り，どのような支援を必要としているか．必要なことは，「自宅でのトイレまでの距離は？入浴はできるのか？食事は誰が準備するのか？」などの生活背景を見据えた具体的な評価と取り組みである．リハ栄養モニタリングの実施は，多職種のアセスメント，問題の捉え方，解決策を知る貴重な機会であり，「気づき」につながると感じている．
> 　　　　　　　　　　　　　　　　　　　　　　　　　　　　　（松尾）

施することが必要である． 　　　　　　　　　　　　　　　（松尾晴代）

文献

1) 古谷房枝：リハビリテーション栄養アセスメント．リハ栄養 **1**（1）：22-29, 2017．
2) 障害者福祉研究会（編）：序論．国際生活機能分類―国際障害分類改訂版．中央法規, pp1-22．
3) 野口善令：なぜジェネラリストに診断推論の考え方が必要なのか．日プライマリケア連会誌 **33**（2）：211-214, 2010．
4) Norman G：Research in clinical reasoning：past history and current trends. *Med Educ* **39**（4）：418-427, 2005.
5) Yamada M et al：Prevalence of sarcopenia in community-dwelling Japanese older adults. *J Am Med Dir Assoc* **14**（12）：911-915, 2013.
6) Maeda K et al：Sarcopenia is highly prevalent in older medical patients with mobility limitation. *Nutr Clin Pract* **32**（1）：110-115, 2017.
7) Chen LK et al：Sarcopenia in Asia：consensus report of the Asian Working Group for Sarcopenia. *J Am Med Dir Assoc* **15**（2）：95-101, 2014.
8) Kawakami R et al：Calf circumference as a surrogate marker of muscle mass for diagnosing sarcopenia in Japanese men and women. *Geriatr Gerontol Int* **15**（8）：969-976, 2015.
9) Maeda K et al：Predictive accuracy of calf circumference measurements to detect decreased skeletal muscle mass and European Society for Clinical Nutrition and Metabolism-defined malnutrition in hospitalized older patients. *Ann Nutr Metab* **71**（1-2）：10-15, 2017.
10) Doran GT：There's a SMART way to write management's goals and objectives. *Management Review* **70**（11）：35-36, 1981.
11) Bovend'Eerdt TJ et al：Writing SMART rehabilitation goals and achieving goal attainment scaling: a practical guide. *Clin Rehabil* **23**（4）：352-361, 2009.
12) 江口夏郎, 山川隆史：仮説思考．ファーストプレス, 2007, pp8-15．
13) 西岡心大：低栄養とリハビリテーション栄養管理の考え方―特にエネルギー必要量に関して. 日静脈経腸栄会誌 **31**（4）：944-948, 2016．
14) 金久弥生：リハビリテーションからみた栄養管理. リハ栄養 **1**（1）：86-93, 2017.
15) 寺島秀夫：侵襲急性期におけるエネルギー投与のパラダイムシフト―内因性エネルギー供給を考慮した理論的エネルギー投与法の提言. 日集中医誌 **20**：359-367, 2013.
16) McClave SA et al：Guidelines for the Provision and Assessment of Nutrition Support Therapy in the Adult Critically Ill Patient：Society of Critical Care Medicine（SCCM）and American Society for Parenteral and Enteral Nutrition（A.S.P.E.N.）. *J Parenter Enter Nutr* **40**（2）：159-211, 2016.
17) 東口髙志（編）：JJNスペシャル「治る力」を引き出す　実践！臨床栄養, 医学書院, 2010, pp108-111．
18) Long CL et al：Metabolic response to injury and illness：estimation of energy and protein needs from indirect calorimetry and nitrogen balance. *J Parenter Enter Nutr* **3**：452-456, 1979.
19) Butte NF, Caballero B：Energy needs：Assessment and requirements. Modern nutrition in health and disease, 11 th edition, Ross C et al（eds）. Lippincott Williams & Wolters Kluwer business, Baltimore, 2014, pp88-101.
20) 和田彩子・他：―脳卒中回復期患者の栄養療法―活動係数の目安. *JJRN* **49**：

S214, 2012.
21) 清水孝宏（編）：エキスパートが本気で教える重症患者の栄養管理，総合医学社，2013，p324.
22) 若林秀隆：リハビリテーションと臨床栄養．*Jpn J Rehabil Med* **48**：270-281, 2011.
23) Hébuterne X et al：Ageing and muscle：the effects of malnutrition, re-nutrition, and physical exercise. *Curr Opin Clin Nutr Metab Care* **4**：295-300, 2001.
24) 渡辺明治，福井冨穂（編）：今日の病態栄養療法，南江堂，2003, pp412-413.
25) Deutz NE et al：Protein intake and exercise for optimal muscle function with aging：recommendations from the ESPEN Expert Group. *Clin Nutr* **33**（6）：929-936, 2014.
26) Morley JE et al：Nutritional recommendations for the management of sarcopenia. *J Am Med Dir Assoc* **11**（6）：391-396, 2010.
27) 厚生労働省：日本人の食事摂取基準（2015年版）策定検討会報告書，2015, p151：http://www.mhlw.go.jp/file/05-Shingikai-10901000-Kenkoukyoku-Soumuka/0000114399.pdf（アクセス日時：2018年5月20日）
28) 日本静脈経腸栄養学会（編）：日本静脈経腸栄養学会　静脈経腸栄養ハンドブック，南江堂，2011, pp168-175.
29) Wakabayashi H, Sashika H：Malnutrition is associated with poor rehabilitation outcome in elderly inpatients with hospital-associated deconditioning a prospective cohort study. *J Rehabil Med* **46**（3）：277-282, 2014.
30) Nishioka S et al：Nutritional Improvement Correlates with Recovery of Activities of Daily Living among Malnourished Elderly Stroke Patients in the Convalescent Stage：A Cross-Sectional Study. *J Acad Nutr Diet* **116**（5）：837-843, 2016.
31) Nii M：Nutritional Improvement and Energy Intake Are Associated with Functional Recovery in Patients after Cerebrovascular Disorders. *J Stroke Cerebrovasc Dis* **25**（1）：57-62, 2016.
32) Yoshimura Y et al：Effects of Nutritional Supplements on Muscle Mass and Activities of Daily Living in Elderly Rehabilitation Patients with Decreased Muscle Mass：A Randomized Controlled Trial. *J Nutr Health Aging* **20**（2）：185-191, 2016.
33) Wakabayashi H：Rehabilitation nutrition in general and family medicine. *J Gen Fam Med* **18**（4）：153-154, 2017.
34) 森　隆志：栄養からみたリハビリテーション．リハ栄養 **1**（1）：94-98, 2017.
35) 武澤明子：リハビリテーション栄養管理により炎症反応高値でも機能改善したサルコペニアを有する慢性閉塞性肺疾患者．臨床栄養 **130**（5）：645, 2017.
36) Evans WJ et al：Cachexia：a new definition. *Clin Nutr* **27**：793-799, 2008.
37) Fearon K et al：Definition and classification of cancer cachexia：an international consensus. *Lancet Oncology* **12**：489-495, 2011.
38) Fiatarone MA et al：Exercise training and nutritional supplementation for physical frailty in very elderly people. *N Engl J Med* **330**：1769-1775, 1994.
39) Wakabayashi H, Sakuma K：Rehabilitation nutrition for sarcopenia with disability：a combination of both rehabilitation and nutrition care management. *J Cachexia Sarcopenia Muscle* **5**（4）：269-277, 2014.

第7章 リハビリテーション栄養診断

1 栄養障害：低栄養・低栄養のリスク状態

内容のポイント

- さまざまな栄養状態の指標において一定水準以下の場合を低栄養とし，低栄養の評価は成人と小児で異なる．
- 低栄養におけるリスク診断は MNA®, NRS-2002, MUST, SGA など妥当性のあるツールにより評価できる．
- 炎症のある低栄養は急性または慢性疾患に分けられ，炎症のない低栄養は社会経済的・心理関連的または飢餓関連による低栄養に分かれている．

1. 低栄養とは

さまざまな栄養状態の指標において一定水準以下の場合を低栄養とする．近年では，年齢層によって成人の低栄養と小児の低栄養に分けられ，それぞれの分類や判断基準について議論が行われており，クワシオルコルとマラスムスという分類からの脱却が進んでいる[1]．

(1) 成人の低栄養

成人における低栄養は「体組成の変化（脂肪のない質量の減少）および身体細胞の量の減少につながる栄養の欠乏または摂取不足に起因する状態によって，肉体的および精神的機能が低下し，病態による臨床転帰が損なわれること」と定義される[2]．高齢者では地域在住の6％，施設入所者の14％，入院高齢者の39％に低栄養が認められており，入院期間，合併症の程度・発生率，身体機能，生存率に悪影響を及ぼす[3]．

(2) 小児の低栄養

小児では主に発展途上国において全世界で1億6,000万人が成長停止，5,000万人が低体重に陥っており，低栄養における

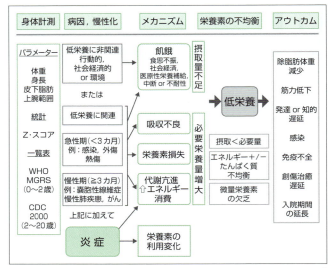

図 7-1 小児の低栄養の定義 (Sandra, 2017)[1]

免疫不全や発達遅延といった問題が挙げられる[4].

小児低栄養の定義は「栄養の需要と摂取の不均衡により,成長・発達の他の関連アウトカムに悪影響を及ぼすエネルギー,たんぱく質,その他のミクロ栄養素の累積的欠乏が生じること」と提唱されている[5]. 先進国の医療現場などにおいて見受けられる小児を対象として,疾患関連低栄養と非疾患関連低栄養に分類され,疾患関連低栄養は炎症反応だけでなく,摂取量減少・必要栄養量増加・栄養素喪失増大・栄養素の利用変化のうち1つ以上の要因によって生じるものとされた(**図 7-1**)[1].

2. 病因(要因)

(1) ESPEN/ASPEN コンセンサス

欧州臨床栄養代謝学会(European Society for Clinical Nutrition and Metabolism;ESPEN)と米国静脈経腸栄養学会(American Society for Parenteral and Enteral Nutrition;ASPEN)による国際ガイドライン委員会は2010年に臨床現場における成人低栄養を3つのタイプに分類した[6].

①飢餓関連低栄養（starvation-related malnutrition）

慢性的な飢餓があり，炎症反応がなく，栄養摂取量不足によって生じる．例として，神経性食思不振症．

②慢性疾患関連低栄養（chronic disease-related malnutrition）

軽度から中等度の持続的炎症によって生じる．例として，臓器不全，膵がん，関節リウマチなど．

③急性疾患・外傷関連低栄養（acute disease or injury related malnutrition）

重度の急性炎症によって生じる急性疾患，または外傷によって生じる．例として，重症感染症，頭部外傷など．

(2) AND/ASPEN 低栄養分類

米国栄養士会および ASPEN は 2012 年に成人低栄養の成因別特徴に以下の 6 項目を示しており，このうち 2 項目以上に該当する場合に低栄養と判断すると公表した[7]．

①エネルギー摂取量減少
②体重減少
③体脂肪減少
④筋量減少
⑤水分貯留
⑥握力低下

（2）では（1）で示した 3 つの分類に基づいて急性疾患/外傷，慢性疾患，社会生活環境の 3 タイプに分類している．

(3) ESPEN による分類

さらに，分類に関して 2017 年に ESPEN が新しい定義を唱えた．炎症を伴う疾患関連低栄養，炎症を伴わない疾患関連低栄養，疾患を伴わない低栄養の 3 つを含むものとし，炎症を伴う疾患関連低栄養の下位分類に急性疾患または慢性疾患を位置づけた[2]．

実際には，臨床現場ではいくつかの要因が重複して存在していることが多くみられる．

3. 低栄養リスクの診断基準

妥当性があるとされている栄養スクリーニングツールを以下に述べる．また，妥当性のある栄養スクリーニングでの評価

や，明らかに栄養摂取不足があるが体重は減少していない場合，ICU 患者など明らかな高度侵襲下かつ栄養摂取不足が今後見込まれる場合に低栄養リスクがあるとみなし，栄養管理を強化する体制をとることが望ましいと考える．

① MNA® (Mini Nutritional Assessment®)

1990 年に国際老年医学会により発表された高齢者（65 歳以上）を対象とした栄養スクリーニングツールである[8]．現在多くの臨床現場では MNA® フルバージョン（18 項目 30 点満点）よりも，省略版である MNA®-SF（6 項目 14 点満点）を用いている．0～7 点は「低栄養」，8～11 点は「低栄養のリスクあり」，12～14 点は「栄養状態良好」である．

② NRS-2002 (Nutritional Risk Screening-2002)

ESPEN が提唱しており，ヨーロッパの病院で広く使用され，急性期の入院患者を対象としている[9]．BMI や食事摂取量，重篤な疾患の有無を調べて，1 つでもリスクに該当している場合，さらに体重減少あるいは BMI から栄養障害の重症度を 4 段階に分ける．また，70 歳以上は 1 点加点し，合計 3 点以上の場合に積極的な栄養管理が必要であるとしている．

③ MUST (Malnutrition Universal Screening Tool)

2003 年，英国静脈経腸栄養学会の栄養障害対策委員会によって考案された成人用の栄養障害スクリーニングの方法である[10]．身長，体重および BMI と，栄養摂取状況の聞き取りによって栄養障害のリスク判定をする．2 点より高いと適応外を除いて栄養療法の施行が必要である．1 点は厳重に経過観察が必要であり，定期的に検査を施行する．0 点は特別な栄養管理を要しないが，臨床的な栄養障害の兆候の発見には注意する．

④ SGA (Subjective Global Assessment：主観的包括的栄養評価)

1982 年に Baker や Detsky らに，1987 年に現在の形として報告された．対象者を主観的に診て 3 つの栄養状態に分類する方法で，最終的に「良好」「中等度栄養不良」「高度栄養不良」のいずれに当てはまるか主観的包括的アセスメントを行う[11]．

4. 低栄養の判断基準

2015 年，ESPEN より低栄養の診断定義が提唱された[12]．

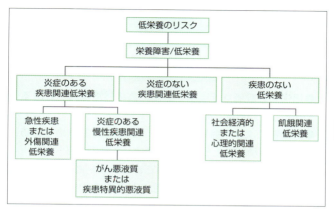

図 7-2 低栄養診断フローチャート　　　　　(Tommy et al, 2017)[13]

前述した妥当性のある栄養スクリーニングで低栄養のリスクがあることを前提に，BMI<18.5 kg/m² の場合と，体重減少が >5％ /3 カ月または期間によらず >10％ の場合，70 歳未満の BMI<20 kg/m² か 70 歳以上の BMI<22 kg/m²，または除脂肪量指数（FFMI）において <15 kg/m² の女性または <17 kg/m² の男性は低栄養と判断される．この内容は明確なカットオフ値を用いて（BMI または除脂肪体重と体重減少率のみ）で低栄養を診断できる利点がある．

現在，低栄養診断基準に関する世界標準化のコンセンサス作成を目的として，The Global Leadership Initiative on Malnutrition（GLIM）会議において ESPEN，ASPEN および，ラテンアメリカ静脈経腸栄養，アジア静脈経腸栄養学会による検討が進められている（**図 7-2**）[13]．

GLIM 会議で検討中の低栄養診断フローチャートでは，低栄養は炎症と疾患の有無によって分類されている．疾患関連低栄養は炎症のある低栄養（急性または慢性疾患）と炎症のない低栄養に分けられ，疾患のない低栄養は社会経済的・心理的関連または飢餓関連による低栄養に分かれており，臨床現場や在宅でも用いることができる．

（吉村由梨）

2 栄養障害：過栄養・過栄養のリスク状態

内容のポイント

- 過栄養の評価は「脂肪が過剰に蓄積した状態」であるかどうかが重要である.
- 対象者により年齢や生命予後，ADL なども含めて脂肪の過剰蓄積がもたらす問題を考慮して評価する.
- BMI だけでは過栄養と評価できない事例もあるため，体組成評価など他の指標と合わせて総合的に脂肪の過剰蓄積を評価する.

1. 過栄養・過栄養のリスク状態

過栄養とは「脂肪の過剰蓄積による健康障害発症や ADL 低下，または健康障害発症や ADL 低下のリスクがある状態」である．その脂肪の過剰蓄積を反映する状態として肥満が挙げられる．肥満は脂肪組織にトリグリセライドが過剰に蓄積した状態とし，BMI＝体重 [kg]/身長 [m]^2≧25 と定義される[14].

過栄養の評価で重要な点は BMI の値ではなく，「脂肪が過剰に蓄積した状態」の有無である．そのため，BMI 値のみで過栄養とはリハ栄養診断できない．しかし，体脂肪量の正確な測定には測定機器が必要であり，日常臨床で簡便に評価するためには BMI による肥満の評価が過栄養の一つの指標となる．しかし，70 歳以上の高齢者においては，フレイルや介護予防の観点から BMI ≧ 25 でも体重維持が望ましく，若年者とは目標とする BMI が異なる (**表 7-1**)[15]．もちろん，脂肪の過剰蓄積がある状態は高齢者でも過栄養の評価には必要なことである．

対象者の特性（たとえば非

表 7-1 目標とする BMI の範囲（18 歳以上）

年齢（歳）	目標とする BMI（kg/m^2）
18～49	18.5～24.9
50～69	20.0～24.9
70 以上	21.5～24.9

（厚生労働省，2014）[15]

高齢者と高齢者）で脂肪の過剰蓄積がもたらす問題は異なり，過栄養と判断する場合でも年齢や生命予後，ADLなどを考慮する必要がある．

過栄養のリスク状態とは，「現在過栄養ではないが今後過栄養になる可能性が高い状態」である．食べ過ぎによるエネルギー摂取過剰，運動量や活動量の低下によるエネルギー消費不足などが継続しており，今後過栄養が予測できる状態である．

2. 病因（要因）

肥満はその原因で分けると，大きく原発性肥満と二次性肥満とに分類できる．疾患や薬剤が原因となって肥満が引き起こされる場合が二次性肥満，二次性肥満が除外された場合に原発性肥満と診断される．原発性肥満の要因は以下のとおりである．

①エネルギー摂取過剰
エネルギー摂取過剰は，エネルギー消費量を上回るエネルギー量を摂取している状態である．

②エネルギー消費不足
エネルギー摂取過剰と同様の状態である．

③加齢による基礎代謝量の減少
体重1 kg当たりの基礎代謝量は加齢とともに減少するが，摂取栄養量が変わらなければエネルギー摂取量が消費量を上回り，体重が増加する．

3. 判断基準となる指標

(1) BMI

BMI＝体重［kg］/身長［m］^{2}≧25で肥満とされる．

BMIは肥満の指標ではあるが，脂肪の過剰蓄積を正確に評価するものではない．筋肉量が多いために体重が重く，BMI≧25 kg/m^{2}である場合も考えられる．そのため，他の指標も合わせて総合的に評価することが必要である．

例1）BMI：25 kg/m^{2}未満だが，筋肉量が少なく，脂肪の過剰蓄積を認める場合：脂肪の過剰蓄積があるため過栄養とリハ栄養診断する．

例2）40歳，男性．BMI：28 kg/m^2．体脂肪率10％の場合：BMI≧25 kg/m^{2}だが，筋肉質の肥満であり，脂肪の過剰蓄積

がないため過栄養とはリハ栄養診断しない.

(2) 体重増加

体重は簡便に評価できる指標である. 体重の評価で重要なことは, 経時的にみて「体重変化」の評価を行うことである. すでに肥満である場合, 体重増加をきたすことは望ましくない. ただし, 筋肉量が増加することで, 体重増加がみられることがあるため, 体重増加を数値のみで判断することには注意が必要である. BMIと同様に, 筋肉量を含む体組成評価をふまえて考えるべきである. 体重増加は体重変化率で経時的に評価する (**表7-2**).

表7-2 体重変化率

有意の体重変化と判定される場合	
体重変化率≧1〜2%	1週間
5%	1カ月
7.5%	3カ月
10%	6カ月

* 10%以上の体重変化は, 期間にかかわらず有意と判断する.

体重変化率 (%体重変化) ＝ (通常時体重 − 実測体重) / 通常時体重 × 100

体重増加がみられた場合, その原因を評価する必要がある. 浮腫による体重増加では, 体脂肪の増加ではないため過栄養とは評価できない. そのため, 体重変化を評価する場合には, 浮腫の有無を確認する必要がある.

(3) 体組成評価

体脂肪量を正しく評価するためにはコンピューター断層撮影法 (Computed Tomography; CT) や生体電気インピーダンス法 (BIA), 二重エネルギーX線吸収法 (DXA), 超音波法など, 検査機器が必要である.

CTでは, 腹部 (臍部) の断層画像から内臓脂肪面積 (Visceral Fat Area; VFA) を測定し, 男女ともに VFA ≧ 100 cm^2 を内臓脂肪蓄積の基準としている[16]. BIAやDXAでは体脂肪量が測定できるため, 体脂肪率を算出して脂肪の蓄積を評価できる. 男性では25%, 女性では32%以上の体脂肪率で肥満と判断する. 超音波法では, 肝臓前面の腹壁上の脂肪厚 (preperitoneal fat thickness; PFT) の最大値を測定し, 成人ではPFT 8 mm が CTのVFA 100 cm^2 に相当すると報告されており[17], 内臓脂肪蓄積が評価できる.

検査機器がない場合はエネルギー貯蔵量を推定する. 上腕三頭筋皮下脂肪厚 (triceps skinfold thickness; TSF) を測定す

る方法もある．TSFは年齢ごとに基準値が報告されており[18]，計測値を各年齢の平均値と比べて評価し，％TSFが110％以上で脂肪量が多いと評価できる[19]．しかし，信頼性や妥当性が低いため，TSFのみで脂肪の過剰蓄積を評価することは望ましくない．他の指標と合わせて評価する．

（4）腹囲（ウエスト周囲長）

脂肪の分布を分類すると，内臓脂肪と皮下脂肪に分けられる．腹囲は身体計測指標のなかで最もVFAと相関が高い[16]．内臓脂肪蓄積の基準とされているVFA 100 cm^2 に相当する腹囲は，ほぼ男性85 cm，女性90 cmである[20]．内臓脂肪の蓄積は肥満関連心血管危険因子保有数の増加と関連があるのに対し，皮下脂肪の増加は関連がみられない[20]．しかし，皮下脂肪の蓄積が問題ないということではない．皮下脂肪は殿部や大腿部などの下半身に脂肪がつきやすく，過剰に蓄積されると移動などの活動性の低下につながるリスクが大きい．

（5）食事（エネルギー）摂取量

食事記録法や24時間思い出し法などがある．病院や施設での調査としては，病院食の献立と摂取量記録を照らし合わせて摂取栄養量を算出する．摂取栄養量と体重の推移を合わせて経時的に評価し，浮腫などの体組成変化を評価したうえで体重増加がみられるときは，食事（エネルギー）摂取量が多いと評価できる．ただし，低栄養・サルコペニアを認める患者などにおいて，体重（筋量）増加を目的としたエネルギー蓄積量を考慮した必要栄養量を設定している場合は除く．

（6）活動量の低下

比較的容易にできる方法として身体活動に関する質問紙法や歩数計，加速度計などによる動作計測法がある．質問紙法では，国際標準化身体活動質問紙環境尺度日本語版（IPAQ-E）[21]が広く使用されている．活動量の低下はフレイルの診断項目の一つに挙げられ[22]，重篤な健康障害を招くリスクが高まると考えられる．また，フレイルとサルコペニアは密接にかかわっており，肥満による活動量の低下から，サルコペニア肥満につながることも予想できる．そのため，活動量の低下を評価することは重要である．

〈塩濱奈保子〉

3 栄養障害：栄養素の不足状態

内容のポイント

- 栄養素の不足状態とは，特定の栄養素が体内に不足し，血中濃度が低下し，将来の疾患リスクを有している状態をいう．
- 栄養素の欠乏状態とは，体内での栄養素の貯蔵量が減少し，不足状態に伴う症状（欠乏症状）を有している状態をいう．
- リハ栄養診断は，生化学検査データ，欠乏症状の有無，生活状況や食物摂取状況，排泄状況などから総合的に判断する．

1. 栄養素の不足状態

栄養素の不足状態とは，特定の栄養素が体内に不足している状態である（**表7-3**）．栄養素が不足し，栄養状態が不良（BMIが18.5 kg/m^{2}や血清Alb値が2.9 g/dL以下）である場合も，これに当たる．これに対し，体内での栄養素の貯蔵量が減少し，不足状態に伴う症状（欠乏症状）を有している状態を欠乏状態という．たとえばビタミンDにおいては，日本内分

表7-3 栄養素の不足状態と栄養素の欠乏状態の違い

リハ栄養診断	包含される用語	定義と概念
栄養素の不足状態	栄養素の不足状態	特定の栄養素が体内に不足し，血中濃度が低下し，将来の疾患リスクを有している状態をいう． 不足している栄養素の補充は急務ではない．
	栄養素の欠乏状態	栄養素の体内での貯蔵量が減少し，不足状態に伴う症状（欠乏症状）を有している状態をいう． 不足している栄養素の補充は急務である．

泌学会が血清 25（OH）D 血中濃度が 20 ng/mL 以上 30 ng/mL 以下を不足状態，20 ng/mL 以下を欠乏状態と定義している[23]．ビタミン D においては明確な区分が示されているものの，すべての栄養素についてこのような不足と欠乏の定義が決められているわけではない．このことから，リハ栄養診断では特定の栄養素が体内に不足し，血中濃度が低下し，将来の疾患リスクを有している場合を不足状態，不足状態に伴い症状が出現している場合を欠乏状態と定義する．不足状態では不足している栄養素の補充は急務ではないが，欠乏状態では不足している栄養素の補充は急務である．広義の意味では欠乏状態も不足状態に含まれると考えてよい．

栄養素の不足状態をつくり出す原因は，単に摂取量が少ないために生じる場合ばかりでない．栄養素の摂取量は正常だが，体内での需要／排泄増大により不足状態に陥ることもある．摂取量が目標量を充足していても，血中濃度が低い場合や欠乏症状が出現している場合は，栄養素の不足状態と考えるべきである．通常アセスメントにおいて，在宅時の栄養素の摂取状況が不明確な場合，血中濃度の低下や欠乏症状の出現で気がつくことも少なくない．生化学検査データや身体症状を見落とさないことが大切である．食事摂取基準などの目標摂取量を目指すだけでなく，生活習慣なども加味し，個々の生活習慣に合わせた不足しやすい栄養素の積極的摂取が望まれる．

2. 病因（要因）

栄養素の不足状態に陥る要因には，①本人の食事摂取量が低下または偏りにより不足する場合，②下痢や消化管の吸収障害により，食事摂取量は正常であるが，体内での需要／排泄が増大し不足する場合，③不随意運動や過度の機能訓練などでエネルギー消費亢進により不足する場合，④経腸栄養や静脈栄養の投与患者に不十分量しか投与されていない場合などが挙げられる．

（1）本人の食事摂取量が低下または偏りにより不足する場合

本人の食事摂取量が低下または偏りが生じている場合，単純に摂取に対しての意識が乏しいため食べられていない場合もあ

るが,その背景には病態生理学的,心理学的,知識・教育的,文化・環境的因子がある.たとえば病態生理学的に嚥下障害を有しており,経口摂取が十分に行えない場合には,個人の嚥下機能に合った食事形態の調整を行える技術や知識,環境がなければ,食事摂取量の増加や偏りの改善は困難である.

その他にも,健康知識が偏り,その結果,誤った健康行動を行ってしまう場合がある.その場合,正しい知識を身につけるように促す必要がある.

(2) 下痢や消化管の吸収障害により,食事摂取量は正常であるが,体内での需要／排泄が増大し不足する場合

食事摂取量は正常であっても,体内での需要または排泄が増大し,栄養素が不足する場合がある.たとえば喫煙者や受動喫煙者は,非喫煙者と比較し喫煙量が最小限であっても抗酸化物質であるアスコルビン酸塩の濃度を低下させる[24].そのため,通常どおりの摂取では,ビタミンCの不足状態に陥る.同様に,体内での栄養素需要増大が起こる例として,甲状腺機能亢進症が挙げられる.甲状腺機能亢進症では,甲状腺ホルモンの過剰産出によりエネルギー消費が亢進する.通常どおりの食事摂取量や活動量であっても,体内での栄養素が不足し,急激な体重減少が起こる.

また,体内での栄養素排泄が増大する例としては,胃切除後の鉄分とビタミンB_{12}の吸収障害が挙げられる.鉄分とビタミンB_{12}不足状態により赤血球の合成が不足し,貧血に陥りやすい.生活習慣や既往歴などで,栄養素の不足を起こす因子がないかの確認が必要である.

その他にも,高齢者ではたんぱく質摂取後のたんぱく質合成が,若年者と比較して鈍化している[25].高齢者においては摂取量の低下も問題となるが[26],単純な摂取不足だけでなく加齢に伴う代謝変化も考慮し,不足状態の改善に努める.

(3) 不随意運動や過度の機能訓練などでエネルギー消費亢進により不足する場合

基礎疾患の身体症状により,エネルギー消費が亢進し,栄養素が不足する場合がある.たとえば多発性硬化症患者では,筋緊張亢進のため歩行でのエネルギー消費量が大幅に増加し[27],パーキンソン病では不随意運動でのエネルギー消費が増大す

る[28]．エネルギー消費が亢進している場合には，リハや日常動作を加味した栄養素の設定が必要である．

そして，疾患にかかわらずリハ栄養を行う際に生じやすいのが，機能訓練のエネルギー消費量よりも栄養素の摂取量が下回り，栄養素が不足してしまう状況である．栄養状態が不良時に機能改善目的の訓練を行い，エネルギー消費量が栄養素摂取量を上回る場合がこれに当たる．攻めのリハ栄養を行っている際にも，リハに伴うエネルギー消費量が栄養素の摂取量に見合っているか，常にモニタリングを行わなければならない．

（4）経腸栄養や静脈栄養の投与患者に不十分量しか投与されていない場合

栄養素の摂取不足は，経腸栄養や静脈栄養を行っているときにも起こり得る．たとえば，ビタミンの含まれていない高カロリー輸液やブドウ糖輸液を使用した場合，ビタミン B_1 欠乏状態となり乳酸アシドーシスやウェルニッケ脳症を発症する場合がある．また，脂質が含まれていない高カロリー輸液や経腸栄養剤で長期的に栄養管理を行う場合には，必須脂肪酸が欠乏する場合も少なくない．医原性の栄養素の不足状態にも注意が必要である．

3. 診断基準となる指標

栄養素の不足状態では血中濃度が低下，または欠乏症状が発現する．栄養素の不足状態が疑われるときには，生化学検査を行うことや，欠乏症状の有無を確認することで診断に必要な情報を収集できる．欠乏症状が出現しておらず，血中濃度のみが低下している場合も栄養素の不足状態と判断できる．脱水などにより，血中濃度が見かけは正常であるが，欠乏症状が出現している場合も栄養素の不足状態（欠乏状態）と判断してよい．

また，予期せぬ体重減少がみられた場合には，3大栄養素の不足状態であると考えられる．栄養素の不足状態が継続し低栄養状態に陥ると浮腫が出現し，本来の体重よりも重く出ることがある．一方，栄養素の不足状態が改善し，浮腫が軽減することで予期せぬ体重減少が起こることがある．浮腫の状況の確認を行い，生活状況や食物摂取状況，排泄状況を加味し，総合的に栄養素の不足状態を判断する必要がある．　　　　　（園井みか）

4 栄養障害：栄養素の過剰状態

> ### 内容のポイント
> - 栄養素の過剰状態は，特定の栄養素が体内に過剰に存在している状態である．
> - ①：健康食品や治療薬を介した特定の栄養素の過剰摂取，②：特定の栄養素の消費や排泄の低下，③：①と②の複合，のいずれかが原因となる．
> - 健康食品の習慣的摂取，非経口栄養管理，慢性腎不全，肝不全例では栄養素の過剰状態がないか留意する．

1. 栄養素の過剰状態

栄養素の過剰状態は，特定の栄養素が体内に過剰に存在している状態である．全体的な栄養素が過剰に蓄積されている「過栄養」と異なり，個々の栄養素の過剰状態を指す．栄養素の過剰による症状は認めない場合もある．「栄養素の摂取過剰」が摂取量に焦点を当てているのに対し，「栄養素の過剰状態」はあくまで体内での蓄積状態に焦点を当てたリハ栄養診断である（**図7-3**）．栄養素の過剰状態に陥っている患者は一定数存在している．慢性腎不全や非代償期肝硬変患者では排泄，代謝障害によって栄養素の過剰状態が起こり得る．前者では窒素，カリウム，リンなどが，後者では窒素（アンモニア）や芳香族アミノ酸などの体内蓄積量が増加する．体内蓄積量や過剰症状を早期に発見し対処することは健康保持・増進だけでなく，過剰状態により低下した身体機能や能力を回復させるための必須条件である．

2. 病因（要因）

栄養素の過剰状態に陥る要因は以下のとおりである．

（1）特定の栄養素の過剰摂取

経路（経口・経管・静脈）を問わず，ある種の栄養素を過剰

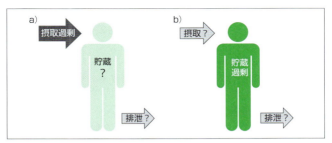

図 7-3　栄養素の摂取過剰と栄養素の過剰状態の違い
a）栄養素の摂取過剰．摂取・投与されている栄養素の量が標準的な量よりも過剰であるが、体内の貯蔵状態は問わない．
b）栄養素の過剰状態．摂取・投与されている栄養素の量は問わないが、体内の貯蔵状態が過剰である．

に摂取することで生じる．いわゆる健康食品（サプリメント）を通じて過剰摂取が生じることもある．静脈栄養管理におけるマンガン過剰投与に起因するマンガン脳症、水溶性食物繊維過剰摂取による下痢、亜鉛過剰摂取により生じた銅欠乏性貧血（注：銅の不足状態ともいえる）などである．

(2) 特定の栄養素の需要低下（消費／排泄）

特定の栄養素について摂取量は標準的であるが、消費量や排泄能力の低下に伴い、体内蓄積量が増大している状態である．糖尿病患者における糖質利用低下に伴う高血糖、C型肝硬変患者で認められる肝への鉄過剰蓄積状態、慢性腎不全患者における高カリウム血症などが該当する．

(3) (1) と (2) の複合

特定の栄養素の摂取量（投与量）が多く、かつ消費量や排泄能力の低下を伴う状態を指す．末期保存期慢性腎不全患者においてたんぱく質摂取量（投与量）が多く、血中尿素窒素上昇や尿毒症が認められている状態、慢性心不全患者においてナトリウム過剰摂取に伴い体液量および体内ナトリウム貯留量が増加している状態などが該当する．

3. 判断基準となる指標・徴候

栄養素の過剰状態は、①過剰体内の蓄積量の増加を示す指標（例：血中濃度など）が高値である、②栄養素特異的な過剰症

状の出現，のいずれか，または両方の基準によって判断できる．また，栄養素過剰状態の原因として対象者が③標準的摂取量に対する実際の摂取量過剰，④栄養素需要の低下（消費／排泄），などを評価する．③については「日本人の食事摂取基準」[15)]における耐容上限量や，各種診療ガイドラインにおける推奨摂取量が基準となる．

(1) マクロ栄養素

糖質，たんぱく質については「日本人の食事摂取基準」[15)]において耐容上限量が設定されておらず，過剰摂取による健康障害は確立されていない．糖質の過剰状態は空腹時血糖や随時血糖高値，HbA1c高値などの検査値異常として現れる．長期にこの状態が持続すれば糖尿病の発症や増悪，動脈硬化の促進，感染症の増加などの負の影響をもたらす．血糖値異常は糖質過剰以外の要因でも生じるため，水分状態（脱水など）などを併せて評価すべきである．

尿素サイクルや尿素窒素の排泄過程に障害を生じると，たんぱく質摂取過剰により中間代謝物の血中濃度増加（例：高アンモニア血症，高尿素窒素血症）や意識障害，振戦，悪心，嘔気などの過剰症状を引き起こす．先天性代謝異常症であるメープルシロップ尿症では分岐鎖α-ケト酸脱水素酵素の活性低下によりバリン，ロイシン，イソロイシンの過剰状態が生じ，中枢神経障害，代謝性アシドーシス，低血糖，発育障害や意識障害などをきたす[29)]．

(2) 水分

腎機能や心機能が正常であれば，尿は血液や糸球体濾過液よりおおよそ4倍まで濃縮できる．しかし統合失調症患者などでは濃縮能を超えて水分を摂取して水中毒となり，低ナトリウム血症，低クロール血症などを生じ，血清浸透圧の低下（通常270～280 mOsm/kg），血清電解質濃度の低下，浮腫，腹水，胸水，肺水腫などの症状をきたす．また，抗利尿ホルモン不適合分泌症候群（Syndrome of inappropriate secretion of antidiuretic hormone；SIADH）患者は抗利尿ホルモンであるバソプレシンの過剰分泌により水分排泄が低下し，水分過剰状態により低ナトリウム血症をきたす．心不全・腎不全患者においては水分とともにナトリウムが過剰状態となりやすい．

表 7-4 ビタミンの過剰症状

	代表的な過剰症状
ビタミン A	頭痛, 脳脊髄液圧上昇, 頭蓋内圧亢進, 皮膚落屑, 脱毛, 筋肉痛
ビタミン D	高カルシウム血症, 腎障害, 軟部組織の石灰化障害, 成長遅延(乳児)
ビタミン E	出血傾向
ナイアシン	消化不良, 重症下痢, 便秘, 肝機能障害, 劇症肝炎, 皮膚発赤
ビタミン B_6	感覚性ニューロパチー
葉酸	悪性貧血のマスキング, 神経障害(ビタミン B_{12} 欠乏症の増悪)

(厚生労働省)[15]

(3) ビタミン

ビタミン A, E, D, K は脂質に溶解するため, 脂溶性ビタミンとよばれている. このうちビタミン A, E, D については「日本人の食事摂取基準」[15]において許容上限摂取量が定められ, 摂取過剰により過剰状態に陥る恐れがある. ビタミン A 過剰症としては頭蓋内圧亢進, 皮膚落屑, 脱毛, 筋肉痛などが知られている. ビタミン D 過剰症には高カルシウム血症, 腎障害, 軟部組織の石灰化障害などがある. ビタミン E 過剰摂取は不明確ながらも出血傾向をきたす可能性が否定できず, ビタ

> **コラム** イシナギ肝臓によるビタミン A 過剰摂取の症例報告
>
> イシナギという魚は肝臓にビタミン A を多量に含み, この肝臓を摂取するとビタミン A 過剰症が生じる(身は美味). 1960 年に食用が禁じられたが, それ以前の 1957 年にイシナギ肝臓により食中毒に陥った症例報告をみつけた[*1]. イシナギの肝臓(約 19〜150g)を摂取した東京在住の 21 名が, まず嘔吐, 頭痛などにより発症し, その後発熱, 顔面浮腫, 皮膚剥離や落屑を認めたという. 皮膚症状が顕著で「重症者は全身に, 特に手, 足および躯幹部においては, かなり大きな面積を占め, 手足はちょうど手袋, 足袋を脱ぐ如く, 躯幹は牡丹雪の如く落屑が認められた」とある[1]. 推定ビタミン A 摂取量は実に 1,000 万 IU(330 万レチノール当量, 耐容上限摂取量の 1,200 倍!). この時点ではビタミン A 摂取過剰症と断定できなかったようであるが, このような報告の蓄積により食用禁止措置につながったのだろう. 未知の問題が発見される端緒は, つぶさな観察にあることを改めて実感した.
>
> (西岡)

[*1] 阿部 甫, 海沼 勝:イシナギの肝臓を原因食とする食中毒様疾患について. 日獣医師会誌 **10**(3):125-127, 1957.

表 7-5 ミネラルの過剰症状

	代表的な過剰症状
カルシウム	高カルシウム血症,高カルシウム尿症,軟組織の石灰化,泌尿器系結石,前立腺がん,鉄・亜鉛の吸収障害,便秘
マグネシウム	下痢
リン	腎結石,骨吸収増加？
鉄	便秘,胃腸症状（胃部不快感,下痢）,鉄沈着症
亜鉛	銅の吸収障害,貧血,汎血球減少,胃部不快感
銅	
マンガン	パーキンソン病様症状（中心静脈栄養者）
ヨウ素	甲状腺機能低下,甲状腺腫
セレン	慢性中毒：毛髪・爪の脆弱化や脱落,胃腸症状,皮疹,疲労,神経異常など 急性中毒：重症胃腸障害,神経障害,呼吸不全,心筋梗塞,腎不全
クロム	慢性間質性腎炎,横紋筋融解,肝障害？
モリブデン	高尿酸血症,痛風様症状？

注：いずれも通常の食事を摂取している場合に過剰症状が出現することは考えにくく,食品添加物,健康食品,治療薬としての大量摂取などによる報告に基づく.

(厚生労働省)[15]

ミン K については過剰症状が確認されていない（**表 7-4**）[15].

ビタミン B 群,C,ナイアシン,パントテン酸,ビオチン,葉酸は水溶性ビタミンとよばれ,余剰分は尿中に排泄されるため,一般的には過剰状態に陥る恐れは少ないとされている.しかし,ナイアシン活性を有するニコチン酸,ニコチン酸アミドの治療薬としての大量投与により,消化器合併症や肝障害を生じる.またビタミン B_6 の大量摂取により感覚性ニューロパチーが,葉酸サプリメント大量摂取により悪性貧血のマスキングや神経障害が生じることがあり,これらは過剰摂取による症状であると考えられる.

(4) ミネラル

必須微量元素のうちカルシウム,マグネシウム,リン,鉄,亜鉛,銅,マンガン,ヨウ素,セレン,クロム,モリブデンについては許容上限摂取量が定められており,過剰摂取により症状が生じる可能性がある（**表 7-5**）.ビタミン,ミネラルは通常の食事摂取を通じて過剰状態になることは考えにくく,健康食品（サプリメント）や治療薬を介しての大量摂取などが問題となる.

(西岡心大)

5 栄養素摂取の過不足：栄養素の摂取不足・栄養素摂取不足の予測

内容のポイント

- 栄養素の摂取不足は，栄養素の不足状態や欠乏状態，欠乏症状の有無にかかわらず，現時点で必要量に対し摂取不足が認められる状態である．
- 栄養素摂取不足の予測は，現時点で栄養素の摂取不足はみられないが，医学的状況，生活環境などから今後，栄養素の摂取不足が予測される状態である．
- リハ栄養診断は，日々の栄養素摂取量と要因，症状や兆候，臨床検査，食事摂取量調査，危険因子などの判断基準となる指標を総合的にみて行う．

1. 栄養素摂取の不足・栄養素摂取不足の予測

栄養素の摂取不足は，栄養素の不足状態や欠乏状態，欠乏症状の有無にかかわらず，現時点で必要量に対し栄養素の摂取不足が認められる状態である（**表7-6**）．「日本人の食事摂取基準」[15]や診療ガイドラインなどの基準がある場合はそれらを参照基準とし，測定された摂取量がそれらよりも少ない場合は栄養素の摂取不足と判断できる．診療ガイドラインが存在しない疾患に関しては，個々の栄養アセスメントに準じて算出した必要量を参照基準とする．測定された摂取量とは2〜4日間の食事摂取記録[30,31]などから算出した摂取量のことである．

栄養素摂取不足の予測は，現時点で栄養素の摂取不足はみられないが，医学的状況，生活環境などから今後，栄養素の摂取不足が予測される状態である（表7-6）．欠乏症状がみられる場合も含まれる．たとえば，欠乏症状があるために現在治療を開始している人が今後手術や検査などで欠食期間が設けられる場合などが該当する．また，現時点で摂取量は十分量と考えられるが，体内での需要と排泄の増加，吸収障害などで摂取不足に陥る可能性がある場合も該当する．栄養素の摂取不足同様，

表 7-6 栄養素の摂取不足，栄養素摂取不足の予測

大項目	小項目	定義と概念
栄養素摂取の過不足	栄養素の摂取不足	現時点で必要量に対し，栄養素の摂取不足が認められる状態 栄養素の不足状態や欠乏状態，欠乏症状の有無にかかわらない
	栄養素摂取不足の予測	摂取不足は現時点でみられないが，医学的状況，生活環境などから今後栄養素の摂取不足が予測される状態 または，現時点で摂取量は十分量と考えられるが，体内での需要と排泄の増加，吸収障害などで摂取不足に陥る可能性がある場合 欠乏症状がみられる場合も含まれる

「日本人の食事摂取基準」や各学会の基準，個々の栄養アセスメントに準じて算出した必要量と摂取量とを比較して判断する．

2. 病因（要因）

病因（要因）は主に4つ考えられる．①個人が摂取する食事摂取量に不足がある場合，②疾患・薬剤の影響で栄養素の吸収障害が生じる場合，③栄養素の需要または排泄が増加し，必要栄養量が増大する場合，④医原性で投与栄養量に問題がある場合である．

（1）個人が摂取する食事摂取量に不足がある場合

食思不振，偏った食事内容，十分な食事の準備が困難などがある．食思不振の例として挙げられるものは，上部消化管手術により物理的に胃の容量が減少したり，化学療法，放射線治療の影響により口内炎など消化管に粘膜炎が起きることで，食事摂取量が著しく低下する場合などである．偏った食事内容としては，主食・主菜・副菜を組み合わせた食事の摂取がされていない場合や，摂食嚥下機能の低下による食形態の調整が必要な場合で，食品の加熱・加工によるビタミン失活や裏ごしによる食物繊維の摂取不足などが挙げられる．Kwonら[32]の調査では，咀嚼困難を認める高齢者では咀嚼正常群と比較して，ビタミンCおよびカリウムの摂取量が有意に低く，ほとんどの栄

養素摂取量が低かった．また，フレイル高齢者においてビタミンDの習慣的摂取量がビタミンD不足・欠乏の判定指針[33]の基準値を下回っている場合なども挙げられる．十分な食事の準備が困難な場合は，身体的や精神的，経済的な理由で十分な栄養素を含む食事の準備が困難である場合[34]や，高齢夫婦2人暮らしの妻が脳梗塞後，夫が介護者であったがその夫が手術をしてADLが低下したため食事の準備が困難といった，介護環境が不十分で十分な食事の準備が困難と予測される場合が挙げられる．

（2）疾患・薬剤の影響で栄養素の吸収障害が生じる場合

疾患の影響で栄養素の吸収障害が生じる場合とは，具体的には胃の全摘出により鉄・ビタミンB_{12}やカルシウム・ビタミンDの吸収障害[35]が生じたり，小腸の大量切除で糖，アミノ酸，脂肪，ミネラル，ビタミンの吸収障害[36]が生じたりする場合が挙げられる．薬剤の影響で栄養素の吸収障害が生じる場合は亜鉛が例に挙げられる．亜鉛と錯体を形成する薬剤の服用によって吸収障害が起こることが報告[37]されている．吸収阻害薬として，循環器官用薬，催眠鎮静薬，精神神経用薬などがある．

（3）栄養素の需要または排泄が増加し，必要栄養量が増大する場合

ESPEN Expert Group[34]では，たんぱく質を健康な高齢者は少なくとも1.0〜1.2 g/kg体重/日，急性または慢性の病気のために栄養不良または栄養失調のリスクがある高齢者は1.2〜1.5 g/kg体重/日か個々人に合わせてそれ以上の量が推奨量とされている．また，褥瘡がある場合は創傷治癒のために栄養素の必要量が増大している．高エネルギーと高たんぱく質に加え，アルギニン，亜鉛，ビタミンCが強化された栄養剤を摂取することで創傷治癒がより促進されたという報告[38]や，重度の褥瘡では筋たんぱくの異化亢進のためにたんぱく質の必要量が増加する[39]との報告がある．具体的な必要栄養素の量は示されていないが，「褥瘡予防・管理ガイドライン（第4版）」[40]では，褥瘡治癒のために基礎エネルギー消費量の1.5倍以上を補給することと，必要量に見合ったたんぱく質量を補給することが勧められている．

(4) 医原性で投与栄養量に問題がある場合

治療や検査による欠食期間中に点滴からの十分な栄養素の投与がない場合や，長期間中心静脈栄養のみで栄養補給されており，脂肪，ミネラルの投与がなされていない場合，または投与はされているが基準量より少ない場合が挙げられる．経管栄養のみでの栄養投与時にもビタミン，ミネラル，食物繊維，脂肪量が少ない，または含有されていない栄養剤を使用している場合などが挙げられる．

3. 判断基準となる指標

指標として，症状や兆候，臨床検査，食事摂取量調査，危険因子がある．症状や兆候は観察で得られる客観的あるいは主観的手掛かりで，食事摂取量の低下，体重の変動（減少または増加），浮腫の増強，ドレーンやストマなどからの排液の増加，体組成の変化（脂肪量，筋肉量，水分量など），活動量の低下，精神状態の変化，下痢，嘔吐などの消化器症状，便の性状などがある．食事摂取量調査は，食事記録表，24時間思い出し法，除膳法，食物摂取頻度法，食事歴法，生体指標などがあり，入院または外来でなるべく正確な食事摂取量の把握に努める．潜在的な栄養不良の原因となる可能性のある病気や状態を判断するためには，病歴や身体検査，生化学的検査を実施し，根本的な栄養上の原因を決定し，主要な栄養上の障害を特定するために食物摂取の制限を含む栄養歴を聴取する[2]．また，生活習慣，孤独感，うつ病による必要栄養量への潜在的影響を確かめるために，社会的および心理的な背景も確認する[2]．

（上島順子）

6 栄養素摂取の過不足：栄養素の摂取過剰・栄養素摂取過剰の予測

内容のポイント

- 栄養素の摂取過剰は，栄養素の過剰状態の有無にかかわらず，現時点で摂取過剰が認められる状態である．
- 栄養素摂取過剰の予測は，現時点で栄養素の摂取過剰はみられないが，予測される医学的状況，生活環境などから栄養素摂取過剰が予測される状態を指す．
- 両者の診断は，「日本人の食事摂取基準」など適切な基準との比較，または管理栄養士による栄養評価に基づく必要栄養量と比べて過剰か否かを判断する．

1. 栄養素の摂取過剰，栄養素の過剰状態，栄養素摂取過剰の予測

栄養素の摂取過剰は，栄養素の過剰状態の有無にかかわらず，現時点で摂取過剰が認められる状態である（**表 7-7**）．一言で表すと食べ過ぎであり，高エネルギーの食事を習慣的に摂取し続けることがこれに当たる．摂取過剰か否かは，「日本人の食事摂取基準」で設定された耐容上限量以上を習慣的に摂取

表 7-7 栄養素の摂取過剰，栄養素摂取過剰の予測

大項目	小項目	定義と概念
栄養素摂取の過不足	栄養素の摂取過剰	現時点で栄養素の摂取過剰が認められる状態 いま食べ過ぎている 栄養素の過剰状態の有無にかかわらない
	栄養素摂取過剰の予測	現時点で栄養素の摂取過剰はみられないが今後摂取過剰が予測される状態 これから食べ過ぎそうである 栄養素の過剰状態の有無にかかわらない

しているかが目安になる．「日本人の食事摂取基準」では，摂取過剰による健康障害からの回避のために耐容上限量を設定している[15]．耐容上限量は健康障害をもたらすリスクがないとみなされる習慣的な摂取量の上限量で，これを超えて摂取すると潜在的な健康障害のリスクが高まる[15]．しかしながら，「日本人の食事摂取基準」では，34の栄養素のうち耐容上限量が設定されているのは16のみで，残りの18の栄養素は耐容上限量が示されていない[15]．ただし，科学的根拠が不十分であるため数値が示されていないだけで耐容上限量そのものがないわけではない点には注意が必要である．

栄養素の過剰状態は，個々の栄養素が体内に過剰に存在している状態である．単に摂取量が多いだけでなく，血中濃度が高い，過剰症状が出現しているなど過剰状態が明らかな場合を指す．毎日高エネルギーの食事を続けたことで体内に余剰エネルギーが蓄積し，体重増加や高血糖を生じることがこれに当たる．栄養素の過剰状態は，栄養素の摂取過剰と同時に生じる場合もある．また，摂取量は正常だが体内での需要と排泄低下により過剰状態に陥ることもあり，ビタミンD摂取過剰によるカルシウム・リンの骨からの流出や石灰化などが一例である．さらに，亜鉛の過剰摂取によって銅や鉄の吸収阻害を生じ，銅欠乏や鉄欠乏を惹起するなど相対的な過剰状態も存在する．

栄養素摂取過剰の予測は，栄養素の過剰状態の有無にかかわらず，栄養素の摂取過剰はみられないが，予測される医学的状況や生活環境などから，栄養素摂取過剰が予測される状態である（表7-7）．たとえば，入院前に食べ過ぎが明らかであった超肥満患者がいたとする．入院中は病院食で栄養管理されていても，自宅退院した後に再び食べ過ぎに陥る可能性が極めて高い場合がこれに当たる．

栄養素の摂取過剰と栄養素摂取過剰の予測の診断は，日本人の食事摂取基準など適切な基準との比較，または管理栄養士による栄養評価に基づく必要栄養量と比べて行うことが望ましい．

2. 病因（要因）

栄養素の摂取過剰と栄養素摂取過剰の予測に陥る要因は，主

に3つある．①患者本人が摂取する食事に問題がある，②固有の疾患を有したうえで患者本人が摂取する食事に問題がある，③医原性で投与栄養量に問題がある場合である．

患者本人が摂取する食事に問題があるとは，食べ過ぎ，極端に偏った食事，過剰なサプリメントの摂取などである．つい食べ過ぎてしまう，極端な健康志向，民間療法信仰などが栄養素の摂取過剰につながる可能性がある．また神経性大食症，過食性障害の摂食障害によって摂食量が極端に増加することもある．さらにストレスも食べ過ぎの原因になる．ストレスを受けると食事摂取量が増加し[41]，野菜や果物などを避けて高エネルギー・高脂肪の食品を選択するようになる[42]．慢性的なストレスは食欲の増加や食べ過ぎに加え[43]，食事を満腹まで食べることと関連がある[44]．

固有の疾患を有したうえで患者本人が摂取する食事に問題がある場合とは，通常なら問題とならない栄養摂取量であっても，代謝性疾患などで食事制限が必要な場合に生じる．たとえば，糖尿病性腎症3期Aで可能な限り腎機能を温存するために過剰なたんぱく質量摂取を控える必要がある患者がいたとする．腎機能に問題がなければ，たんぱく質摂取量1.2 g/理想体重/日は問題のない摂取量である．しかしながら，糖尿病性腎症3期Aの推奨たんぱく質摂取量は0.8〜1.0 g/理想体重/日であり[45]，1.2 g/理想体重/日は摂取過剰と判断される．疾患を有する患者の場合，疾病の悪化防止という観点からみた場合，栄養素の摂取過剰を生じることがある．

医原性で投与栄養量に問題がある場合とは，医療機関で不適切な栄養管理の結果，栄養素の摂取過剰と栄養素の過剰状態に陥ることである．たとえば，糖質量が多い輸液が投与された（ことで高血糖を生じた），水分量が多い経腸栄養を投与された（ことで浮腫を生じた）場合である．さらに輸液の処方が予め計画されており，その内容が日本人の食事摂取基準など適切な基準と比較して多い場合は，栄養素摂取過剰の予測が立つ．

3. 判断基準となる指標

栄養素の摂取過剰と栄養素摂取過剰の予測を判断する指標として，症状や兆候，臨床検査，食事摂取量調査，危険因子があ

る．症状や兆候は観察で得られる客観的あるいは主観的手掛かりで，臨床症状および臨床検査がある．臨床症状は，エネルギーの摂取過剰による体重・上腕周囲長・上腕三頭筋皮下脂肪厚・下腿周囲長の増加，水分の摂取過剰による浮腫の増強などを指標とする．また，微量元素の銅の摂取過剰による嘔気・嘔吐・心窩部灼熱感や，亜鉛の摂取過剰による食思不振，下痢，嘔吐，相対的な鉄・銅欠乏症状も手掛かりになる．臨床検査は，血液生化学検査で糖・脂質・アミノ酸代謝，各種ビタミンと微量元素値の上昇（もしくは低下）が評価の指標となる．

栄養素の摂取過剰と栄養素摂取過剰の予測の判断基準となる臨床症状や臨床検査値は，対象とする栄養素の摂取状況以外の影響も受けた結果であることに留意する．特に症状や兆候，血液生化学検査は，対象者や対象集団の年齢，性別，疾患や代謝異常による健康状態など二次的な増減によって変化するため，慎重な解釈が求められる．

食事摂取量調査は，栄養素の摂取過剰の原因が食べ過ぎにあると考えられた場合，入院中のカルテや外来の食事記録から得られた情報で判断する．食事量を把握する調査には，食事記録表，24時間思い出し法，除膳法，食物摂取頻度法，食事歴法，生体指標などがある．

危険因子は，栄養素の摂取過剰と栄養素摂取過剰の予測のリスクを増大させるような環境的，心理的，遺伝的などの影響がないかを評価する．患者が食べ過ぎを止めたいと願っても，自宅が小売店で容易に菓子類が手に入る環境ではないか，農作業などの労働をしていて食べないと倒れると思い込んでいないか，両親も食べ過ぎる肥満家系ではないかなどを評価する．

4．おわりに

栄養素の摂取過剰と栄養素摂取過剰の予測の定義と概念，要因，判断基準となる指標について概説した．リハ栄養診断を正確に行うことは，質の高いリハ栄養ケアプランの実施につながるものと考えられる．

〈小蔵要司〉

文献

1) Sandra B：Diagnosing Pediatric Malnutrition：Paradigm Shifts of Etiology-Related Definitions and Appraisal of the Indicators. *Nutr Clin Pract* **32**：52-67, 2017.
2) Cederholm T et al：ESPEN Guidelines on Definitions and Terminology of Clinical Nutrition. *Clin Nutr* **36**：49-64, 2017.
3) Kaiser MJ et al：Frequency of malnutrition in older Adults：a multinational perspective using the mini nutritional assessment. *J Am Geriatr Soc* **58**：1734-1738, 2010.
4) International Food Policy Research Institute. 2016. Global Nutrition Report 2016：From Promise to Impact：Ending Malnutrition by 2030. Washington, DC.
5) Mehta NM et al：Defining pediatric malnutrition：A paradigm shift toward etiology-related definitions. *J Parenter Nutr* **37**（4）：460-481, 2013.
6) Jensen GL et al：Adult starvation and disease-related malnutrition：A proposal for etiology-based diagnosis in the clinical practice setting from the international consensus guideline committee. *JParenter Enter Nutr* **34**：156-159, 2010.
7) White JV et al：Consensus statement：Academy of Nutrition and Dietetics and American Society for Parenteral and Enteral Nutrition：characteristics recommended for the identification and documentation of adult malnutrition (undernutrition). *J Parenter Enter Nutr* **36**：275-283, 2012.
8) Van Nes M-C et al：Does the Mini Nutritional Assessment predict hospitalization outcomes in older people? *Age Aging* **30**：221-226, 2001.
9) Kondrup J et al：Nutritional risk screening (NRS 2002)：a new method based on an analysis of controlledc linical trials. *Clin Nutr* **22**：321-336, 2003.
10) Scott A：Screening for malnutrition in the community：the MUST tool. Br J *Community Nurs* **13**（9）：406, 408, 410-412, 2008.
11) Detsky A et al：What is subjective global assessment of nutritional status?JPEN *J Parenter Enteral Nutr* **11**（1）：8-13, 1987.
12) Cederholm T et al：Diagnostic criteria for malnutrition - An ESPEN Consensus Statement. *Clin Nutr* **34**：335-340, 2015.
13) Tommy C et al：To create a consensus on malnutrition diagnostic criteria：A report fromthe Global Leadership Initiative on Malnutrition (GLIM) meeting at the ESPEN Congress 2016. *Clin Nutr* **36**：7-10, 2017.
14) 日本肥満学会編：肥満症診療ガイドライン 2016, ライフサイエンス出版, 2016, pxii.
15) 厚生労働省「日本人の食事摂取基準（2015年版）」策定検討会：日本人の食事摂取基準（2015年版），第一出版, 2014.
16) Examination Committee of Criteria for 'Obesity Disease' in Japan; Japan Society for the Study of Obesity. New criteria for 'obesity disease' in Japan. *Circ J* **66**（11）：987-992, 2002.
17) 田所直子：腹部超音波法による内臓脂肪型肥満の診断. 日本臨床 **61**（増6）：374-379, 2003.
18) 日本栄養アセスメント研究会身体計測基準値検討委員会：日本人の新身体計測基準値 JARD 2001. 栄養評価と治療 **19**（増）：69, 2002.
19) 若林秀隆：PT・OT・ST のためのリハビリテーション栄養－栄養ケアがリハを

変える. 医歯薬出版, 2010, p36.
20) Hiuge-Shimizu A et al：Absolute value of visceral fat area measured computed tomography scans and obesity-related cardiovascular risk factors in large-scale Japanese general population (the VACATION-J study). *Ann Med* **44**：82-92, 2012.
21) Craig CL et al：International physical activity questionnaire：12-country reliability and validity. *Med Sci Sports Exerc* **35**：1381-1395, 2003.
22) Fried LP et al：Frailty in older adults：evidence for a phenotype. *J Gerontol A Biol Sci Med Sci* **56**：146-156, 2011.
23) 一般社団法人日本内分泌学会・一般社団法人日本骨代謝学会・厚生労働省難治性疾患克服研究事業ホルモン受容機構異常に関する調査研究班：ビタミンD不足・欠乏の判定指針. 日内分泌会誌 **93**：1-10, 2017.
24) Preston AM et al：Influence of environmental tobacco smoke on vitamin C status in children. *Am J Clin Nut* **77**（1）：167-172, 2003.
25) Volpi E et al：The response of muscle protein anabolism to combined hyperaminoacidemia and glucose-induced hyperinsulinemia is impaired in the elderly. *J Clin Endocrinol Metab* **85**（12）：4481-4490, 2000.
26) Previdelli AN et al：Balance of macronutrient intake among Brazilian elderly：analysis of the National Dietary Survey 2008-2009. *Rev Bras Epidemiol* **20**（1）：70-80, 2017.
27) Marvi-Esfahani M et al：Comparison of energy consumption in different clinical forms multiple sclerosis with normal subjects (cohort study). *Mult Scler Relat Disord* **6**：97-101, 2016.
28) Levi S et al：Increased energy expenditure in Parkinson's disease. *BMJ* **301**（6763）：1256-1257, 1990.
29) 難病情報センター：メープルシロップ尿症：http://www.nanbyou.or.jp/entry/4814.（アクセス日時：2017年9月14日）
30) Holst M et al: Multi-modal intervention improved oral intake in hospitalized patients. A one year follow-up study. *Clin Nutr* **34**（2）：315–322, 2015.
31) Johnson RK: Dietary intake--how do we measure what people are really eating? *Obes Res* **10**（1）：63 S–68 S, 2002.
32) Kwon SH et al: Difference in food and nutrient intakes in Korean elderly people according to chewing difficulty: using data from the Korea National Health and Nutrition Examination Survey 2013 (6 th). *Nutr Res Pract* **11**（2）：139-146, 2017.
33) 一般社団法人日本内分泌学会・一般社団法人日本骨代謝学会・厚生労働省難治性疾患克服研究事業ホルモン受容機構異常に関する調査研究班：ビタミンD不足・欠乏の判定指針. 日内分泌会誌 **93**：1-10, 2017.
34) Deutz NE et al:Protein intake and exercise for optimal muscle function with aging：recommendations from the ESPEN Expert Group. *Clin Nutr* **33**（6）：929-936, 2014.
35) 日本臨床外科学会ホームページ：http://www.ringe.jp/civic/igan/igan_13.html（アクセス日時：2017年5月18日）
36) 福田能啓：吸収不良症候群. 静脈経腸栄養 **27**（1）：5-17, 2012.
37) 厚生労働省：重篤副作用疾患別対応マニュアル―薬物性味覚障害, 2011, pp6-26：https://www.pmda.go.jp/files/000145452.pdf（アクセス日時：2017年5月13日）
38) Iizaka S et al: Estimation of protein requirements according to nitrogen balance

for older hospitalized adults with pressure ulcers according to wound severity in Japan. *J Am Geriatr Soc* **60**（11）：2027-2034, 2012.
39）Cereda E et al: Efficacy of a Disease-Specific Nutritional Support for Pressure Ulcer Healing: A Systematic Review and Meta-Analysis. *J Nutr Health Aging* **21**（6）：655-661, 2017.
40）日本褥瘡学会教育委員会ガイドライン改訂委員会：褥瘡予防・管理ガイドライン（第4版）．日本褥瘡学会誌 **17**（4）：487-557, 2015.
41）Dallman MF et al：Stress-induced obesity and the emotional nervous system. *Trends Endocrinol Metab* **21**（3）：159-165, 2010.
42）Zellner DA et al：Food selection changes under stress. *Physiol Behav* **87**（4）：789-793, 2006.
43）Groesz LM et al：What is eating you? Stress and the drive to eat. *Appetite* **58**（2）：717-721, 2012.
44）Nishitani N et al：Eating behavior related to obesity and job stress in male Japanese workers. *Nutrition* **25**（1）：45-50, 2009.
45）日本腎臓学会（編）：慢性腎臓病に対する食事摂取基準（成人）．慢性腎臓病に対する食事摂取基準2014年版（日本腎臓学会編），東京医学社，2014，pp1-11.

第8章 サルコペニアの摂食嚥下障害と老嚥

内容のポイント

- 加齢に伴う口腔の変化や嚥下運動の衰えのある状態をpresbyphagia（老人性嚥下機能低下, 老嚥）という.
- 全身および嚥下関連筋群のサルコペニアによる摂食嚥下障害のことをサルコペニアの摂食嚥下障害という.
- サルコペニアの摂食嚥下障害の患者は, 低栄養であることが多く, その治療にはリハ栄養管理が有用な可能性がある.

1. 老嚥とは

　加齢に伴って, 歯牙や歯茎部, 口腔粘膜, 唾液腺の変性や味覚・口腔内の感覚の鈍麻, 咀嚼や嚥下に関連する筋群の筋力低下が生じる. 老嚥とは, 加齢に伴う口腔の変化や嚥下運動の衰えを背景として現れる老人性嚥下機能低下のことでありpresbyphagia の訳語である. 加齢に伴う嚥下機能の変化は, 1990年代より報告がある. PubMed で検索可能な最も古い Presbyphagia という記述は1991年の Jahnke の抄録である[1]. 1992年には Robbins ら[2]が嚥下造影検査とマノメトリー（咽頭内に挿入して計測する圧力センサー）を用いて健常高齢者の嚥下状態を報告した. 近年では, Rofes らが, 健常者（40±2.4歳）とフレイル高齢者（81.5±1.5歳）を, 嚥下造影検査を用いて比較した[3]. この報告では, フレイル高齢者は, 健常者に比し喉頭の閉鎖および食道入口部開大時間, 舌骨の上方への最大移動時間がより遅延し, 舌圧が低かった. 加齢に伴う嚥下能力の衰えは, age-related dysphagia などと記述されることもあった. しかし, 今日では presbypahgia は, 摂食嚥下に関する困難が生じている「障害」といえる状態ではなく, dysphagia, すなわち嚥下「障害」の状態とは異なる概念であると整理された[4]. 老嚥は摂食嚥下におけるフレイルの状態である.

2. 老嚥の原因

老嚥の原因は，摂食嚥下に関する複数の因子の変化が影響していると考えられている．原因の候補としてこれまで挙げられているのは，味覚・嗅覚の鈍麻，感覚閾値低下，唾液分泌量の減少，喉頭下垂，咽頭腔の拡大，咳反射の減弱，多数歯欠損，義歯不適合，多剤服用，低栄養，嚥下関連筋群の筋力低下および筋肉量減少，姿勢の変化，結合組織の弾力の喪失，骨棘，関節炎である[4]．

3. 老嚥の評価

老嚥を評価する方法として嚥下造影検査や舌圧検査，嚥下圧検査がある[4]が各検査法の結果のカットオフ値がはっきりと示されているものは乏しい．JMS 社の舌圧計測器は，健常者の年代別の最大舌圧の標準的なデータが収集されており，計測の結果を吟味できる．また，オーラルフレイルの評価として提案されている項目が参考になる可能性がある．具体的には，介護予防基本チェックリストの口腔関連項目「13．硬いものが食べにくい」「14．ムセがある」「15．口が渇く」や多数歯の欠損の放置，食事摂取品目と量の低下，全身の筋肉量の低下，構音の歪みをみる検査であるオーラルディアドコキネシスが提案されている．また，常食を摂取しているが嚥下機能の低下を示唆する症状から嚥下機能を推測する方法として EAT-10 や聖隷式嚥下質問紙が有用な可能性がある．

4. サルコペニアの摂食嚥下障害とは

サルコペニアの摂食嚥下障害とは全身の骨格筋および嚥下関連筋群のサルコペニアにより生じる摂食嚥下障害のことである．脳血管障害や神経筋疾患，頭頸部がんなどの明らかに摂食嚥下障害を引き起こす疾患あるいは薬物の使用がないにもかかわらず摂食嚥下障害となる場合がある．このような摂食嚥下障害の原因は嚥下関連筋群のサルコペニアであると考えられている[4]．Veldee らは，1992 年に低栄養に起因する嚥下関連筋群の筋肉・筋肉量の低下により摂食嚥下障害が生じることを示唆した[5]．嚥下関連筋群のサルコペニアを摂食嚥下障害の原因と

する報告は複数あり[4]，最初に sarcopenic dysphagia という用語を用いたのは Kuroda ら[6]である．しかし，サルコペニアの摂食嚥下障害の定義や診断基準は未確立であった．

2013年の日本摂食嚥下リハ学会のシンポジウムでは，「サルコペニアの摂食嚥下障害」の診断基準案が提案された[4]．ここではサルコペニアの摂食嚥下障害を「全身の骨格筋および嚥下関連筋群のサルコペニアにより生じる摂食嚥下障害」とした．診断基準案では，全身のサルコペニアと嚥下関連筋群の筋肉量・筋力の減弱，摂食嚥下障害の原因疾患を考慮した方法が提案された．この提案は概念レベルのものであり具体的な測定方法やカットオフ値までは示されなかったが，その後，このシンポジウムのメンバーを中心としたワーキンググループが具体的な診断法を開発し検証した[7]．

5. 加齢に伴う嚥下関連筋の変性

筋線維は，タイプⅠ線維（遅筋線維）とタイプⅡ線維（速筋線維）に分けることができる．加齢による一次性のサルコペニアでは，骨格筋の速筋線維の成分が減少し，遅筋線維の成分の割合が増加する．一方，廃用性の筋萎縮では，速筋線維に優位な減少を認めた．また，筋の由来によってもサルコペニアの起こりやすさは違う可能性がある．嚥下関連筋群も加齢によって遅筋化する可能性があるものの，由来によってはサルコペニアが生じにくい可能性のある筋も存在する．このため，一口に嚥下関連筋群といっても筋の「リモデリング」は一様でない可能性があり，今後の研究が待たれる．

嚥下関連筋群の筋肉量に関しては，CT や MR，超音波診断装置を用いた研究が報告されている．Feng ら[8]は健常者80名を CT で調査し，高齢者は若年者に比し頤舌骨筋の厚さが有意に減少していたと報告した．Molfenter らは健常女性60名を MRI で調査し，高齢者は若年者に比し中咽頭周囲の筋肉量が減少し，咽頭腔が拡大していたと報告した[9]．また，Tamura らは104名の高齢者を超音波診断装置で調査し，舌中央部の厚さと年齢・上腕筋面積が関連していたと報告した[10]．

嚥下関連筋群の筋力は，舌圧と開口力，咽頭圧に関して報告されている．最大舌圧，開口力においては，高齢者は若年者に

比し低下する[11-14]. また, 咽頭部の嚥下圧を計測した報告では, 若年者と高齢者に差異を認めた[15].

6. サルコペニアの摂食嚥下障害の診断

サルコペニアの摂食嚥下障害ワーキンググループは, 2013年に提案した概念を発展させ, サルコペニアの摂食嚥下障害の診断フローチャートを開発し, 信頼性と妥当性を検証した[7]. サルコペニアの摂食嚥下障害診断フローチャート (**図 8-1**) では, 対象者をサルコペニアの摂食嚥下障害の可能性が高い群, 可能性あり群, および除外群の3群に分ける. 簡便かつできるだけ非侵襲的に判断可能なようにつくられている.

フローチャートは65歳以上の高齢者で検査指示に従える者とし, まず全身のサルコペニアの有無を評価する. サルコペニアの診断の考え方は主に Asian Working Group for Sarcopenia[16]に準拠している. まず, 全身の筋力の指標としての握力と全身の機能としての歩行速度を計測する. 握力のカットオフ値は <26 kg (男性), <18 kg (女性), 歩行速度のカットオフ

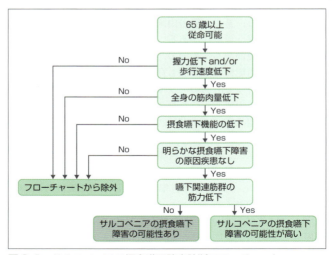

図 8-1 サルコペニアの摂食嚥下障害診断フローチャート
(Mori et al, 2017)[7]

値は≦0.8 m/s としている．握力低下あるいは歩行速度低下があればサルコペニアの疑いありとし，低下がなければ除外とする．サルコペニアの疑いのある者は次の評価に進み，全身の筋肉量を評価する．筋肉量は DXA（dual-energy X-ray absorptiometry）法，あるいは BIA（bioelectrical impedance analysis）法での評価が望ましいが，簡易的評価として下腿周囲長や BMI を用いることも可能としている．DXA 法のカットオフ値は 7.0 kg/m^2（男性），5.4 kg/m^2（女性）で，BIA 法のカットオフ値は 7.0 kg/m^2（男性），5.7 kg/m^2（女性），下腿周囲長のカットオフ値は地域在宅高齢者では <34 cm（男性），<33 cm（女性），入院高齢者では <30 cm（男性），<29 cm（女性）としている．全身の筋肉量が低下していると判断されたものは次の評価に進み，低下のない者は除外とする．次に嚥下機能評価を行い，摂食嚥下機能の低下があれば次の評価に進み，なければ除外とする．最後に嚥下関連筋群の筋力を測定する．測定には舌圧計測器を使い最大舌圧を計測する．カットオフ値は <20.0 kPa としている．嚥下関連筋群の筋力が低下していればサルコペニアの摂食嚥下障害の可能性が高いとし，低い，あるいは計測困難な場合はサルコペニアの摂食嚥下障害の可能性ありとする．

フローチャートでは嚥下関連筋群の筋肉量は測定しないが，これはできるだけ多くの場面でフローチャートを簡便に使用するためである．

> **コラム　たかが 200kcal，されど 200kcal**
>
> 筆者が栄養療法の「え」の字も知らなかったときのことである．脳梗塞発症後 2 カ月程度の重度嚥下障害の患者を担当していたときに，何気なく「痩せているな」と思い経管栄養の 200kcal 増量を提案したところ 1 カ月程度で体重が増加するとともに ADL が劇的に改善し，ある程度経口摂取可能になったことに大変驚いた．栄養療法，リハ栄養に興味をもつきっかけになった症例である．リハ栄養を学んだ今となっては当然のことだが，「たかが 200kcal，されど 200kcal」，経管栄養を 1 パック追加するかどうかを真剣に検討することがとても重要なことと思い知った症例だった．
> (森)

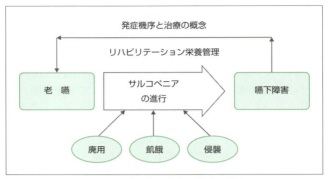

図 8-2 サルコペニアの摂食嚥下障害と治療の概念
摂食嚥下におけるフレイルといえる老嚥の状態にある者に，廃用，飢餓，侵襲といったサルコペニアを促進する因子が加わり摂食嚥下障害となると考えられている．治療には十分な栄養量と運動療法を組み合わせたリハ栄養の考え方が有用な可能性がある．

7. サルコペニアの摂食嚥下障害の発症機序

入院高齢者では，明らかな摂食嚥下障害を引き起こす疾患がないにもかかわらず摂食嚥下障害となることがある．原因の一つとしてサルコペニアの可能性が挙げられるが，すべての高齢者が摂食嚥下障害となるわけではない．老嚥の状態にある患者が，入院後にサルコペニアが進行し摂食嚥下障害となる可能性が考えられている[4]（**図 8-2**）．

また，サルコペニアの摂食嚥下障害の発症機序には，全身のサルコペニアやその促進因子である低栄養が関連している可能性がある．Maeda らは，入院時に摂食嚥下障害ではなかった患者を調査し，その後入院中に摂食嚥下障害となった患者と嚥下障害とならなかった患者を比較した[17]．この報告では，入院時の SMI（骨格筋指数），ADL，BMI は，摂食嚥下障害の独立した予測因子であると結論している．また，低栄養群は非低栄養群に比しサルコペニアの摂食嚥下障害の有症率が高かった[7]．

8. サルコペニアの摂食嚥下障害の治療

　サルコペニアの摂食嚥下障害のリスク因子としては，前述したように全身のサルコペニアや低栄養が考えられる．このため治療には，十分な栄養療法を実施しつつ運動療法を実施する必要がある．この点は全身のサルコペニアの治療と共通する点ではあるが，摂食嚥下障害があると経口摂取ですべての栄養を補給できないリスクがあるため，栄養ルートの選択を慎重に行う必要がある．入院患者の治療においては，早期離床・早期経口摂取が有用な可能性がある．Maedaらは誤嚥性肺炎で入院した患者に絶食期間が生じると，治療が長引き嚥下機能が低下したと報告した[18]．サルコペニアの摂食嚥下障害の症例報告では，いずれも積極的な栄養管理の成果を報告している[19-21]．投与する栄養内容は，サルコペニアを考慮し分岐鎖アミノ酸（BCAA），特にロイシン高濃度含有食品が有用な可能性がある．嚥下関連筋群のサルコペニアに対するトレーニング方法の報告は乏しいが，舌および舌骨上筋群を対象とした頭部挙上訓練や嚥下おでこ体操，舌の抵抗運動が有用な可能性がある．

9. サルコペニアの摂食嚥下障害の展望

　サルコペニアの摂食嚥下障害診断フローチャートでは，嚥下関連筋群の筋肉量を計測していないが，簡便な嚥下関連筋群の筋肉量の評価方法として超音波診断装置を用いた方法が有望である．また，嚥下関連筋群の筋肉量はMRIやCT，超音波診断装置で計測可能であるが高齢者の標準的なデータが不足しており，これらのデータの収集と分析が今後の課題である．サルコペニアの摂食嚥下障害は，80歳代や90歳代の高齢者に生じやすいと思われるが，これらの年代の標準的データも収集と解析が必要である．治療方法に関しては，詳細な検討は症例報告のみであり，投与栄養量や栄養内容に関する研究，運動負荷の質と量に関しても今後の検討課題である．

　　　　　　　　　　　　　　　　　　　　　　　　（森　隆志）

文献

1) Jahnke V : Dysphagia in the erderly. *HNO* **39** (11) 442-444, 1991.
2) Robbins J et al: Oropharyngeal swallowing in normal adults of different ages. Gastroenterology **103** (3) : 823-829, 1992.

3) Rofes L et al: Pathophysiology of oropharyngeal dysphagia in the frail elderly. *Neurogastroenterol Motil* **22**：851-858, e230, 2010.
4) Wakabayashi H: Presbyphagia and Sarcopenic Dysphagia：Association between Aging, Sarcopenia, and Degulution Disorders. *J Frailty Aging* **3**：97-103, 2014.
5) Veldee MS, Peth LD：Can protein-calorie malnutrition cause dysphagia?. *Dysphagia* **7**（2）：86-101, 1992.
6) Kuroda Y, Kuroda R: Relationship between thinness and swallowing function in Japanese older adults: implications for sarcopenic dysphagia. *J Am Geriatr Soc* **60**：1785-1786, 2012.
7) Mori T et al: Development, reliability, and validity of a diagnostic algorithm for sarcopenic dysphagia. *JCSM Clinical Reports* **2**（2）：1-10. 2017.
8) Feng X et al：Aging-related geniohyoid muscle atrophy is related to aspiration status in healthy older adults. *J Gerontol A Biol Sci Med Sci* **68**：853-860, 2012.
9) Molfenter SM et al：Age-Related Changes in Pharyngeal Lumen Size: A Retrospective MRI Analysis. *Dysphagia* **30**：321-327, 2015.
10) Tamura F et al：Tongue thickness relates to nutritional status in the elderly. *Dysphagia* **27**：556-561, 2012.
11) Utanohara Y et al：Standard values of maximum tongue pressure taken using newly developed disposable tongue pressure measurement device. *Dysphagia* **23**：286-290, 2008.
12) Butler SG et al：The relationship of aspiration status with tongue and handgrip strength in healthy older adults. *J Gerontol A Biol Sci Med Sci* **66**：452-458, 2011.
13) Robbins J et al：Age-Related Differences in Pressures Generated During Isometric Presses and Swallows by Healthy Adults. *Dysphagia* **31**：90-96, 2016.
14) Machida N et al：Effects of aging and sarcopenia on tongue pressure and jaw-opening force. *Geriatr Gerontol Int* **17**：295-301, 2017.
15) 兵頭政光：加齢に伴う嚥下様式の変化．耳鼻展望 **52**：282-288, 2009.
16) Chen LK et al：Sarcopenia in Asia: consensus report of the Asian Working Group for Sarcopenia. *J Am Med Dir Assoc* **15**：95-101, 2014.
17) Maeda K et al：Decreased Skeletal Muscle Mass and Risk Factors of Sarcopenic Dysphagia: A Prospective Observational Cohort Study. *J Gerontol A Biol Sci Med Sci* **72**：1290-1294, 2017.
18) Maeda K et al：Tentative nil per os leads to poor outcomes in older adults with aspiration pneumonia. *J Clin Nutr* **35**（5）：1147-1152, 2016.
19) Maeda, Akagi J：Treatment of Sarcopenic Dysphagia with Rehabilitation and Nutritional Support: A Comprehensive Approach. *J Acad Nutr Diet* **116**：573-577, 2016.
20) Wakabayashi H, Uwano R：Rehabilitation Nutrition for Possible Sarcopenic Dysphagia After Lung Cancer Surgery：A Case Report. *Am J Phys Med Rehabil* **95**：e84-89, 2016.
21) Hashida N et al：Rehabilitation and nutritional support for sarcopenic dysphagia and tongue atrophy after glossectomy：A case report. *Nutrition* **35**：128-131, 2017.

第9章 口腔とリハビリテーション栄養

内容のポイント

- オーラルフレイルとは軽度な口腔機能低下状態で,フレイルの早期発見や重症化予防に役立つと考えられている.
- 平成30年度診療報酬改定で口腔機能低下症の診断と指導が口腔機能管理加算(100点)として新設され,7項目による診断方法が示された.
- 摂食嚥下障害に至る前段階のオーラルフレイルや口腔機能低下症を早期に発見して適切に対応することが介護予防につながる.

1. リハビリテーション栄養とオーラルフレイル,口腔機能低下症

　経口栄養での栄養改善において咀嚼嚥下機能の改善維持は基本的かつ必要要件であり,大きな影響を及ぼしている症例も少なくない.また,口腔保清は口腔細菌群による感染症の予防に重要な役割を果たしていることは広く知られている.一方,最近になって高齢者の介護予防のキーワードとしてフレイルという概念や,フレイルの進行予防を図るためのキーワードとしてのオーラルフレイルという口腔に関連する概念も提唱された[1].また,摂食嚥下障害の前段階としての口腔機能低下症という概念も提唱される[2]など,2016年にICD-10に収載されたサルコペニアとともに,さまざまな新しい言葉や概念が次々と提唱されている.

　高齢者の多くはフレイルの状態から機能障害をきたし,要介護状態へと移行して死を迎える.このフレイルの早期発見や重症化予防に役立つと考えられるオーラルフレイルという概念を理解しておくことは非常に有用であると考えられる.また,フレイルの身体的表現型の一つとも考えられるサルコペニアは,高齢者の障害・転倒・入院・死亡という負のアウトカムの発生率が高くなる[3].このサルコペニアによって引き起こされた筋

の減弱は，摂食嚥下障害を引き起こすことにもつながり，低栄養状態を惹起，悪化させ，さらにサルコペニアを進行させるという悪循環を形成することになる．この悪循環を断ち切るためには栄養の入り口であり，摂食嚥下障害と直結する口腔にアプローチすることが必要である．また平成30年度診療報酬改定では口腔機能管理加算（100点）が新設され，専門的治療を必要とする摂食嚥下障害の前段階としての口腔機能低下症についての診療報酬が認められた．いずれにおいても早期からその治療や予防にリハ栄養という考え方を応用することが効果的であると考えられる[3]．

本章ではフレイルやサルコペニアとの相互の関連も含めて，口腔に関する新しい概念としてのオーラルフレイルと口腔機能低下症について整理する．

2. フレイルとオーラルフレイル

フレイルは身体的，精神的，社会的な複合的機能低下をきたしている高齢者のなかに存在すると考えられる（**図9-1**）．また「食環境の悪化から始まる筋肉減少を経て最終的に生活機能障害に至る構造の研究」などから考案された「栄養（食／歯科口腔）からみた虚弱型フロー（案）」で示された概念図（**図9-2**）[1]において，社会性／心のフレイル期，栄養面のフレイル期，身体面のフレイル期，重度フレイル期の4つの段階に分けてその重症化のプロセスが説明されている．第2段階の栄養面のフレイル期にみられる滑舌低下，食べこぼしがある，わずかなむせがある，噛めない食品が増えてきたなどの軽度な口腔機能低下状態がみられることをオーラルフレイルとしている．そしてこのオーラルフレイルに対して予防や早期介入することが，フレイルの重症化予防に効果的であり，要介護状態に移行することを防ぐことにつながると同時に健康な状態へ戻すためには非常に重要な視点であるとされている[4]．

3. オーラルフレイルの評価方法

オーラルフレイルについてはいまだその概念も明確ではなく，評価方法や対応についても確定したものはない．しかし，口腔に関する6項目の評価値のうち，3項目以上該当すると身

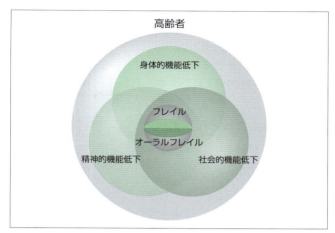

図9-1 フレイル，オーラルフレイルの関係図

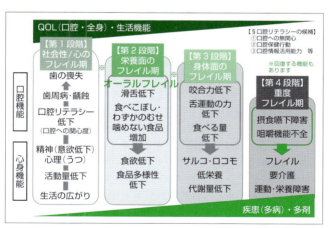

図9-2 栄養（食/歯科口腔）からみた虚弱型フロー（案）
（国立長寿医療研究センター）[1]

体的フレイル，サルコペニア，機能障害に陥りやすく，これをオーラルフレイルとするという報告がある[5].

①天然歯数（20歯未満）
②咀嚼能力（咀嚼チェックガムの色彩色差計での測定値が男

性14.2, 女性10.8未満)
③オーラルディアドコキネシス"ta"音(男性5.2回／秒, 女性5.4回／秒未満)
④最大舌圧(男性27.4 kPa, 女性26.5 kPa未満)
⑤硬い食品の咀嚼の主観的困難さ(はい)
⑥お茶やスープを飲むときの嚥下の主観的困難さ(はい)

4. オーラルフレイルへの対応

介護予防で実施される口腔機能向上プログラムを基本とし，口腔清掃，唾液腺マッサージ，咀嚼嚥下機能や発音・発声，呼吸に関する訓練，食事姿勢や食環境についての指導などを行う．また，口腔環境および口腔機能の改善維持のみならず，適切な運動を継続して行い，栄養状態の改善維持などを総合的に実施することが重要であると考えられ，対応方法とその効果が検討されている．

5. 口腔機能低下症

一方，日本老年歯科医学会は口腔機能の低下に対する介入を要する患者に対して，的確な歯科的介入を実施するための病名を提案すべく，「口腔機能低下症」について議論を重ねてきた．この仮説概念図(**図9-3**)[2]にはオーラルフレイルが含まれており，全体を円柱が収束しながら落ち込んでいくような図で表現している．いわば「健康」と専門的な治療が必要な「口腔機能障害」に至るまでの経過を「オーラルフレイル」と「口腔機能低下症」に分けて，それぞれのレベル，つまり1番目の円柱にはポピュレーションアプローチでの対応，2番目の円柱「オーラルフレイル」には地域保健事業や介護予防事業による対応，3番目の円柱「口腔機能低下症」には知識を有する一般の歯科診療所での対応，4番目の円柱の「口腔機能障害」にはスキルを有する医療職による専門的な対応という目安を設定している[2]．

6. 口腔機能低下症の診断基準

平成30年度の診療報酬改定で，口腔機能低下症への対応に相当すると考えられる「歯科疾患管理料 口腔機能管理加算」

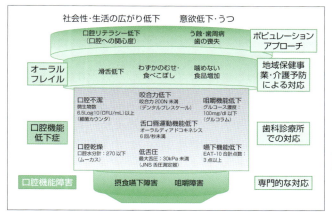

図 9-3 仮説概念図 (一般社団法人日本老年歯科医学会学術委員会, 2016)[2]

が新設された.

[算定要件]

口腔機能の低下をきたしている患者に対して, 口腔機能の回復または維持を目的として, 当該患者またはその家族の同意を得て, 当該患者の口腔機能評価に基づく管理計画を作成し, 療養上必要な指導を行った場合は, 口腔機能管理加算として100点を所定点数に加算する.

[対象患者]

老化などにより, 次に示す口腔機能の低下を示す症状が3項目以上みられる患者のうち, 咀嚼機能低下もしくは咬合力低下および低舌圧が認められる者.

具体的な口腔の状態と診断方法については例示がないが, 参考として検討されている方法と基準値[2]などについて記載する.

口腔機能の低下を示す症状と評価方法

①口腔不潔:舌苔の付着程度

異常に増殖した口腔内微生物によって感染症リスクが増大した状態である. 視診によって Tongue Coating Index (TCI) を用いて舌苔付着度計測を行う.

・診断基準　TCI が 50% 以上

②口腔乾燥:口腔粘膜浸潤度または唾液量

口腔内に唾液由来の水分が不足することにより,構音機能や咀嚼嚥下機能障害,自浄性低下などさまざまな障害が惹起される状態である.

粘膜浸潤度は口腔水分計(ムーカス,ライフ社製)で計測する.唾液量はガーゼを用いたサクソンテストを用いる.

・診断基準　口腔水分計測定値　27.0 未満
　　　　　　サクソンテスト　2 g/2 分以下

③咬合力低下:咬合力検査(感圧シートを用いるもの)

咬合力が低下した状態であり,咀嚼能力,残存歯数,咬合支持,筋力低下と関連する.

感圧シート(デンタルプレスケール,ジーシー社製)と分析装置(オクルーザー,ジーシー社製)を用いて計測する.

・診断基準　咬合力が全歯列で 200 N 未満

コラム　オーラルフレイルと口腔機能低下症

身体的,精神的,社会的な虚弱状態であるフレイルは,早期発見をして介護予防の一つとするため地域保健事業などでの対応が求められている.一方,日常生活のなかで観察できる軽微な口腔機能低下をフレイルの第 2 段階と考え,早期介入の目安として口腔に対して適切なアプローチをすることがフレイルの重症化予防に効果的であるとされている.さらに口腔機能低下がより進行したが摂食嚥下障害には至っていない状況の患者に対し,口腔機能低下症(100 点)という病名で歯科医院での指導を行うことが,平成 30 年度診療報酬改定で可能となった.

しかし,オーラルフレイルと口腔機能低下症は同じ口腔からの視点ではあるが,目的が前者はフレイルの予防であり,これに対し後者は摂食嚥下障害の予防となり異なる.また,概念境界の幅が広く,効果的な対応方法や治療,指導方法が明らかになっているとは言い難いのが現状であろう.ただ共通して言えることは,口腔機能低下を放置することはさまざまなトラブルに結びつき,QOL や ADL を著しく低下させてしまうことにつながる.機能低下してからではなく,健常な頃から積極的に口腔へアプローチすることを広めることこそ大切なのである.

(藤本)

④舌口唇運動機能低下：オーラルディアドコキネシス

全身疾患や加齢変化により舌口唇の速度や巧緻性などの運動機能が低下し，摂食行動，栄養，生活機能およびQOLなどに影響を及ぼす可能性がある状態．

5秒間で /pa/，/ta/，/ka/ を繰り返し発声させるオーラルディアドコキネシスで計測する．

・診断基準　1秒当たり6回未満

⑤低舌圧：舌圧検査

舌と口蓋や食物との間に発生する圧力が低下した状態であり，咀嚼嚥下機能に影響を及ぼす可能性がある．

舌圧測定器（JMS舌圧測定器，JMS社製）を用いて最大舌圧を計測する．

・診断基準　最大舌圧が30 kPa未満

⑥咀嚼機能低下：咀嚼能力検査（グルコース含有グミゼリー咀嚼時のグルコース溶出量を測定するもの）

食べこぼしや嚥下時のむせ，噛めない食品の増加という状況がさらに悪化し，低栄養，代謝量低下を起こすことが危惧される状態．

2 gグミゼリー（グルコラム，ジーシー社製）を用い咀嚼能力検査システム（グルコセンサーGS-Ⅱ，ジーシー社製）で測定する．

・診断基準　グルコース濃度100 mL/dL未満

⑦嚥下機能低下：嚥下スクリーニング検査（The 10-item Eating Assessment Tool, EAT-10）または自記式質問票（聖隷式嚥下質問紙）

加齢による摂食嚥下機能低下が始まり，明らかな障害を呈する前段階での機能不全を有する状態．

嚥下スクリーニング質問紙（The 10-item Eating Assessment Tool, EAT-10または自記式質問紙「聖隷式嚥下質問紙」による評価を行う．

・評価基準　EAT-10　合計点数が3点以上
　　　　　　聖隷式嚥下質問紙　A項目が3つ以上

（藤本篤士）

文献

1) 国立長寿医療研究センター：平成 25 年度 老人保健事業推進費等補助金 老人保健健康増進等事業「食（栄養）および口腔機能に着目した加齢症候群の概念の確立と介護予防（虚弱化予防）から要介護状態に至る口腔ケアの包括的対策の構築に関する研究」報告書（平成 26 年 3 月）．
2) 一般社団法人日本老年歯科医学会 学術委員会：高齢期における口腔機能低下―学会見解論文 2016 年度版．老年歯医 **31**（2）：81-99，2016．
3) 前田圭介：歯科医が知っておきたい低栄養の診かたとその対応．老年歯医 **32**（3）：317-322，2017．
4) 飯島勝也（主任研究者）：平成 26 年度老人保健事業推進費等補助金 老人保健健康増進等事業「食（栄養）および口腔機能に着目した加齢症候群の概念の確立と介護予防（虚弱化予防）から要介護状態に至る口腔機能支援等の包括的対策の構築および検証を目的とした調査研究」事業実施報告書（平成 27 年 3 月）．
5) Tanaka T et al：Oral Frailty as a Risk Factor for Physical Frailty and Mortality in Community-Dwelling Elderly. *J Gerontol A Biol Sci Med Sci* doi：10.1093/gerona/glx225, 2017.

第10章 リハビリテーション薬剤

内容のポイント

- リハ薬剤とは,フレイル高齢者や障害者の機能・活動・参加,QOL を最大限高める「リハからみた薬剤」や「薬剤からみたリハ」である.
- リハからみた薬剤とは,ICF による機能,活動,参加の評価およびリハでの訓練内容を考慮した薬物治療を行うことである.
- 薬剤からみたリハとは,薬物治療の内容を考慮したリハを行うことであり,薬剤師が今まで以上にリハに関与することが重要である.

1. はじめに:リハビリテーション薬剤とは

リハ薬剤とは,リハ栄養の薬剤版である.つまり,フレイル高齢者や障害者の機能・活動・参加,QOL を最大限高める「リハからみた薬剤」や「薬剤からみたリハ」といえる.フレイル高齢者や障害者では,疾患や機能障害に対する薬剤を使用していることが多い.しかし,多剤投与のために機能・活動・参加,QOL が低下していることがある.実際,アジア太平洋のフレイル診療ガイドライン[1]では,不適切や不必要な薬剤を減量・中止することで多剤投与に対処することが,強く推奨されている.回復期リハ病棟に入院中の慢性腎臓病(CKD)のある脳卒中患者の 33% に 6 剤以上の多剤投与を認め,多剤投与群では FIM 効率が有意に低かった[2].また,回復期リハ病棟に入院中の高齢脳卒中患者で,Beers 基準による不適切薬剤(PIM)を使用している場合には,運動 FIM 利得が有意に低かった[3].また,抗精神病薬,抗うつ薬,第 1 世代抗ヒスタミン薬といった抗コリン作用を有する薬剤の使用は,入院時より退院時で有意に増加した[3].以上より,リハの視点で薬剤治療を,薬剤の視点でリハを考えるリハ薬剤が重要である.

2. リハビリテーションからみた薬剤

　リハからみた薬剤とは，ICFによる機能，活動，参加の評価およびリハでの訓練内容を考慮した薬物治療を行うことである．リハからみた栄養管理の薬剤版といえる．機能障害に対する薬物治療や，薬剤の副作用で機能障害，活動制限，参加制約を認める場合に使用薬剤を調整することは，リハからみた薬剤である．主に薬剤師，医師が担当する領域となる．

　機能障害に対する薬物治療は，当然のように行われている．たとえば，排尿機能障害，排便機能障害，呼吸機能障害，心臓機能障害，認知症（高次脳機能障害），睡眠機能障害，痛み，皮膚機能障害（褥瘡など），痙縮で必要な場合には，薬物治療を行う．摂食嚥下障害で薬物治療が必要な高血圧症を認める場合には，ACE阻害剤を積極的に選択する．重度サルコペニアに対して，副作用に留意しながら数カ月の期間限定でテストステロンを検討する．肥満で食事療法と運動療法のみでの減量が困難な場合には，薬物治療を検討する．

　一方，これらの薬物治療の副作用で機能障害がむしろ悪化することもある．特に覚醒や意識の状態に副作用を生じると，高次脳機能障害や摂食嚥下障害などが悪化するだけでなく，十分な機能訓練を行うことが困難になる．薬剤の副作用のために十分な機能訓練を行えずに，機能・活動・参加を改善できない事態は避けるべきである．

　日本老年医学会では，「高齢者の安全な薬物療法ガイドライン2015」を作成している[4]．そのなかに，特に慎重な投与を要する薬物のリストがあり（**表10-1**），75歳以上の高齢者および75歳未満でもフレイル，あるいは要介護状態の高齢者を主な対象としている．つまり，リハを要するすべての高齢者が対象である．これらの薬物の多くは，認知機能を低下させる恐れがあり，減量，中止，代替薬を検討すべきである．

　一方，開始を考慮するべき薬物のリストもある（**表10-2**）．これらで病態やQOLの改善・安定が期待できる場合には，使用を検討する．重度の摂食嚥下障害で経鼻経管栄養を行っているパーキンソン病患者に，中止されていた抗パーキンソン病薬を再開すると，経口摂取に移行できることがある．炎症が著明

表 10-1 特に慎重な投与を要する薬物のリスト

・抗精神病薬	・睡眠薬	・抗うつ薬
・スルピリド	・抗パーキンソン病薬	・ステロイド
・抗血栓薬（抗血小板薬，抗凝固薬）	・ジギタリス	・利尿薬
・β遮断薬	・α遮断薬	・第一世代 H_1 受容体拮抗薬
・H_2 受容体拮抗薬	・制吐薬	・緩下薬
・糖尿病薬	・インスリン	・過活動膀胱治療薬
・非ステロイド性抗炎症薬（NSAID）		

表 10-2 開始を考慮するべき薬物のリスト

・抗パーキンソン病薬	・インフルエンザワクチン	・肺炎球菌ワクチン
・ACE 阻害薬	・アンギオテンシン受容体拮抗薬（ARB）	・スタチン
・前立腺肥大症治療薬	・関節リウマチ治療薬	

で BADL に介助を要する関節リウマチ患者に，関節リウマチ治療薬を使用すると，BADL が自立することがある．

環境因子で薬物治療を変更することは多い．たとえば，回復期リハ病棟のように薬物治療が医療費に包括されている病棟に入院中は，高額な薬剤を使用しにくい．一方，高度急性期病院と在宅では，高額な薬剤を比較的使用しやすい．環境によって使用薬剤が異なることで，機能・活動・参加，QOL に影響を与える可能性がある．

活動制限そのものに対する薬物治療はないと考える．しかし，多剤投与や副作用が生じやすい薬剤を変更，中止することで，ADL をより改善できる可能性がある．そうなれば，在宅復帰がより容易になるかもしれない．環境が変わった場合，安易に薬物治療を継続するのではなく，すべての薬物治療の必要性を見直すことが重要である．

リハ的にはできる限り，多剤内服を改善することが望ましい．しかし，たとえば高血圧症，糖尿病，脂質異常症を合併し

た脳梗塞患者の場合には，脳梗塞の再発予防目的で疾患コントロールを厳格に行うために，薬剤が多くなりやすい．安易な薬剤中止で脳梗塞の再発リスクを高めることは，避けるべきである．

3. 薬剤からみたリハビリテーション

薬剤からみたリハとは，薬物治療の内容を考慮したリハを行うことである．栄養からみたリハの薬剤版といえる．副作用のために使用薬剤を調整することは，リハからみた薬剤に含まれる．調整困難で継続使用せざるを得ない薬物治療を行っている状況下で，どのようなリハを行うかを検討することが，薬剤からみたリハである．主に薬剤師，理学療法士，作業療法士，言語聴覚士が担当する領域となる．

薬剤の副作用で機能・活動・参加，QOLの低下を認めても，疾患の治療上，やむを得ない場合も少なくない．たとえば，難治性てんかんで何種類もの抗てんかん薬を使用することで脳卒中や脳外傷患者の高次脳機能障害がより悪化しても，その状況での認知リハを行うしかない．また，統合失調症に対して精神科医が適切に抗精神病薬を使用することで薬剤性パーキンソン

コラム　リハビリテーション薬剤と医薬分業

50歳代の女性，脳性麻痺，てんかん．今まで自分で食事を摂取できたが，食事動作や摂食嚥下が困難になったため，機能評価目的で在宅リハを行った．覚醒状態がとても悪く，食事動作も摂食嚥下も困難な状況であった．また，振戦，固縮，無動を認め，パーキンソン症候群と診断した．話を聞くと，不随意運動（固縮）をてんかん発作と誤解されて，バルプロ酸ナトリウム（デパケン）を増量されてから，覚醒状態が悪くなったとのこと．明らかに薬剤副作用であるため，バルプロ酸ナトリウムを減量することにした．

在宅リハの前に，家族が調剤薬局に薬剤の副作用ではと相談したが，医師の処方なので仕方ないと言われたそうである．その調剤薬局の薬剤師は，自分の家族が同じような薬剤副作用で食事動作や摂食嚥下が困難になっても仕方ないと諦めるのであろうか．現在は医薬分業が普及してリハと薬剤も別々に行われているが，リハと薬剤はむしろ統合，連携すべきだと感じた症例である．

(若林)

症候群を認めても,パーキンソン症候群に対するリハを行うしかない.このような場合,薬剤の副作用を考慮したうえでリハゴールを設定することが必要である.薬剤を中止できれば,より機能・活動・参加,QOLを改善できるとしても,疾患の治療上,どうしても中止できない薬剤も少なくない.

使用薬剤によってリハの内容を変えることも今後,必要となる可能性がある.たとえば今後,サルコペニアに対する薬物治療は,開発が進むと予測される.現在のサルコペニアに対する治験の問題点は,薬剤で筋肉量を改善できても,筋力や身体機能を改善しにくいことである.サルコペニアの場合,薬物治療だけでは効果が不十分であり,薬物治療とリハ栄養の併用が求められる.サルコペニアに対する薬物治療で,筋力や身体機能をより改善させるためには,従来以上にエネルギー蓄積量を加味した攻めの栄養管理と運動の併用が必要かもしれない.ただし,薬物治療の副作用だけでなく攻めの栄養管理の副作用にも十分,留意して行うべきである.

4. おわりに

リハにおける薬物治療は,機能障害に対する薬物治療とほぼ同義であった.しかし,超高齢社会の日本では,薬剤の強みを活かし弱みを減らすリハ薬剤の視点で,フレイル高齢者や障害者の機能・活動・参加,QOLを最大限高めることが重要である.それには,薬剤師が今まで以上にリハに関与することが大切である.

(若林秀隆)

文献

1) Dent E et al:The Asia-Pacific Clinical Practice Guidelines for the Management of Frailty. *J Am Med Dir Assoc* **18**:564-575, 2017.
2) Kose E et al:Impact of Polypharmacy on the Rehabilitation Outcome of Japanese Stroke Patients in the Convalescent Rehabilitation Ward. *J Aging Res* **2016**:7957825, 2016.
3) Kose E et al: Role of potentially inappropriate medication use in rehabilitation outcomes for geriatric patients after strokes. *Geriatr Gerontol Int* 2017 doi:10.1111/ggi.13187.
4) 日本老年医学会,日本医療研究開発機構研究費・高齢者の薬物治療の安全性に関する研究研究班:高齢者の安全な薬物療法ガイドライン2015,メジカルビュー社,2015.

第11章 周術期のリハビリテーション栄養

内容のポイント

- 術後回復促進策ではリハ栄養は明記されてはいないが,リハと栄養はそれぞれ重点項目とされている.
- 術前栄養介入期間は2週間が目安とされているが,リハの期間はいまだ目安は示されていない.
- 周術期ではサルコペニアの併発が危険因子とされており,術前におけるプレハビリテーション(= Trimodal prehabilitation program)による介入が期待される.

1. はじめに

近年,術後回復促進を目指す周術期プロトコールとしてERAS®Societyから,消化器外科,泌尿器科および婦人科領域における臓器別の周術期プロトコール(ERAS®プロトコール)が公表された.いずれのプロトコールにおいても,リハに関して術前は生活レベルの改善が,術後には早期離床が推奨されている[1-4].わが国でも,日本外科代謝栄養学会が中心となり,上部消化管手術を対象にESSENSE(エッセンス:ESsential Strategy for Early Normalization after Surgery with patient's Excellent satisfaction)プロジェクトが展開されている[5].一方,栄養に関しては,すべてのプロトコールにおいて術前栄養状態の評価,必要に応じた栄養介入,術後には術後早期から経口摂取を原則とした栄養補給が推奨されている.しかし,周術期のリハ栄養に関する記載は,どのプロトコールにも見当たらない.本章では,周術期におけるリハと栄養に関する考え方を概説し,術後回復促進策におけるリハ栄養の可能性について追記する.

2. 術後回復促進策が目指すもの(アウトカム)

ERAS®プロトコールをはじめとした術後回復促進策においては,プロトコールを実施する3つの目標(アウトカム)として,①周術期管理における安全性の向上,②合併症の発症率低

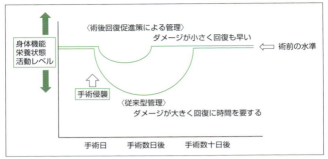

図11-1 術後回復促進策による管理と従来型管理の回復イメージ

下,③在院日数の短縮(医療費の削減)が挙げられている.また,英国の術後回復促進策であるER(enhanced recovery partnership program)では,短期的な術後回復のアウトカムとして,患者が術後早期に飲み始めること(**Dr**inking),食べ始めること(**E**ating),動き始めること(**M**obilizing)(3つの行為の頭文字をとって**DREAM**と呼称)を国家的な術後回復促進キャンペーンとして掲げている(http://cheers-dream.org/CD-home).2007年にMaessenらにより公表された消化器外科手術を対象に回復促進策の各項目において遵守率と在院日数の関係を検討した調査結果では,在院日数に影響を与える項目は術後0日目における飲水(Drinking),離床(Mobilizing)の達成および術後1日目における飲食(Eating),離床(Mobilizing)の達成(術後早期のDREAMの達成)であることが明らかにされている[6].術後回復促進策のイメージを**図11-1**に示す.術後回復促進策に基づく管理では手術による身体的なダメージが小さく,術後の回復が早まると考えられる.

3. 術後回復促進策における周術期リハビリテーションと栄養

(1) ERAS®プロトコールにおける推奨

各プロトコールにおいて,術前に全身状態の改善として禁煙・禁酒とともに全身の運動が推奨されている(科学的根拠:未,推奨レベル:強)[1-4].しかし,術前に関しては,各種プロ

トコールにおいてリハに関する具体的な記載は少ない．

術後に関しては，リハの具体的な目安が記載されている．待機的結腸切除術および膵頭十二指腸切除術のプロトコールでは，術後早期の離床が推奨されている．手術当日には2時間の，手術翌日以降は6時間の離床が推奨されている（科学的根拠：未，推奨レベル：強）．膀胱全摘術および婦人科悪性腫瘍手術のプロトコールでは，可能な限り術後24時間以内に離床を開始することが推奨されている（科学的根拠：低，推奨レベル：強）．**表11-1**に一例として開腹結腸切除術に対する術前と術後のERAS®プロトコールを示す．

（2）消化器手術における術後歩行の効果検討

各術式別のERAS®プロトコールでは，立位および歩行訓練に関しての術後に特化した運動パスは示されていない．周術期における先行研究は，Wiklundらにより，胃切除術でRoux-en-Y吻合後に歩数計を活用した運動パスが提案されている．術後1日目に1,000歩から開始し，徐々に増やし，術後7日目に4,000歩を目標に歩行を促している．しかし，運動パスが実施されていない対象群に比して，在院日数や消化管の機能回復には差が認められなかった[7]．一方，結腸切除後に歩行訓練に加えてストレッチ運動やレジスタンス運動を組み合わせた運動パスが提案されている．歩行訓練だけの対象群に比較して在院日数が短縮し（介入群：7.8（1.0）vs対象群：9.9（2.7）日），排ガスまでの期間も短縮（52（22）vs72（29）時間）した[8]．

（3）現在の周術期管理における術前リハビリテーションと栄養の考え

長期間の臥床やサルコペニアなどを有した患者に対して身体機能の回復目的に術前にリハが実施される．また，慢性閉塞性肺疾患や肺活量が低下している患者に対する術前の呼吸リハの効果も報告されている．呼吸リハに関しては，他項を参照．

①術前筋力および筋肉量低下患者の問題点

周術期において消化器がん患者では，サルコペニアと診断された場合には，予後不良と報告されている．術前に低骨格筋量と診断された消化器がん患者は，手術後合併症の発症率が高く，治療後のがん再発率が高く，生存率が低い[7,8]．特に，胃切除を受けた胃がん患者における大規模なコホート研究による

表 11-1 開腹結腸切除術の ERAS® プロトコール

術前		E	R
カウンセリング	患者はルーチンに詳細な周術期に関する情報提供を受けるべきである	弱	強
禁煙・禁酒	術前4週間以上前から禁煙/禁酒する	高/中	強
術前絶飲食期間	麻酔導入に際し，液体（clear fluids）なら2時間前まで，固形物なら6時間前まで摂取可能	高	強
炭水化物負荷	術後のインスリン抵抗性を減弱させる目的で術前炭水化物負荷（摂取）を実施する	中	強
	糖尿病患者でも治療を継続しながら術前炭水化物負荷を実施できる	特弱	弱
腸管洗浄	ルーチンな機械的腸管洗浄は（腸管の手術が計画されていても）避けるべきである	高	強
麻酔前投剤	ルーチンな麻酔前投剤の投与をやめる	高	強
血栓・塞栓予防	深部静脈血栓形成のリスクが高い症例には術中〜術後の弾性ストッキング，間欠的空気圧迫法，術後28日間の抗血栓療法	高	強
抗菌剤	執刀前30〜60分以内に投与しておく，長時間手術には追加投与が必要	高	強
皮膚消毒	クロルヘキシジンアルコールによる皮膚消毒が好ましい	高	強

術後		E	R
イレウス予防	中胸部硬膜外鎮痛の使用，腹腔鏡補助下の術式選択過剰輸液の回避，胃管の早期抜去	高	強
	チューインガムの使用	中	強
	腸管のぜん動促進の目的でマグネシウム製剤/μ受容体拮抗剤	低	弱
鎮痛	開腹手術であれば，胸部硬膜外鎮痛を使用/低量の局所麻酔剤と医療用麻薬を用いる	高/中	強
	腹腔鏡補助下の術式であれば硬膜外鎮痛を用いない	中	強
血糖管理	血糖値の上昇は術後の合併症を増加させるので高血糖は回避する	低	強
	集中治療室では，低血糖を回避しながらインスリンを使用する	中	強
	一般病棟では，厳重な管理のもとインスリンを使用して血糖管理	低	弱
栄養管理	栄養評価を行い，低栄養症例には積極的な栄養サポートを行う 早期経腸栄養やONSによるサポートを行う，通常の術後は通常食の摂取を推奨する	高	強
	免疫強化栄養は開腹結腸切除術に使用を考慮する	低	弱
腹部ドレーン	ルーチンな留置は推奨されない，離床を妨げる	高	強
尿道カテーテル	1〜2日間留置する/硬膜外鎮痛を使用していたらより速く抜去する	低	強
早期離床	長期の臥床はインスリン抵抗性の増強，肺炎発生，筋力低下を起こすので離床を推奨する	低	強

E：科学的根拠（エビデンスレベル）　R：推奨レベル

と，サルコペニアがある患者では，重症の術後合併症が発生するリスクが3倍も高い[9]．

②プレハビリテーション

超高齢社会を迎えたわが国においても，ADL制限，低栄養，サルコペニアおよびフレイルを有した患者にも手術適応が拡大されている．いまだ，科学的根拠が高い研究結果は少ないものの，術前にプレハビリテーションを実施することで術後成績を改善させる可能性が報告されている．プレハビリテーション（Prehabilitation, Preoperative rehabilitation）とは，プレとリハを組み合わせた言葉である．術前を想定した場合は，身体機能を強化することで術後の合併症予防，身体的活動性の早期自立，在院日数の短縮を目指すリハ介入と定義される．プレハビリテーションは，Trimodal prehabilitation program ともよばれ心理的サポート，栄養サポート，および運動療法の3つが包括されたプログラムから成り立っている．運動療法としては，主に持久性トレーニングとレジスタンストレーニングが行われる．過去に報告された結腸手術における術前プレハビリテーションのレジメ例を**表11-2**に示す．2014年の Santa Mina

表11-2 結腸手術における術前プレハビリテーションのレジメ例

レジメ（Trimodal prehabilitation program）	参考文献
＜手術6週間前からレジスタンストレーニング＞ 負荷強度：最大負荷量の50〜80％ セット数：2〜3セット 回数：1セットにつき8〜12回 頻度：週2〜3回 ＜手術3カ月前から有酸素運動＞ 頻度：週3回 時間：20〜45分 ※運動実施3時間前に炭水化物140g を摂取，リラクセーションも加える	Killewich LA：*J Am Coll Surg* 203（5）：735-745, 2006.
＜手術1カ月前から＞ 週3回30分の有酸素運動&週3回のレジスタンストレーニング&リラクセーション &栄養指導（運動後にたんぱく摂取 1.2 g/kg/日）	Li C et al：*Surg Endosc* 27（4）：1072-1082, 2013.
＜手術1カ月前から＞ 週3回の20分間の有酸素運動と20分間のレジスタンストレーニング&リラクセーション&栄養指導（運動1時間後にたんぱく摂取 1.0 g/kg/日）	Chen BP et al：*Support Care Cancer* 25（1）：33-40, 2017.

らの系統的レビューとメタ解析では，全身のプレハビリテーションによって，標準的なケアと比較して，術後疼痛，在院日数および身体機能が改善した[10]．がん術前のプレハビリテーションに関する系統的レビューでは，在院日数，合併症，鎮痛剤使用および死亡率といった周術期に関したアウトカムには有意差が認められなかった[11]．一方，ERAS®プロトコールにはプレハビリテーションに関する記載はない．

③術前リハビリテーション栄養の課題

術前にリハと栄養介入に与えられる期間は明確に定められていない．周術期における栄養介入に与えられた期間は，生理的な機能を回復させるには4〜7日間，体内たんぱく質の回復を目標とした場合は7〜14日間とされている．術前に化学療法を施行せず，手術を遅らせても問題なければ14日間の栄養療法が適応となると考えられている[13]．2017年に山本らにより，サルコペニアを有した胃がん患者に対して16日間（中央値）の運動療法（握力および歩行トレーニング，レジスタンストレーニング）とエネルギーおよびたんぱく質（ロイシンの代謝産物である3-Hydroxy 3-MethylButyrate）を強化した術前リハ栄養を実施した結果が報告された．その結果，握力は増加したが骨格筋量や歩行速度は増加しなかった[14]．現時点では，術前リハ栄養を実施するのに必要な期間や適切な栄養投与量などのレジメが規定されていないことが課題として挙げられる．

（4）現在の周術期管理における術後リハビリテーションと栄養の考え

術後の長期臥床により合併症が増加することが示されており[15, 16]，ERAS®プロトコールの各臓器別のプロトコールにおいても早期離床と早期経口摂取（通常食を経口的に）が推奨されている（科学的根拠：低，推奨度：強）[1-3]．術後における早期離床の効果として，身体機能や心血管機能の低下（廃用症候群）を予防すること[18]，呼吸器合併症や深部静脈血栓による合併症の発生頻度を低下させること[16]，麻痺性イレウスなどの消化機能不全を防ぐこと[17]，などが報告されている．それらの効果に加えERAS®プロトコールにおいては，早期離床の効果としてインスリン抵抗性の軽減が目的とされている．術後にインスリン抵抗性を軽減させることで，創部感染や腸管の縫

合不全の発生が抑制されることが示されている[1-3].

術後に経口摂取が十分でない（必要量の6割を摂取できていない）場合には，術後も通常食に加え不足分がoral nutritional supplement（ONS）にて補われる．安静臥床は有害で早期離床が推奨されている一方で，早期離床が臨床的アウトカム（死亡率，再入院率，在院日数など）に有用かどうかの科学的根拠は不十分である[18].

（5）術後集中治療管理が必要な大手術患者に対する術後リハビリテーション栄養の可能性

一般的な手術においては手術侵襲が軽減され，前述したようなDREAMの達成も容易になった．しかし，食道がんや膵臓がんなどの侵襲が大きく術後に集中治療管理が必要なレベルの大手術に対して術後のリハ栄養を考えるときには，大手術患者の栄養管理について理解しておく必要がある．大手術では傷害部位・感染部位の局所でサイトカインが適度に産生される．サイトカインは，組織修復・病原体排除に必要不可欠な液性因子である．サイトカインには，炎症反応を高める炎症性サイトカインに加え，過剰な炎症反応を制御する抗炎症性サイトカインが存在する．両者が適度なバランスをとって生産・分泌されるなかで，炎症反応は終息に向かう．炎症性サイトカインの優勢な時期が，全身性炎症反応症候群（systemic inflammatory re-

> **コラム　患者支援センターにおける術前プレハビリテーションの試み**
>
> 当院では，術後回復促進策を積極的に取り入れ患者支援センターにおいて術前2週間から外来にて介入を実施している．すべての待機的手術患者の2割程度で栄養不良やサルコペニアが認められ，その他の患者に比べ在院日数が約2日間延長していることが明らかにされた．栄養不良やサルコペニアに対して，可能な限りの術前栄養介入，カウンセリングおよび歩行強化を中心とした術前プレハビリテーションを推奨している．術前は介入期間が2週間程度しかないことに加え，患者の自主性に依存する在宅での栄養および運動療法が中心となるので，術後回復への寄与は未知数である．ロイシン強化栄養剤と運動療法に対してコンプライアンスが良い患者では握力の増加や骨格筋量の増加を認める例を経験している．今後，術前における適切な栄養介入と運動療法の内容と期間に関する研究を実施する予定である．（谷口）

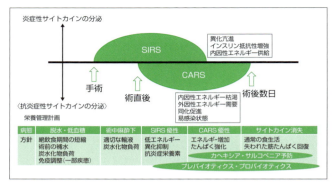

図11-2 大きな手術侵襲によるサイトカイン産生と周術期栄養管理の方針
SIRS(全身性炎症反応症候群),CARS(代償性抗炎症反応症候群).

sponse syndrome;SIRS)とよばれ,抗炎症性サイトカインが優勢な時期が,代償性抗炎症反応症候群(compensatory anti-inflammatory response syndrome;CARS)とよばれる病態を呈する(**図11-2**).SIRSが優勢な時期にリハ栄養による介入を実施することに対しては,安全性と効果に関する研究がほとんどない.現時点では,炎症反応が落ち着き栄養学的にもたんぱく同化が始まるCARSが優性となった時点で,リハ栄養の介入が可能となれば,その後の回復が期待できると考える.

4. おわりに

本章では,術後回復促進策における周術期のリハと栄養に関する考え方を概説し,リハ栄養の可能性について追記した.術後回復促進策においては,あえてリハ栄養という言葉は使用されていないものの,術前から術後を通してリハと栄養介入の考え方が積極的に取り入れられている.本章で取り上げたプレハビリテーションは,Trimodal prehabilitation program ともよばれ,まさにリハ栄養の概念と合致する.今後,周術期の領域においてもリハ栄養のレジメや効果が示され,臓器別のプロトコールに組み込まれることを望みたい. (谷口英喜)

文献

1) Gustafsson UO et al：Guidelines for perioperative care in elective colonic surgery：Enhanced Recovery After Surgery (ERAS®) Society recommendations. *Clin Nutr* **31**：783-800, 2012.
2) Lassen K et al：Guidelines for perioperative care for pancreaticoduodenectomy：Enhanced Recovery After Surgery (ERAS®) Society Recommendations. *World J Surg* **37**：240-258, 2013.
3) Cerantola Y et al：Guidelines for perioperative care after radical cystectomy for bladder cancer：Enhanced Recovery After Surgery (ERAS®) society recommendations. *Clin Nutr* **32**：879-887, 2013.
4) Nelson G et al：Guidelines for pre- and intra-operative care in gynecologic/oncology surgery：Enhanced Recovery After Surgery (ERAS®) Society recommendations — Part I. *Gynecol Oncol* **140**：313-322, 2016.
5) 宮田 剛・他：術後回復促進のためのエッセンス―日本外科代謝栄養学会 ES-SENSE プロジェクト．日手術医会誌 **35** (1)：13-17, 2014.
6) Maessen J et al：A protocol is not enough to implement an enhanced recovery programme for colorectal resection. *Br J Surg* **94**：224-231, 2007.
7) Wiklund M et al：Physical Activity in the Immediate Postoperative Phase in Patients Undergoing Roux-en-Y Gastric Bypass：a Randomized Controlled Trial. *Obes Surg* **25**：2245-2250, 2015.
8) Ahn KY et al：The effects of inpatient exercise therapy on the length of hospital stay in stages Ⅰ-Ⅲ colon cancer patients：randomized controlled trial. *Int J Colorectal Dis* **28**：643-651, 2013.
9) Zhuang C et al：Sarcopenia is an Independent Predictor of Severe Postoperative Complications and Long-Term Survival After Radical Gastrectomy for Gastric Cancer：Analysis from a Large-Scale Cohort. *Medicine (Baltimore)* **95**：e3164, 2016.
10) Santa Mina D et al：Effect of total-body prehabilitation on postoperative outcomes：a systematic review and meta-analysis. *Physiotherapy* **100**：196-207, 2014.
11) Tsimopoulou I et al：Psychological Prehabilitation Before Cancer Surgery：A Systematic . Review. *Ann Surg Oncol* **22**：4117-4123, 2015.
13) Weimann A et al：ESPEN guideline：Clinical nutrition in surgery. *Clin Nutr* **36** (3)：623-650, 2017.
14) Yamamoto K et al：Effectiveness of a preoperative exercise and nutritional support program for elderly sarcopenic patients with gastric cancer. *Gastric Cancer* **20** (5)：913-918, 2017.
15) Killewich LA：Strategies to minimize postoperative deconditioning in elderly surgical patients. *J Am Coll Surg* **203**：735-745, 2006.
16) Allen C et al：Bed rest：a potentially harmful treatment needing more careful evaluation. *Lancet* **354**：1229-1233, 1999.
17) Story SK, Chamberlain RS：A comprehensive review of evidence-based strategies to prevent and treat postoperative ileus. *Dig Surg* **26**：265-275, 2009.
18) Castelino T et al：The effect of early mobilization protocols on postoperative outcomes followingabdominal and thoracic surgery：A systematic review. *Surgery* **159**：991-1003, 2016.
19) Ostanin AA et al：Inflammatory Syndromes (SIRS, MARS, CARS) in Patients with Surgical Infection. *Russ J Immunol* **5**：289-300, 2000.

第12章 リハビリテーション栄養チーム

1 エビデンス

内容のポイント

- リハ栄養チームは，"栄養からみたリハ"と"リハからみた栄養管理"に重点を置くチームである．
- 日本リハ栄養学会会員を対象に行った調査では，リハ栄養チームの普及率は44.5%であった．
- リハ栄養チームの存在は，サルコペニア評価の頻度およびリハ栄養の実践と関連がある．

1. リハビリテーション栄養チームとは

リハ栄養チームは栄養サポートチームの一種であるが，"栄養からみたリハ"と"リハからみた栄養管理"に重点を置いている点で栄養サポートチームとは異なる．"栄養からみたリハ"とは，栄養状態・サルコペニア，ICF，栄養管理を考慮したうえで，栄養状態・サルコペニアを改善し，心身機能・身体構造・活動・参加，QOL（quality of life）を最大限高めるリハを指す[1]．"リハからみた栄養管理"は，ICFやリハを考慮したうえで，栄養状態やサルコペニアを改善し，身体構造・活動・参加，QCLを最大限高める栄養管理である[1]．リハ栄養チームは，7つの項目について多職種で議論し実践するチームである（**表12-1**）．

2. リハビリテーション栄養チームの普及率と，サルコペニア，悪液質の評価割合

日本リハ栄養学会会員677名（急性期一般病棟44.7%，回復期病棟26.0%，介護保健施設7.5%，医療施設または長期ケア施設7.4%，ホームケアサービス6.5%，訪問看護外来リハ0.9%，その他7.0%）を対象に行ったサーベイランス調査では[2]，回答者の44.5%にリハ栄養チームが存在した．また20.2%でリハ栄養ラウンド，26.1%でリハ栄養カンファレンス

● 147

表12-1 リハビリテーション栄養チームの特徴

1. 国際生活機能分類(ICF)での各項目の評価
2. 現在の栄養状態と栄養管理の評価
3. 現在の理学療法士,作業療法士,言語聴覚士の訓練内容の評価
4. 栄養状態の予後予測とゴール設定
5. リハゴールの予後予測とゴール設定
6. 多職種でリハを考慮した今後の栄養ケアプラン
7. 栄養状態を考慮した今後のリハプランの作成

が行われていた.一方,サルコペニアの評価項目である筋肉量,筋力,身体機能と悪液質を定期的に評価していたのは,それぞれ51.7%,69.7%,69.0%,17.8%であった.さらに回答者の46.7%,78.0%,78.1%が,エネルギー蓄積量,栄養からみたリハおよび栄養補助食品の使用を考慮した栄養管理を行っていた.

3. リハビリテーション栄養チームのエビデンス

前述のサーベイランス調査では[2]),リハ栄養チームがあると筋肉量,筋力,身体機能と悪液質の評価割合は,63.5%,

> **コラム　恵寿総合病院のリハビリテーション栄養チーム**
>
> 恵寿総合病院リハ栄養チームは2014年から活動を開始した.この間心がけてきたことは,常に目的を意識すること,アウトプットを継続することである.当院リハ栄養チームの目的は,「不要な体重減少を防ぐ」「体重と骨格筋量を維持(もしくは増加)し,リハの効果を高めるための身体をつくる」の2点である.チーム活動を継続すると,手段が目的化してしまうことがある(体重を測って満足してしまうなど).これを避けるため,機会があればメンバーと目的を再確認し,行う必要があることとそうでないことを選択してきた.アウトプットは主に学会発表を行った.富山と仙台で行われた学術集会では管理栄養士,看護師,理学療法士・作業療法士・言語聴覚士すべての職種が発表した.学術集会の夜,メンバー全員で過ごした楽しい夕食の時間は忘れられない.現在チームで4件の論文を執筆中である.「恵寿といえばリハ栄養,リハ栄養と言えば恵寿」を目指して頑張りたい.
>
> (小蔵)

80.7％, 82.4％, 22.9％に増加した．また，エネルギー蓄積量，栄養からみたリハおよび栄養補助食品の使用を考慮した栄養管理を行っていた割合も64.7％, 89.0％, 89.4％に増加した．所属先，勤続年数，リハ栄養ラウンドとリハ栄養カンファレンスの有無，日本リハ栄養学会主催の研修会への出席の有無の交絡要因を調整した後も，リハ栄養チームの存在は，筋肉量，筋力，身体機能の測定，エネルギー蓄積量，栄養からみたリハおよび栄養補助食品の使用を考慮した栄養管理の実施と独立して関連していた．研究デザインが横断研究であるため，因果関係について断言はできないものの，リハ栄養チームはサルコペニアの評価とリハ栄養実践の頻度を増加させる可能性がある．

4. リハビリテーション栄養チームの効果と課題

　高齢者がサルコペニアを合併すると，移動能力やQOLの低下，医療費の高騰，死亡率を上昇させるため，早期発見が重要である．リハ栄養チームは，多職種で低栄養とサルコペニアの有無と原因を評価している．また，チームのメンバーは，栄養状態，機能評価と予後予測，リハプランに関する情報を定期的に交換する．したがって，リハ栄養チームはサルコペニアの評価とリハ栄養実践の頻度を増加させると考えられる．現在，リハ栄養チームのアウトカムを示した研究は非常に少ない．今後は，リハ栄養チームと機能予後，栄養状態，QOL，死亡率との関連を明らかにする研究が必要である．　　　　　（小蔵要司）

2 リハビリテーション栄養チームのつくり方

内容のポイント

- 病院では多職種連携型,在宅では超職種型リハ栄養チームの結成が望ましい.
- 自らが ICF とリハ栄養の定義を理解し,すべての職種に伝えることが重要である.
- 一症例をアセスメントから多職種で一緒に取り組み成功体験を共有することを重ねていくことが大切である.

リハ栄養チームの存在はサルコペニア評価の頻度とリハ栄養の実践を増加させるとの報告がある[2]. しかし,リハ栄養の重要性を理解してはいるが,リハ栄養チームの結成やリハ栄養の実践につながっていない場合も少なくない.

1. 多職種とコミュニケーションをとる

患者のカルテなどより主治医の治療方針,理学療法士(PT)・作業療法士(OT)からの筋力・耐久性,言語聴覚士(ST)からの摂食嚥下,医療ソーシャルワーカー(MSW)からの退院後の方向性,歯科医師・歯科衛生士からの口腔内状況,管理栄養士からの栄養状態,看護師からの食事摂取量・消化器症状,薬剤師からの服薬状況などの情報を集め,多職種のニーズを理解することが重要である.その情報をもとに自分の職種で何ができるかを考えたうえでカンファレンスや申し送りに参加したい.カンファレンスや申し送りを見学する形で参加することからはじめ,徐々に職種によって興味のありそうなことを話しかけるとよい.たとえば,PT・OTから管理栄養士に患者からの空腹の訴えを伝えたり,看護師・管理栄養士からPT・OTに訓練内容や予後予測を質問するなど,少しずつコミュニケーションをとり,顔のみえる関係を構築することが望ましい.

2. 多職種連携型または超職種型リハ栄養チームの結成

　リハ栄養チームの主なメンバーは医師・歯科医師・PT・OT・ST・MSW・歯科衛生士・管理栄養士・看護師・薬剤師である．急性期病院には栄養サポートチーム（NST）が，回復期リハ病院にはリハチームが既存していることが多い．NSTやリハチームが既存している場合は，多職種連携型リハ栄養チームを結成しやすい．急性期病院ではNSTにPT・OT・ST・MSW・歯科衛生士・歯科医師・リハ医師が参加，回復期リハ病院ではリハチームに管理栄養士・看護師・薬剤師が参加するのがよい[3]．在宅などでNSTやリハチームがない場合は，超職種型リハ栄養チームを構築するとよい．職種の壁を超えることで職種の数が少なくても必要な領域や全体をカバーするチームとなる．超職種型リハ栄養チームの場合，リハ栄養に精通した者がチームをリードする[3]．多職種連携型，超職種型のいずれであっても，すべての職種がそろっていることが理想であるが，まずは2職種の参加であっても「リハからみた栄養管理」や「栄養からみたリハ」が実践できればリハ栄養チームといえる．

> **コラム　目の前の患者さんの改善を他職種とともに喜ぶ**
>
> 　筆者は回復期リハ病院，急性期病院の両方でのリハ栄養を経験している．両者とも，まずは患者がどのようなリハをしているのかを知るためにリハ室，リハ病棟に行くことから始めた．患者をみると次々に気がかりなことがみつかり，それについて他職種に質問をし，ディスカッションをした．実践したリハ栄養の内容は主治医に報告すると同時にカルテに詳しく記載した．そして目の前の患者がよくなっていく姿を他職種とともに喜んだ．このような経験を積み重ねて学んだことを，多くの医療従事者に伝えるために院内・院外での勉強会を開催している．そうすることで自然に仲間が集まり，リハ栄養が広がっている．気負わず仲間とともに勉強し，ともに成長することで楽しいリハ栄養チームが結成されていくことを期待する．
>
> （中原）

3. リハビリテーション栄養について学び，伝える

　リハ栄養チームをつくるためにはすべての職種がICF（国際生活機能分類），リハ栄養の定義と，互いの職種の役割を理解していることが必須である．ICFを知らなければリハに関するディスカッションができないためリハ栄養の実践が困難となる．まず，自らがICFとリハ栄養の定義を理解し，次に多職種が理解するように働きかけることが必要である．リハ栄養管理の実施は，リハ栄養研修会の参加の有無および参加回数と関連していた[4]．

　日本リハ栄養学会や同研修会に自ら参加することでリハ栄養を学習し，次に院内でのリハ栄養研修会を開催することで啓発することは効果的である．また，医師・歯科医師には論文紹介が効果的なことがある．リハ栄養を実施する際には，医師・歯科医師に報告し，内容をカルテに詳しく記載することも啓発の一つとなる．

4. 成功体験を共有する

　まず一症例をアセスメントから多職種で一緒に取り組むとよい．自分が困難と感じていることを他職種に相談し，逆に他職種が困難と感じていることの相談を受け，ともに患者にベストなリハ栄養を実践する．その実践でリハ栄養の効果が得られた場合は，患者も含め他職種と喜びをともにする．成功体験の共有は自信とやる気につながる．たとえ効果が得られなかった場合でも大切な経験であり，反省点を話し合うことで次へつながる．症例を重ね，学会発表や論文にすることでさらなる広がりが期待できる．医師・歯科医師の理解を得てリハ栄養チームをつくるためには，このように実績を形にすること，リハ栄養の効果を示すことが有効なことがある．　　　　　　　（中原さおり）

3 職種別の役割

①**管理栄養士**

内容のポイント

- 管理栄養士はリハ栄養管理(栄養アセスメント,栄養診断,栄養管理プランの立案,栄養指導)において中心的役割を担う職種である
- 管理栄養士は病院,施設,在宅におけるリハ栄養チームの構築に寄与すべきである
- 管理栄養士は栄養評価だけでなく,サルコペニアやフレイル評価を行う必要がある.

1. リハビリテーション栄養と管理栄養士

管理栄養士は,栄養士法において「傷病者に対する療養のため栄養改善上,必要な給食管理・栄養指導を行い,個人の身体状況,栄養状態等に応じた高度の専門的知識及び技術を要する」と定義されており,栄養の専門性を有した職種である.また,人々の自己決定権とインフォームド・コンセントを尊重し,科学的根拠をもとに質の高い栄養管理・指導を行う責務がある.リハ栄養における管理栄養士の主な役割は,①栄養アセスメント,②リハからみた栄養管理プランの立案,③栄養モニタリング,④栄養指導,⑤ICFに基づく生活を見据えた栄養ケアの調整,⑥給食管理(嚥下食など)などである.なかでも,低栄養の早期発見と侵襲・悪液質・飢餓への対応,不適切な栄養管理下におけるリスク管理,機能訓練内容・時間に応じた適切な栄養管理,筋力・持久力向上を視野に入れた栄養管理において重要な役割を担う.患者がどのような生活環境下で,どのような食品や調理方法で食事を摂取しているかなど病前の食習慣を聴取することは栄養管理計画に欠かせない.病態やADL・活動レベルから必要エネルギー量と消費エネルギー量

などを推定し，適切な栄養管理プランを立案することがリハ栄養介入の始点となる．また，サルコペニアやフレイルの評価はリハ職種に任せるのではなく，これらの要因となる栄養面を含めて管理栄養士が評価することが重要である．

管理栄養士は，チーム医療の中核を担う職種であると同時に，チームを統括するスキルの習得が重要となる．リハ栄養チームの構築に寄与するには，リハ栄養ケアプロセスを理解し，各職種の役割を把握することが求められる．

日本リハ栄養学会における管理栄養士の学習の場には管理栄養士部会（NST48）があり，論文執筆や抄読会など，医師および管理栄養士相互によりサポートする体制が整っている．2018（平成30）年度の診療報酬改定では，回復期リハ病棟入院基本料1の算定条件として管理栄養士が専任配置となり，リハ総合実施計画書，リハ実施計画書に担当管理栄養士と栄養関連項目を記載することが求められた．これはNishiokaら[5,6]，中原[7]の研究が基となっており，回復期リハ病棟で質の高いリハ栄養ケアを実践するために管理栄養士が貢献する責務を担っていることを意味していると思われる．

リハ栄養は，チーム医療により成り立つ概念であり，病院や施設だけでなく，在宅まで含めたアプローチが本当の意味での障害者，フレイル高齢者の減少・予防につながると考える．患者の最終目標は，病前と変わらない状態で生活を送ることである．そのためにも，各領域でリハ栄養介入を中断することなく，継続的に綱渡ししていくことが重要となる．管理栄養士はリハ栄養アセスメント・診断推論やリハ栄養診断を適切に評価する経験・能力の習得が必須であり，リハ栄養チームの構築などの役割を率先して担うことが求められる．

2. リハビリテーション栄養ケアプロセス

リハ栄養ケアプロセスでは，管理栄養士は全項目に密接にかかわる．栄養ケアプロセス[8]は管理栄養士のみで解決できる内容であるが，栄養診断におけるサルコペニア，栄養からみたリハが含まれていない．サルコペニアの判定指標である筋肉量，筋力はAND/ASPENコンセンサス[9]でも評価指標に含まれており，管理栄養士単独または多職種での評価が必要である．

ゴール設定は各職種が各々の目標を定めるのではなく，同一の目標設定を定め，多職種で定期的評価を繰り返し，アプローチすることが求められる．

　病院では，入院診療計画書で特別な栄養管理の必要性があると認められる患者に対して，医師，看護師，管理栄養士，その他医療従事者が共同して栄養管理計画を立案することが入院基本料の算定条件となっている．そのため，必然的に管理栄養士は，入院7日以内に患者の栄養アセスメント，栄養プランニングを策定し，定期的なモニタリングを行う．それはリハ栄養管理においても同様である．特に患者や利用者の食事を管理・把握すべき職種は管理栄養士であるため，リハ栄養アセスメントとリハ栄養診断（栄養障害・栄養素の過不足）では重要な役割を担っている．

3. 今後の展望

　リハ栄養における管理栄養士の役割を明確化させるためには，管理栄養士による研究論文を多く発信し，エビデンスを構築していく必要がある．また，医療や施設，在宅におけるチーム医療や多職種カンファレンスに管理栄養士が積極的に参画・発信していくことが望まれる．

（鈴木達郎）

②理学療法士

内容のポイント

- リハ栄養ケアプロセスに沿って，理学療法士は身体機能や運動能力，ADL，栄養状態を評価し，予後予測を行ってゴール設定をする．
- ゴールを達成すべく，栄養状態に合わせた運動療法や動作練習などのリハプログラムを立て，定期的にその効果を検証する．
- 運動負荷量に合わせた栄養摂取量の設定，あるいは栄養素の考慮など栄養療法を提案する．

表 12-2 リハビリテーション栄養における理学療法士のかかわり

1. 栄養障害やサルコペニアの有無を評価し,それが認められる場合,原因が何であるか仮説を立てる.
2. 筋力や筋量,運動機能の詳細かつ正確な評価をもとに,どのような介入により,どの程度の改善効果がどれくらいの期間で得られるか,予測を立てて介入プランを策定する.
3. 現在の栄養療法が,運動介入内容や日常生活活動のレベルに見合っているか再考し,活動係数を決定して必要エネルギー量を設定する.
4. 現在の運動負荷量が,栄養状態に適合しているか評価し内容を適宜修正する.栄養不良を認める場合,機能改善か機能維持か目的に合わせて運動負荷量を設定する.
5. 摂食嚥下障害の評価を行う.嚥下機能のみをみるのではなく,精神機能や姿勢保持能力,食事動作も含め摂食活動として捉える.

1. はじめに

リハ栄養は,スポーツ栄養学や運動栄養学のリハ版と考えることができ,運動機能や活動・参加レベルの改善を目的とすることから,運動療法を中心に担う理学療法士の役割は大きい.リハ栄養における理学療法士の主な役割を**表 12-2**に示す.

2. リハビリテーション栄養における理学療法士の役割

理学療法士における特性の一つに,運動機能について予後予測を立てる能力が挙げられる.理学療法士は,物理療法や徒手的な手法を併用し身体的あるいは精神的な機能や活動レベルにアプローチするが,その効果を左右するのが栄養状態である.最も有効な理学療法効果が得られる栄養状態,栄養状態の改善に適した運動負荷量,これらの設定に加え,どれくらいの介入効果が得られるのかという目標到達予測は,リハ栄養における理学療法士の重要な役割である.つまり,理学療法士の身体機能を中心とした正確な評価と根拠に基づいた介入効果の予測は,リハ栄養ケアプロセスにおけるゴール設定においても重要な要素となる[10].

また,栄養管理では栄養をどのように摂取するかは重要であり,患者の QOL の観点からも経口摂取が必須である.摂食時の不良姿勢は,疲労感や不完全な嚥下反射による誤嚥を招きや

すい．理学療法士は，安全かつ効率的な摂食嚥下機能のために安定した摂食姿勢を設定する．さらに誤嚥に対する防御機能を高めるため，呼吸筋トレーニングなど呼吸評価・訓練を行う．

3. 運動負荷量の設定

　全身状態と栄養管理の状況によって，今後の栄養状態を改善，維持，悪化のいずれかと予測する．たとえば今後の栄養状態が悪化すると予測される場合，高負荷のレジスタンストレーニングや持久性トレーニングを行うと異化作用の亢進により低栄養が助長される．その結果，筋肉量や持久力はかえって低下するため，これら高強度運動は原則として禁忌となる．この場合，機能維持を目標とした運動負荷とする．自覚的運動強度ではBorgスケール[11]で3（中等度），あるいはMETs[12]では3〜4 METsの運動強度が至適とされ，プログラム内容として関節可動域訓練，呼吸訓練，座位・立位訓練，ADL訓練，低

> **コラム　症例紹介：誤嚥性肺炎を呈した高齢患者に対するリハビリテーション栄養**
>
> 　症例：92歳，女性．誤嚥性肺炎にて入院．体重27.8kg，BMI 14.7kg/m²．5年前に大腿骨近位部骨折を契機に要介護生活（要介護4）となった．普段は車椅子にて通所サービスを利用している．今回入院すると同時に，リハと栄養療法の依頼があり，早期離床，早期栄養療法，早期摂食訓練が開始された．離床時間を増やすため，摂食時も含め車椅子座位を頻回に施行した．易疲労，痩身・円背のため座位はクッションを用いて良肢位を設定した．全身状態の安定と同時に，立位訓練やADL練習の負荷量を順次増やした．食べる意欲は高く，離床レベルに合わせて活動係数を1.3から1.5へと上げ，摂取エネルギーを増加した．2週間後，経口摂取可能となり体重は29.3kgと増加を認めた．軽介助で車椅子移乗し，トイレまで行けるようになり自宅退院した．誤嚥性肺炎は医療・介護関連肺炎（NHCAP）[*1]に多く，その発症は高齢による身体機能や嚥下機能の低下を背景とするため，リハ栄養の予防的介入の役割は大きい[*2]．　　　　　　　　　（飯田）
>
> [*1] 河野　茂：NHCAP（医療・介護関連肺炎）ガイドラインと抗菌薬使用の考え方．日老医誌 **49**：673-679, 2012.
> [*2] 医療・介護関連肺炎（NHCAP）診療ガイドライン作成委員会（編）：医療・介護関連肺炎（NHCAP）診療ガイドライン，日本呼吸器学会，2011．

強度の歩行訓練などが推奨されている[13]．中等度〜高強度のレジスタンストレーニングや持久性トレーニングの実施は，今後の栄養状態が維持あるいは改善できると予測される場合である．この基本方針をもとに，理学療法士は個別に相対的な負荷量やプログラム内容を設定する．たとえば，意識障害や疼痛，疾病，運動器障害，重複障害，超高齢，抑うつや意欲低下，倦怠感が強い患者の場合は，少量頻回，集団体操，レクリエーション，ならびに物理療法などセッティングを工夫したプログラム，運動と栄養摂取のタイミング調整などを立案する．

4. おわりに

理学療法士は，筋量・筋力，身体機能に直接的に介入し予後を改善する専門職である．正確な評価と予後予測，適切な理学療法をもって，リハ栄養ケアプロセスに積極的に参画することが期待される．
(飯田有輝)

③作業療法士

内容のポイント

- 作業療法士の役割は，個々の目標に応じた活動量とエネルギー量の提案，セルフマネジメント支援，先行期障害の評価・介入である．
- 作業療法士はリハ栄養を通して，対象者が主体的に「活動」・「参加」できるようにかかわる職種である．
- 作業療法士はリハ栄養チームにおいて多職種の専門性をつなぐ中心的存在であることが望まれる．

1. 作業療法の定義と「作業」の捉え方

作業療法士は，「理学療法士及び作業療法士法」により1965年に法制化された職種である．作業療法の定義について日本作業療法士協会は，「作業療法は，人々の健康と幸福を促進するために，医療，保健，福祉，教育，職業などの領域で行われ

る，作業に焦点を当てた治療，指導，援助である．作業とは，対象となる人々にとって目的や価値を持つ生活行為を指す」[14]と定義している．

つまり，「作業」とは，リハで行う運動や動作練習だけでなく，食事や整容，更衣，排泄，入浴といった「日常生活活動」や「家事」「就労・就学」「遊び」「休息」など，人の日常生活で行われるすべての諸活動を指す．「作業」を行う目的や意味，頻度，時間（タイミング），実施環境は一人ひとり異なり，個別性が高い．

2. 作業療法士がリハビリテーション栄養で発揮できる専門性

作業療法士がリハ栄養で発揮できる主な専門性について，**表12-3** に示す．作業療法士は，リハ栄養を通して対象者が主体的に「活動」し，「参加」の場がもてるようにかかわっていくことが求められる．

そのためには，個々のニーズを具体化し，対象者が望む生活を具体化する必要がある．作業療法士はその専門性から，身体面だけでなく，精神面にも支援ができる職種であり，対象者の価値観や，生活歴，食事歴，家族関係など，診療カルテでは把握できない多くの情報を聴取できるところが強みである．個々の活動に対する価値観が違えば，必要な活動量やエネルギー量も異なってくる．作業療法士は対象者の望む生活だけでなく，実現のために求められる活動量や必要なエネルギー量の提案ができる立場でありたい．

対象者が主体的に活動するために，作業療法士はセルフマネジメントへの支援も担う．自分の身体状況や病態を理解し，運動や食事の管理が自身で行えるか，これまでの生活習慣をどのように変容していけるか，対象者の性格や能力，家庭環境などを考慮しながら，さまざまな視点で指導や提案をすることが求められる．生活様式や住宅環境を聴取し，必要な運動量を確保したり，環境や動線を工夫することで動作が効率的に行えるように指導を行う．また，調理練習や買い物練習を通して，対象者の嗜好の把握や材料の選び方，味付けの指導などの実践的な介入ができることも作業療法士の強みであり，管理栄養士をは

表 12-3 作業療法士がリハビリテーション栄養で発揮できる専門性

1. 生活背景や食習慣，ニーズの把握
2. 身体状況やニーズに応じた活動量・エネルギー量の提案
3. 調理活動を通した在宅生活指導
   ・嗜好，材料・味付け方法を把握し，再発予防を目的とした指導
   ・耐久性に応じた環境や動線の調整（例：休憩用の椅子を設置する）
   ・耐久性に応じた配食サービスや半調理食品などの情報提供
4. 認知機能の評価と介入
   ・高次脳機能障害や認知症の症状の把握
   ・先行期障害に対する食事・食環境への支援
   ・回想法や園芸療法などを用いた精神の安定，運動の促進
5. 環境調整
   ・残存機能で行える食事動作や口腔ケア方法の指導
   ・個々の能力に合った道具や自助具の作製と提供
   ・「食べやすい」「生活しやすい」姿勢づくり

じめとした多職種との連携の場にもなる．

その他には，対象者の高次脳機能障害や認知症の症状を把握し，個々の先行期障害に対する食支援を行うこと，残存機能を活かした環境調整や道具・自助具の作製と提供，「食べやすい」「生活しやすい」姿勢づくり（シーティング），において作業療法士は専門的な役割を担える．詳細については，一般社団法人

> **コラム　調べてみよう．さまざまな動作の METs**
>
> エネルギー消費量を求める際に目安とするのがメッツ（Metabolic equivalents;METs）である．ベッドサイドリハは 1 〜 1.5METs，訓練室でのリハは 1.5 〜 6METs といわれているが，われわれが日々行っている活動はどの程度の運動強度だろうか？
>
> 国立健康・栄養研究所による改訂版「身体活動のメッツ（METs）表」[*1] をみると，スポーツ観戦（1.5METs），モップがけ（3.5METs），ガーデニング（3.8METs），家財道具を上階へ運ぶ（9METs）など，われわれの生活は多くの運動負荷の繰り返しで構成されていることがわかる．そのため，対象者が生活で担う役割や負荷量を考慮したリハ栄養介入が重要である．なかには，立って犬のシャンプーをする（3.5METs），鹿の狩猟（6METs），一輪車に乗る（5METs）など，ユニークなものもある．皆さんも自分の興味のある活動の METs を調べてみてはどうだろうか？
>
> （田中）

[*1] 国立健康栄養研究所：改訂版「身体活動のメッツ（METs）表」：http://www.nibiohn.go.jp/eiken/programs/2011 mets.pdf（2018 年 6 月 20 日アクセス）

日本作業療法士協会発刊の「作業療法士マニュアル64 栄養マネジメントと作業療法」も参照していただきたい[15].

リハ栄養の根源は，対象者の在宅生活や地域社会における「豊かな暮らし」と「居場所づくり」「その人らしい生活の実現」である．作業療法士は多職種の専門性をつなぎ，対象者が目指す生活や活動が実現できるようにチームの中心的存在であることが求められる．

(田中 舞)

④言語聴覚士

内容のポイント

- 摂食嚥下障害の患者は，低栄養のリスクがあり十分な栄養療法が必要である．
- 栄養療法の知識のある言語聴覚士には，摂食嚥下障害者の栄養摂取方法の提案者としての期待ができる．
- リハ栄養が実践可能な言語聴覚士には，摂食嚥下障害者のリハ栄養管理のコーディネーターやリハ栄養チーム活動の推進役の役割が期待できる．

1. 摂食嚥下障害と言語聴覚士

摂食嚥下障害は低栄養の原因となり，結果ともなり得る．脳卒中の患者で摂食嚥下障害がある場合は低栄養のリスクが相対的に倍に増加する[16]．また，脳卒中などの明らかな摂食嚥下障害の原因疾患がないもかかわらず，摂食嚥下機能が低下する入院高齢患者が存在する．こうした患者の摂食嚥下障害の原因の一つはサルコペニアであるといわれている[17]．サルコペニアの摂食嚥下障害のリスクの一つは低栄養[17,18]と考えられている．いずれにせよ，摂食嚥下障害者にかかわる場合は，栄養管理を十分に検討する必要がある．

言語聴覚士は，摂食嚥下リハに関する専門的な教育を受けており，摂食嚥下障害者に対するリハは，言語聴覚療法の一つの領域として位置づけられている．摂食嚥下障害の評価と訓練に

表 12-4 摂食嚥下障害者における摂食状況のレベル

何らかの問題あり	経口なし	1	嚥下訓練を行っていない
		2	食物を用いない嚥下訓練を行っている
		3	ごく少量の食物を用いた嚥下訓練を行っている
	経口と補助栄養	4	1食分未満の(楽しみレベルの)嚥下食を経口摂取しているが,代替栄養が主体
		5	1~2食の嚥下食を経口摂取しているが,代替栄養も行っている
		6	3食の嚥下食経口摂取が主体で,不足分の代替栄養を行っている
	経口のみ	7	3食の嚥下食を経口摂取している 代替栄養は行っていない
		8	特別食べにくいものを除いて3食を経口摂取している
		9	食物の制限はなく,3食を経口摂取している
正常		10	摂食嚥下障害に関する問題なし

(藤島,2013)[19]を改変

関しては,リハ栄養チームでなくとも一般的に臨床場面で期待されることが多く,言語聴覚士の臨床領域の約4割は摂食嚥下に関する領域となっている.リハ栄養チームにおいても,言語聴覚士に期待されるのは,摂食嚥下障害の評価と訓練は当然であるが,特に経口摂取に関するゴール設定と栄養ルートの提案は重要である.また,言語聴覚士は多職種にもわかりやすく摂食嚥下障害の情報を伝える必要があるが,摂食嚥下障害者の摂食状況レベルは,栄養摂取ルートを考慮した言語聴覚士以外の職種もわかりやすい評価法なので多職種のチームで提示するには優れた評価法である(**表12-4**)[19].

2. リハビリテーション栄養における言語聴覚士の役割

摂食嚥下機能を評価し得たとしても,栄養療法の知識が全くなければ具体的な栄養ルートの提案や経口摂取のゴール設定の提案は困難である.対象者に必要なエネルギーと栄養成分,水分がわからなければ,経口摂取での栄養ルートで十分なのか,あるいは経管栄養や静脈栄養をどの程度併用すべきなのかが判断できないからである.このため,摂食嚥下障害に携わる言語

聴覚士には日本静脈経腸栄養学会が認定するNST専門療法士レベルの知識が備わっていることが望ましい[20]．また，リハ栄養チームのなかで期待される具体的役割としては，摂食嚥下障害者のリハ栄養のゴールやプランの策定と実践である．この役割を果たすためには，リハ栄養について習熟しておくことが望ましい．特に，具体的なリハ栄養の実践方法であるリハ栄養ケアプロセス[21]についての知識があればチーム内で役割をスムーズに担える可能性がある．

また，誤嚥性肺炎や脳卒中の摂食嚥下障害患者の医療におけるマネジメントでは「早期離床・早期経口摂取」が重要[22,23]であり，医原性サルコペニアを防ぎつつリハ栄養管理を進めていく際には言語聴覚士のリハ栄養チームで果たす役割は重要である．また，各施設内にリハ栄養チームがない場合でも，摂食嚥下障害の臨床ではリハ栄養の知識をもち，実践可能な言語聴覚士がいれば栄養ルートや内容の提案を通じて，リハ栄養管理が推進できるよう働きかける実質的なリハ栄養のファシリテーターとしての活動も可能と思われる．

（森　隆志）

⑤看護師

内容のポイント

- リハと栄養は基本的な看護ケアの一部である．
- 看護師は医原性サルコペニアを防ぐ最大戦力である．
- 看護師は日々の看護実践のなかで意図的に情報を集め，他職種につなげるコーディネーターである．

1. リハビリテーション栄養と看護

リハと栄養は看護師にとって日々の基本的な看護ケアの一部である．「リハ」と聞くと「セラピストが行う機能訓練」を思い浮かべるかもしれない．しかし，広義にはリハは「その人が，生理学的，解剖学的な障害や環境上の制限，要望や人生設計に見合った最大限の身体的，心理的，社会的，職業，趣味および教育上の可能性を達成するのを助ける過程」を意味してい

る[24]．つまり，自立に向けた日常生活援助やケアプランの作成は看護師が行うリハである．また，多くの看護理論のなかで「栄養」や「活動（運動）」は看護の基本的アセスメントの一部として位置づけられている[25]．

リハ栄養における看護師の強みは，入院直後から看護チームで24時間切れ目なく患者の生活全般にかかわることである．看護師は輸液や経管栄養の投与，食事介助など，ベッドサイドで直接患者の栄養管理にかかわる．そのため，食事摂取量や水分出納を観察し，栄養摂取に関連した問題にいち早く気づくことができる．また，活動（リハ）の視点を意識した日常生活援助を行う．つまり，生活のリズムを整え，身体機能や病状に合わせて排泄，移動，清潔の保持など「できる能力」を維持する，または伸ばすことで，寝たきりを防ぎ早期回復を促すことができる．このように，看護師は入院直後から24時間の看護ケアを通してリハ栄養を実践することができる．

しかし，看護師がサルコペニアや低栄養のリスクを知らず，医師の指示に従って「とりあえず絶食の指示を守って水電解質輸液を投与」し，「とりあえず安静の指示により離床を開始しない」場合はどうであろう．意図してではなくても，看護ケアが医原性サルコペニアの原因となってしまう．そのため，看護師が「リハ栄養」が看護の基本的ケアの一部であることを認識し，医原性サルコペニアの予防に対して主体的にかかわることが重要である．

2. リハビリテーション栄養ケアプロセスと看護

リハ栄養ケアプロセスにおける看護師の役割を**表12-5**に示す．看護師は各ステップにおいて多職種が円滑に情報を共有し，効果的な介入につなげるためのコーディネーターとしての役割をもつ．必要な支援や専門職が不足している場合は，それを補完し柔軟に包括的なケアを提供できるのも看護師である．

看護師が患者の変化にいち早く気づき，関連職種と情報を共有することで，早期のリハ栄養介入につながる．たとえば，体重や食事摂取量は記録するだけにとどまってはならない．「食事摂取量が3食続けて全量に満たない場合は，その原因を考えるとともに食事調整について管理栄養士につなぐ」「体重が1

表 12-5 リハビリテーション栄養ケアプロセスにおける看護師の役割

リハ栄養アセスメント・診断推論	ICF や看護診断による全人的な情報収集 栄養障害,サルコペニアの初期スクリーニング 関連職種への発信,情報共有
リハ栄養診断	リハ栄養診断を看護問題にリンクする リハ栄養診断を多職種で共有する
リハ栄養ゴール設定	患者・家族のニーズや価値観,人生観をゴールに反映させる 患者・家族の意思決定を支援する
リハ栄養介入	具体的な看護計画を立案し,看護チームで共有する 輸液や経管栄養の投与,食事介助を行う 睡眠・休息,排泄,活動など日常生活援助を通して 24 時間の生活を整える 医原性疾患や合併症の予防 患者・家族への指導,ポジティブフィードバック
リハ栄養モニタリング	日常生活援助中の観察:食事摂取量,排泄,活動量,患者の意欲・活気,皮膚の状態など 定期的な評価:身体計測,ADL,栄養状態など 多職種での評価を統合する

コラム 明日からやってみよう!リハ栄養看護

リハ栄養をやってみよう!と思うとき,最も問題となっている点をみつけて,小さな変化から始めてみてはどうだろう.

- 入院時のスクリーニングで低栄養やリスクのある患者について,看護記録に記載し目に留まるようにする.
- 体重測定時には体重の変化も記載する.
- 看護計画に離床計画(例,一日〇分ベッドから離れる)を加え,患者と共有する.
- 活動が増えた場合や疲労感がある場合は栄養が不足していないか疑う.

これらの情報を管理栄養士やリハと共有するためのシステムも重要である.システムの構築が難しくても,看護カンファレンスやリハカンファレンスでリハ栄養に関する一言を添えることはできないだろうか.たとえば,「Aさん,体重が 2 kg 減っています.全量摂取できているけど,エネルギーが足りていないかもしれないので管理栄養士さんに相談してみましょう」.これを繰り返すことで,刷り込み効果を狙う.一歩ずつでも進めばリハ栄養の道ができる. (永野)

週間で5％以上の減少であれば，栄養状態の悪化が示唆されるためすぐに医師や管理栄養士へ連絡する」など，基準を設けて早期対策につなげることができる．また，病態や心身の状況から今後のリスクを予測し予防対策をとることも重要である．

日々の看護ケアこそリハ栄養につながっている．一方で，リハ栄養を知らない場合，意識していない場合は，意図せずとも患者に悪影響を及ぼし，回復を阻害してしまうこともある．看護師は患者の日常生活動作や生活の質の向上に貢献でき，さらに医原性サルコペニアの予防・改善にも寄与できる最大戦力である．病院組織や大所帯の看護チームを一度に変革することはなかなか難しい．患者にしてあげたいことはたくさんあるけれど，忙しすぎて余裕がなくジレンマも大きい．しかし，一人でも多くの看護師ができることから一つずつ丁寧に取り組んでいくことで，リハ栄養看護が拓かれていくはずである．

(永野彩乃)

⑥薬剤師

内容のポイント

- 専門性を十分に発揮できれば薬剤師はリハ栄養に大きく貢献できる職種である．
- 絶飲食時の静脈栄養はその後の経口摂取や予後に大きく関係する可能性があり，現状を確認する．
- 摂食嚥下障害を認める場合，薬剤性摂食嚥下機能障害の可能性も考慮し適切に対処しなければならない．

リハ栄養に薬剤師はいかに貢献できるのか．ここでは，リハ栄養における薬剤師の主な2つの役割について述べる．

1. 栄養は本当に足りているのか

リハ栄養の定義には予防的観点も含まれている[26]．低栄養状態の患者に対して，栄養状態の改善と効果的なリハを両立することは実際には難しい．そのため，できるだけ早期からリハ

を視野に入れた栄養管理を実施して，患者の栄養状態を維持・改善することが重要となる．

そんななか，絶飲食が必要な場合，栄養源はすべて輸液由来となる．まず選択される末梢静脈栄養（peripheral parenteral nutrition；PPN）は浸透圧の関係上栄養量を多く投与できないため，臨床ではPPN施行時に栄養量が充足されている例はほぼない．栄養状態が良好な場合はある程度の期間それで問題ないが，そうでない場合は短期間であってもさらなる栄養状態の低下につながる．

リハ実施中あるいは開始予定の場合，絶飲食中の栄養不足は当然リハにも悪影響を及ぼす．そのため，もともと栄養状態が低下している症例には，リハを視野に入れた過不足ない輸液組成（高カロリー輸液を含む）を薬剤師が積極的に提案できるかどうかが鍵となる．また，絶飲食中でなくても経口摂取だけでは必要栄養量を充足できない場合もある．その際，選択肢の一つとして薬剤師が不足分を補う適切な静脈栄養を提案できるかも重要である．

リハの効果を最大限発揮する輸液栄養管理．これがリハ栄養における薬剤師の職能の一つである．

コラム 「食べるための輸液」という考え方

昨今，やや公平性を欠く論調で胃瘻バッシングがされてきたが，本当に必要な場合には胃瘻は有用な栄養投与ルートである．特に，消化管は問題なく機能しているが食べるための体力がないような例では，一時的に胃瘻を作成して体力がつくまで経腸栄養を併用し，体力がついたら胃瘻を抜去する「食べるための胃瘻」という方法もあり，重要な選択肢の一つとなる．

胃瘻造設は侵襲も伴うため，踏み切りにくいのも事実である．そこで「食べるための輸液」という考え方はどうだろうか．これまでも経口摂取だけでは十分な栄養量が摂取できない場合には，補完的にPPNが施行されていた．ただ，その内容（輸液組成）はというとお世辞にも栄養学的に優れているとはいえないものがほとんどである．食べるための体力をつけるため，組成の優れたPPNが実施できれば「食べるための胃瘻」と同じくらい「食べるための輸液」は有用な方法だと考えられるが，いかがだろうか．

(東)

2. 服用している薬剤は問題ないのか

多くの薬剤を服用・使用している状態、いわゆるポリファーマシーは副作用などのリスクを高める[27]. 回復期リハ病棟に入院中の患者の多くは高齢であり、罹患期間も長いため、ポリファーマシーの頻度が高い. たとえば、基礎疾患に対する薬剤に加え、入院の原因となった疾患および合併症に対する薬剤、さらに入院の長期化に伴う不眠などの精神症状、皮膚症状などに対する薬剤も服用していることもある.

リハ栄養において、栄養摂取の基本は経口摂取である. 実は、抗コリン作用を有した薬剤など摂食嚥下機能に影響を及ぼす薬剤は意外と多い（**図12-1**）[28]. 回復期リハ病棟入院中で

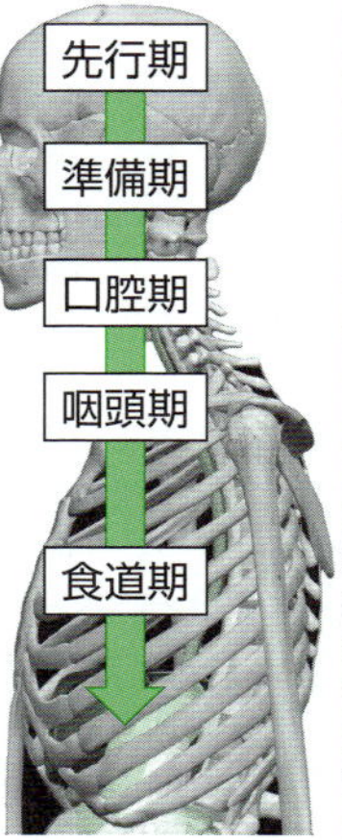

作用	起因薬剤	主に影響を受ける時期
中枢抑制作用	抗精神病薬 抗うつ薬 抗不安薬 睡眠薬 抗てんかん薬 抗ヒスタミン薬 抗コリン薬	先行期 準備期 口腔期 咽頭期
錐体外路障害	抗精神病薬 消化管運動促進薬	準備期 口腔期
口腔乾燥	抗精神病薬 抗ヒスタミン薬 抗コリン薬 その他、抗コリン作用を有する薬剤 利尿薬	準備期 口腔期 咽頭期
味覚障害	抗悪性腫瘍薬 抗菌薬 抗リウマチ薬 抗パーキンソン薬 降圧薬 口腔乾燥をきたす薬	先行期 準備期
嚥下反射低	ベンゾジアゼピン系薬剤	咽頭期
食道潰瘍	NSAIDs ビスホスホネート薬 抗悪性腫瘍薬	食道期

図12-1 摂食嚥下機能に影響を及ぼし得る薬剤（東, 2015）[28] を改変

特にポリファーマシーの患者はそのような薬剤を使用していることも多いため，それらが摂食嚥下機能に影響し，結果として経口摂取で十分な栄養量を摂取できない状況に陥っている可能性もある．

薬剤師は薬剤の必要性を十分に考慮する一方，仮に薬剤のために患者に不利益が生じていると判断される場合にはその是正に努めるべきである．特に摂食嚥下機能に影響を及ぼす薬剤の適宜漸減・中止は経口摂取量の増加につながるため，リハ栄養チームにおける薬剤師の重要な役割の一つであるといえる．

これらも含め，今後われわれ薬剤師にはリハも考慮した薬学的管理が求められる． 　　　　　　　　　　　　　　（東 敬一朗）

⑦ 医師

内容のポイント

- 医原性サルコペニアを防ぐため，活動量と栄養摂取量の確保を念頭に置いた的確な指示・処方を行う．
- 病態や全身状態の変化に応じて，栄養管理とリハの指示・処方および目標を変更する．
- 「攻めの栄養管理」と「攻めのリハ」をチームで実践するため，個々の状況に応じたリスク管理基準と対処法を明示する．

1. 活動量と栄養摂取に関する指示・処方

リハ栄養チームにおける医師の重要な役割の一つが，指示・処方を行うことである．現在の医療制度上，看護師・リハ職・管理栄養士・薬剤師はいずれも，医師の指示・処方がなければ職務を遂行することはできない．チームに所属する各職種が個々の役割を最大限に発揮するためには，症例ごとの状況に応じた医師の的確な指示・処方が求められる．入院治療においては，主治医・担当医が入院指示を行う．入院時指示には，入院した時点で始まる医療行為についての指示・処方のほか，今後

起こり得る事態に各職種が速やかに対処できるようにするための事前指示と入院生活に関連した指示も含まれる．いずれの項目においても漏れがないことが求められる．

入院中の不適切な医療やケアによって引き起こされたサルコペニアは，「医原性サルコペニア」といえる．医原性サルコペニアを引き起こす可能性がある入院時指示には，不十分な栄養管理，食事，身体拘束，ADL 制限の指示がある．点滴時や経腸栄養管理時の過剰な身体抑制，不必要な床上安静指示，もともとの ADL を考慮しない ADL 制限は，低活動によるサルコペニアのリスクになる．もともとの摂食嚥下機能を考慮しない安易な絶食，病態に応じた栄養素摂取を考慮しない水分管理のみの輸液指示は，低栄養によるサルコペニアのリスクになる．医原性サルコペニアを引き起こさないために，活動量と栄養摂取量の確保を念頭に置いた的確な指示・処方が求められる．医師単独で判断するのが難しい場合には，他職種と協同・協議したうえで指示・処方内容を決定する．

2. 疾患管理とリスク管理

ICF における「健康状態」の管理，疾病管理の中心を担うのは医師である．原疾患治療のため投薬や手術などを行うことで，全身状態の安定を図る．治療や時間経過によって対象者の病態や全身状態は変化していくため，医師はその変化を正確に捉えて対処していく．急性疾患では傷害期・異化期・同化期がある．慢性疾患では前悪液質・悪液質・不応性悪液質のステージがある．それぞれの状況で行うべき栄養管理とリハの内容は変化し，目標も異なる．その移行時期を見極め，遅滞なく指示・処方および目標を変更する必要がある．

「攻めの栄養管理」と「攻めのリハ」を実践するためにはリスク管理が必須であり，その中心を担うのも医師である．リハにおけるリスク管理は，「リハビリテーション医療における安全管理・推進のためのガイドライン」[29]を基本にして，状況に応じた対応を明確にしておくことが求められる（**表 12-6**）．しかし，症例によっては安全性を重視するばかりの消極的な対応になり，かえって治療が進まなくなる場合がある．たとえば，誤嚥性肺炎の症例において，誤嚥のリスクを避けるために絶食

表 12-6　リハビリテーション中止基準

1. 積極的なリハを実施しない場合
    ① 安静時脈拍 40/分以下または 120/分以上
    ② 安静時収縮期血圧 70 mmHg 以下または 200 mmHg 以上
    ③ 安静時拡張期血圧 120 mmHg 以上
    ④ 労作性狭心症の方
    ⑤ 心房細動のある方で著しい徐脈または頻脈がある場合
    ⑥ 心筋梗塞発症直後で循環動態が不良な場合
    ⑦ 著しい不整脈がある場合
    ⑧ 安静時胸痛がある場合
    ⑨ リハ実施前にすでに動悸・息切れ・胸痛のある場合
    ⑩ 座位でめまい，冷や汗，嘔気などがある場合
    ⑪ 安静時体温が 38℃以上
    ⑫ 安静時酸素飽和度（SpO$_2$）90%以下

2. 途中でリハを中止する場合
    ① 中等度以上の呼吸困難，めまい，嘔気，狭心痛，頭痛，強い疲労感などが出現した場合
    ② 脈拍が 140/分を超えた場合
    ③ 運動時収縮期血圧が 40 mmHg 以上，または拡張期血圧が 20 mmHg 以上上昇した場合
    ④ 頻呼吸（30 回/分以上），息切れが出現した場合
    ⑤ 運動により不整脈が増加した場合
    ⑥ 徐脈が出現した場合
    ⑦ 意識状態の悪化

3. いったんリハを中止し，回復を待って再開する場合
    ① 脈拍数が運動前の 30% を超えた場合．ただし，2 分間の安静で 10% 以下に戻らない時は以後のリハを中止するか，または極めて軽労作のものに切り替える
    ② 脈拍が 120/分を超えた場合
    ③ 1 分間 10 回以上の期外収縮が出現した場合
    ④ 軽い動悸，息切れが出現した場合

4. その他の注意が必要な場合
    ① 血尿の出現
    ② 喀痰量が増加している場合
    ③ 体重増加している場合
    ④ 倦怠感がある場合
    ⑤ 食欲不振時・空腹時
    ⑥ 下肢の浮腫が増加している場合

(前田，2007)[29]

を続けると，かえって嚥下障害が悪化する．症例ごとの状況に応じた栄養管理・リハ実施基準と起こり得るリスクおよびその対処法を明示して，他職種との情報共有を徹底する．チーム全体がリスクを考慮しながら，積極的な対応が可能となる環境づ

くりが求められる. 　　　　　　　　　　　　　　　　　　　　（藤原　大）

⑧歯科医師

> **内容のポイント**
>
> - 多職種でのカンファレンスなどを行い，患者の状態を総合的に判断して歯科治療方針を決定する必要がある症例が多い．
> - 口腔保清と口腔機能は，栄養改善やリハの基礎的背景として重要であり，改善・維持管理を積極的に行う．
> - オーラルフレイル，口腔機能低下症などをキーワードに総合的介護予防に取り組むことが求められる．

　歯科医師は口腔環境と口腔機能についての専門家であり，基本的に口腔にかかわる全般の管理や治療を行い，適切な栄養管理とリハを行うことのできる環境を口腔の面から支えることが大きな役割である．

1. 歯科治療

　歯科医師はむし歯や歯周病，義歯，口腔粘膜疾患などの歯科治療などを適切に行い，咀嚼環境を改善・維持することが第一の役割となる．高齢患者や有病者，要介護高齢者，認知症患者などについては，残存機能や病状，指導に対する対応能力，治療に対する寛容能力，認知の程度などさまざまな視点から総合的に治療方針を判断することが必要であり，多くは介護者や多職種でのカンファレンスが必要となる．また従来の「歯を28本そろえ，維持する」という歯科治療目的とは視点が異なる，患者本人が「よりよく食べることができる」「現状を維持できる」などの治療目標が必要なケースも少なくない．

2. 口腔保清

　口腔ケアにより清潔な口腔衛生環境をつくることは歯や歯周組織，義歯などの補綴物を健全に機能させ，さらに味覚などの

口腔内感覚を保つことにつながり，栄養状態を長期にわたり適正に維持するための必要不可欠なケアである．しかし，口腔ケアは単に口腔を保清するだけではなく，摂食嚥下機能や構音機能，口腔の自浄作用などを保つために，唾液分泌や口腔運動，嚥下運動などに対するアプローチも重要である[30]．

口腔の不衛生状態は口腔のみならず，気管から肺への感染をきたして発熱や肺炎のリスクを増大させ，またインフルエンザ，心臓病，糖尿病など全身疾患との関連も徐々に明らかとなってきている．

3. 口腔機能

(1) 口腔機能向上支援

口腔機能向上支援は口腔の清潔，唾液分泌，咀嚼，嚥下，食事摂取機能の低下が認められる状態，または口腔機能が低下する恐れがあるときに，これらを改善・維持する目的で，口腔機能向上の必要性についての教育や口腔清掃の自立支援，摂食嚥下機能などの向上支援の3項目を軸とする介護予防プログラムを行う．対象となる特定高齢者は以下の項目のいずれかもしくは複数に該当するものとなり，歯科医師はこれらの選定やプログラム策定などに協力する．

・基本チェックリストにおいて「口腔機能向上」関連の (13)「半年前に比べて固いものが食べにくくなりましたか」，(14)「お茶や汁物等でむせることがありますか」，(15)「口の渇きが気になりますか」の3項目中2項目以上該当するもの
・視診により口控内の衛生状態の問題を確認
・反復唾液嚥下テストが3回未満

(2) 口腔機能障害

摂食嚥下障害や構音機能障害などの患者に対しては，適切な評価を行い，主に間接訓練，直接訓練，義歯治療や口腔内装具の作製などの対応を行う．特に義歯治療や口腔内装具作製については歯科医師のみが実施できる専門治療であり，非常に効果的な症例も多いことから積極的に適切な治療が求められる．症例の評価や対応いずれにおいても多職種でかかわることが望ましい．

4. 総合的介護予防

リハ栄養の新定義では対象者にフレイル高齢者を含むこととなり、また超高齢社会におけるフレイル・サルコペニア対策としてのリハ栄養の重要性がますます高まっている[31]．つまりフレイルの早期診断，早期介入が求められることとなり，一つの視点としての口腔に関連するオーラルフレイルの考え方を正しく理解して，地域保健事業や介護予防に広めることが歯科医師の大きな役割となるであろう．

また，経口栄養での栄養改善の要であり，サルコペニアの重症化予防にも大きく影響する摂食嚥下障害や咀嚼障害の予防・改善については，医師，言語聴覚士，看護師などと協力しながら歯科的専門治療を担うことになる．さらに摂食嚥下障害や咀嚼障害の前段階と考えられている口腔機能低下症は，平成30年度診療報酬改定で「歯科疾患管理料　口腔機能管理加算」として，一般の歯科診療所で診断と対応が可能となったことにより，より早期から幅広い高齢者層への介護予防のアプローチが可能となった．（第9章，p126参照）　　　　　　　　　（藤本篤士）

⑨歯科衛生士

内容のポイント

- 口腔の問題は全身と関連があり，医科歯科連携は必須である．
- リハ栄養においても口腔の問題は重要な課題であり，歯科衛生士においてもその役割は必須である．
- 口腔の問題は見逃されることが多いが，歯科衛生士は職種間の連携を図ることで患者の口腔機能維持向上に寄与していくことが重要である．

1. 医科歯科連携の必要性

最良の栄養療法は，経口摂取である．しかし加齢に伴う口腔

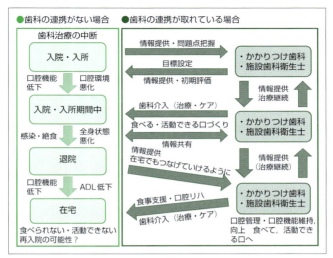

図12-2 医科歯科連携の重要性

機能低下により,入院患者,在宅要介護高齢者においては,口腔の問題が好発する.入院,在宅患者における口腔問題の割合は全体の8割を超えており[32],口腔の問題はリハ施設で71%[33],急性期施設で91%に及んでいる[34].また,入院,在宅療養高齢者すべての患者は歯周病に罹患しているというデータもあり[35],義歯を装着している入院患者73.8%で何らかの口腔問題が報告されている[36].加えて,残存歯数の減少や口腔衛生状態の低下は,低栄養および重度の機能的および歯科的問題,口腔衛生に関連した生活の質に負の影響を及ぼすことも報告されている[37].したがって,口腔問題と生活,医療は切り離せない重要な問題であり,医科歯科連携は喫緊の問題であるといえる(**図12-2**).

しかし病院や施設,在宅に従事する歯科衛生士(DH)はまだ少なく,常勤の歯科やDHがいる施設では口腔問題に早期に対応できるが,歯科の介入のない施設では,非歯科職種の対応となり,口腔問題の見落とし,または解決できない可能性がある[38].

2. リハビリテーション栄養における歯科衛生士の役割

　DH はオーラルフレイルの進行を未然に防ぎ，口腔機能の維持・向上や食事支援などを行ううえで，重要な役割を担い，適切な栄養管理と効果的なリハを行ううえでも重要である．リハ栄養チームにおける DH の主な役割は以下のとおりである．
　①専門職としての口腔機能評価を行い，歯科受診や生活改善，他職種への介入に結び付けていく．
　②個々の患者に対し，さまざまな観点から，今，何が必要であるかを見極めかかわっていく（感染予防，経口摂取移行，在宅生活移行，生活習慣改善など）．
　③口腔機能維持，向上に向けて，多職種と連携して行うことが望ましい場合は，適宜連携を図り，つなげていく（リハ職種との連携は患者の ADL の向上につながる）．
　④食事摂取状況において歯科的な介入が必要な場合は，管理栄養士，言語聴覚士などとの連携において食事支援の一環としてのかかわりをもつ．

　また，生活者としての視点で ICF 評価も行いながら，今この患者に何をすべきかを見極め，かかわっていくことも求められる．シームレスな歯科のかかわりは摂食嚥下機能，食事支援にとどまらず，栄養管理やリハの転機にも影響を及ぼす．意図しない二次的疾患の発症や新たな医原性疾患を生み出す可能性をなくしていくためにも，歯科衛生士の介入は重要である．

3. 食べる楽しみを担う歯科衛生士

　医科歯科連携はこれからの医療，介護を担っていく最重要ツールである．口腔問題は ADL，QOL の重要な源である「食べる楽しみ」に直結している．患者の QOL を上げていく医科歯科連携の取り組みに，今後も口腔問題へのよりいっそうの対策と普及が期待されている．

　口腔の問題はとかく見逃されることが多い．口腔問題を早期に検知し，適切な口腔ケアや治療，歯科的かかわりを促進し，再評価やモニタリングを行うことが重要である．経口摂取の充実，ADL，QOL の充実のためには口腔管理は欠かせない．リ

ハ栄養において，口腔の問題はリハ，栄養ともに重要である．連携を図ることで計り知れない相乗効果を生み出すことも，DHの重要な役割である． (白石 愛)

文献

1) 西岡心大：リハビリテーション栄養ケアプロセス．リハ栄養 **1** (1)：17-21, 2017.
2) Kokura Y et al：Impact of a multidisciplinary rehabilitation nutrition team on evaluating sarcopenia, cachexia and practice of rehabilitation nutrition. *J Med Invest* **64** (1.2)：140-145, 2017.
3) 若林秀隆：リハビリテーション栄養ハンドブック，医歯薬出版，2010, pp153-160.
4) 吉村由梨・他：リハビリテーション栄養研修会参加とサルコペニア評価，リハビリテーション栄養管理実施の関係．日静脈経腸栄会誌 **32** (2)：964-970, 2017.
5) 西岡心大・他：本邦回復期リハビリテーション病棟入院患者における栄養障害の実態と高齢脳卒中患者における転帰，ADL帰結との関連．日静脈経腸栄会誌 **30** (5)：1145-1151, 2015.
6) Nishioka S et al：Nutritional Improvement Correlates with Recovery of Activities of Daily Living among Malnourished Elderly Stroke Patients in the Convalescent Stage: A Cross-Sectional Study. *J Acad Nutr Diet* **116** (5)：837-843, 2016.
7) 中原さおり：回復期リハビリテーション病棟でのリハビリテーション栄養管理．臨床栄養 **125** (4)：491-498, 2014.
8) Lacey K, Pritchett E：Nutrition Care Process and Model: ADA adopts road map to quality care and outcomes management. *J Am Diet Assoc* **103** (8)：1061-1072, 2003.
9) White et al: Consensus statement: Academy of Nutrition and Dietetics and American Society for Parenteral and Enteral Nutrition: characteristics recommended for the identification and documentation of adult malnutrition (undernutrition). *JPEN J Parenter Nutr* **36**：275-283, 2012.
10) 前田圭介：リハビリテーション栄養とは．リハビリテーション栄養UPDATE 医原性サルコペニアの廃絶をめざして（吉村芳弘，若林秀隆編），医歯薬出版，2017, pp8-13.
11) American College of Sports Medicine：ACSM's Guideline for Exercise Testing and Prescription, 8 th ed, Lippincott Williams & Wilkins/Worlters Kluwer Health, 2011.
12) Ainsworth BE et al：2011 Compendium of Physical Activities: a second update of codes and MET values. *Med Sci Sports Exerc* **43** (8)：1575-1581, 2011.
13) 若林秀隆：PT・OT・STのためのリハビリテーション栄養―栄養ケアがリハを変える 第2版，医歯薬出版，2015, pp36-46.
14) 一般社団法人日本作業療法士協会：学術委員会：http://www.jaot.or.jp/science/gakujutsu.html（アクセス日時：2018年6月18日）
15) 一般社団法人日本作業療法士協会：協会刊行物・配布資料一覧：http://www.jaot.or.jp/kankobutsu/shiryo.html（アクセス日時：2018年6月20日）
16) Foley NC et al：A review of the relationship between dysphagia and malnutrition following stroke. *J Rehabil Med* **41**：707-713, 2009.
17) Wakabayashi H：Presbyphagia and Sarcopenic Dysphagia: Association between Aging, Sarcopenia, and Deglutition Disorders. *J Frailty Aging* **3** (2)：97-103, 2014.

18) Maeda K, Akagi J：Sarcopenia is an independent risk factor of dysphagia in hospitalized older people. *Geriatr Gerontol Int* **16**（4）：515-521, 2016.
19) 藤島一郎：嚥下障害リハビリテーション入門Ⅰ 嚥下障害入門－原因，症状，評価（スクリーニング，臨床評価）とリハビリテーションの考え方．*Jpn J Rehabil Med* **50**：202-211, 2013.
20) 森 隆志：リハビリテーション栄養と言語聴覚療法．*MB Med Reha* **143**：27-32, 2012.
21) Wakabayashi H: Rehabilitation nutrition in general and family medicine. *J Gen Fam Med* **18**（4）：153-154, 2017.
22) Maeda K et al：Tentative nil per os leads to poor outcomes in older adults with aspiration pneumonia. *Clin Nutr* **35**（5）：1147-1152, 2016.
23) Koyama T et al: Early Commencement of Oral Intake and Physical Function are Associated with Early Hospital Discharge with Oral Intake in Hospitalized Elderly Individuals with Pneumonia. *J Am Geriatr Soc* **63**（10）：2183-2185, 2015.
24) Delisa JA et al: Rehabilitation Medicine Principles and Practice, 3 rd, Lippincott Williams & Wilkins, Philadelphia, 1998.
25) 森みさ子：病棟看護師の栄養管理における役割．日静脈経腸栄会誌 **30**（6）：1246-1253, 2015.
26) 若林秀隆（監修）：リハビリテーション栄養ポケットガイド 改訂版，クリニコ, 2017, p3.
27) Kojima T et al: High risk of adverse drug reactions in elderly patients taking six or more drugs: analysis of inpatient database. *Geriatr Gerontol Int* **12**（4）：761-762, 2012.
28) 東 敬一朗：薬剤性摂食嚥下障害－味覚障害も含めて．*Mod Physician* **35**（12）：1417-1421, 2015.
29) 前田真治：リハビリテーション医療における安全管理・推進のためのガイドライン．*Jap J Rehabil Med* **44**（7）：384-390, 2007.
30) 藤本篤士，武井典子：口腔ケア概論．5疾病の口腔ケア（藤本篤士・他編著），医歯薬出版，2013，pp8-11.
31) 永野彩乃：リハビリテーション栄養の新定義－リハビリテーション栄養とは何か．リハ栄養 **1**（1）：11-21, 2017.
32) Shiraishi A et al：Poor oral status is associated with rehabilitation outcome in older people. *Geriatr Gerontol Int* **17**（4）：598-604, 2017.
33) Andersson et al：Oral health problems in elderly rehabilitation patients. *Int J Dent Hyg* **2**：70-77, 2004.
34) Hanne K et al：Oral status and the need for oral health care among patients hospitalized with acute medical conditions. *J Clin Nurs* **21**：2851-2859, 2012.
35) Pajukoski H et al：Oral health in hospitalized and nonhospitalized community-dwelling elderly patients. *Oral Surg Oral Med Oral Pathol Oral Radiol Endod* **88**（4）：437-443, 1999.
36) Stuck AE et al：Dental treatment needs in an elderly population referred to a geriatric hospital in Switzerland. *Community Dent Oral Epidemiol* **17**：267-272, 1989.
37) Tramini P et al：Tooth loss and associated factors in long-team institutionalised elderly patients. *Gerodontology* **24**：196-203, 2007.
38) 白石 愛：6．在宅での摂食嚥下障害，オーラルフレイル評価．在宅リハビリテーション栄養．医歯薬出版，2015，pp58-67.

第13章 セッティング別リハビリテーション栄養の実践

1 急性期病棟

内容のポイント

- 急性疾患に生じる ICU-AW や栄養障害は予後悪化に影響する.
- 集中治療中を含む急性期病棟では,早期からのリハや栄養療法が有効である.
- 急性期のリハ栄養の介入方法や効果については現時点では明らかとなっていない.

1. 急性期病棟の概要と問題

近年,Intensive Care Unit(ICU)を含む急性期医療は,その発展により重症患者の生存率を改善してきた一方で,救命あるいは疾患の治療が行えたとしても,人工呼吸器からの離脱困難,急性期医療後の死亡率や医療費の増加,身体機能および認知機能障害,社会復帰困難,生活の質の低下など急性期病棟退院後の多くの問題が指摘されている.これらの問題の根源には,急性期病棟入院中に生じる,または進行する身体機能やADLの低下がある.その原因にはサルコペニアなどの骨格筋障害や栄養障害が関連しており,リハ栄養は急性期病棟においてこれらの問題を解決する重要な位置づけになると考える.

(1) 骨格筋障害

ICU-acquired weakness(ICU-AW)は重症疾患以外に原因がないにもかかわらず生じる神経筋障害であり[1],多臓器不全,身体不活動,高血糖,ステロイド,神経筋遮断薬がリスク因子とされている(**図13-1**)[2].生体侵襲ではストレスホルモンとサイトカインが産生され,また投与エネルギーが絶対的に少ない場合は飢餓に起因するエネルギー供給が発生するため,筋たんぱくの異化が進行し骨格筋量を減少させる[3].ICUにおいてサルコペニアは死亡率の増加,人工呼吸器装着日数やICU在室日数の増加と関連しており[4],強力な死亡予測因子であ

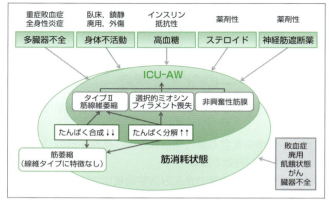

図 13-1 ICU-AW の発症メカニズムとリスクファクター

る[5]）．

(2) 栄養障害

重症患者では侵襲や不適切な栄養管理によって栄養障害が発生または悪化する．急性疾患患者においては，38～78％の割合で低栄養を生じ[6]），急性期病院において廃用症候群と診断された高齢患者では88％が低栄養であったと報告されている[7]）．低栄養は ICU 在室日数，ICU 再入院，感染症発生率，院内死亡の増加と独立して関連する[6]）．

(3) 高齢患者

高齢患者では，入院前よりフレイルやサルコペニア，栄養障害を生じているまたはそのリスクが高い場合が多い．急性期医療を要する高齢患者では治療に伴う合併症の発症や集中治療の長期化のリスクが高いことが問題となる．

2. 急性期リハビリテーション栄養のエビデンスと実践

(1) 早期リハビリテーション[8]）

早期リハとは，疾患の新規発症，手術または急性増悪から48時間以内に開始される運動機能，呼吸機能，摂食嚥下機能，消化吸収機能，排泄機能，睡眠機能，免疫機能，精神機能，認知機能などの各種機能の維持，改善，再獲得を支援する一連の

表13-1 早期離床や早期からの積極的な運動の開始基準

	指標	基準値
意識	Richmond Agitation Sedation Scale (RASS)	$-2 ≦ RASS ≦ 1$ 30分以内に鎮静が必要であった不穏はない
疼痛	自己申告可能な場合 numeric rating scale (NRS) もしくは visual analogue scale (VAS)	$NR ≦ 3$ もしくは $VAS ≦ 3$
	自己申告不能な場合 behavioral pain scale (BPS) もしくは Critical-Care Pain Observation Tool (CPOT)	$BPS ≦$ もしくは $CPOT ≦ 2$
呼吸	呼吸回数 酸素飽和度 (SaO_2) 吸入酸素濃度 (F_iO_2)	<35/min が一定時間持続 ≧ 90% が一定時間持続 <0.6
人工呼吸器	呼気終末陽圧 (PEEP)	<10 cmH_2O
循環	心拍数 (HR)	HR：≧ 50/min もしくは ≦ 120/min が一定時間持続
	不整脈	新たな重症不整脈の出現がない
	虚血	新たな心筋虚血を示唆する心電図変化がない
	平均血圧 (MAP) ドパミンやノルアドレナリン投与量	≧ 65 mmHg が一定時間持続 24時間以内に増量がない
その他	・ショックに対する治療が施され，病態が安定している ・SATならびにSBTが行われている ・出血傾向がない ・動くときに危険となるラインがない ・頭蓋内圧 Intracranial pressure；ICP）< 20 cmH_2O ・患者または患者家族の同意がある	

手段のことである．ベッド上での他動・自動・負荷運動，座位，起立，歩行などの離床へと進めていくが，重要なことは禁忌や開始基準（**表13-1**）などを多職種で共有し，リスク管理のもと安全に実施することである．早期リハによって人工呼吸器からの離脱促進，ICU在室日数や在院日数の短縮，ADLの改善，さらにはせん妄の低減などの効果が示されているが，

ICU-AW の予防や回復については明らかになっていない．

(2) 栄養療法

重症患者の栄養療法については各種ガイドラインが出されている[9,10]．経口摂取が不可能な場合，栄養投与ルートは経腸栄養を優先し，治療を開始した後24〜48時間以内に開始する．目標エネルギー必要量は間接熱量計による測定や，25〜30 kcal/kg/日の簡易式を用いる．ICU 入室後早期の経腸栄養の至適投与エネルギー量は，消費エネルギーの1/4程度や500 kcal/日程度とされている．たんぱく投与量はエネルギー投与量が目標に達している場合は，1.2〜2.0 g/kg（実測体重）/日を設定する．高容量の昇圧薬投与，大量の輸液や輸血が必要な場合などは，血行動態が安定（平均血圧60 mmHg 以上が目安）するまでは経腸栄養の開始を控える．経腸栄養を行えない場合は，早期の経静脈栄養によって筋肉量の減少を抑えたと報告されている[11]．

(3) リハビリテーション栄養

高齢の急性疾患患者を対象とした RCT では，集中的な運動療法と通常食にたんぱく質強化経口補助食品を加えた介入により，ADL と筋肉量の低下を防いだと報告されている[12]．しかし，ICU や急性期病棟に入院する患者の身体的および機能的

> **コラム　急性期リハビリテーション栄養のアウトカム**
>
> 医療においてアウトカム（結果や成果）の設定は重要である．では，急性期におけるリハ栄養のアウトカムは何だろうか？　重症患者において，医療者側は早期経腸栄養や早期離床を実践することにしばしば満足を得る．確かに治療介入は容易ではなく，うまく行えたときには一定の達成感を得るかもしれないが，これらはあくまでアウトカムに向けたプロセス（過程）である．一般的に ICU 関連のアウトカムは，人工呼吸管理日数，ICU 在室日数や在院日数，感染性合併症の頻度，短期および長期生存率などが主に設定される．リハ栄養ではこれらに加え，骨格筋量，ICU-AW の頻度や程度，経口摂取関連，ICU 退室時や退院時の身体機能や ADL レベル，健康関連 QOL などが関連する．急性期以降のより長期的なアウトカムも重要である．リハ栄養によって改善できるアウトカムは何なのか，まだまだ残された課題は多い．
>
> （宮崎）

障害を防止または改善させるための栄養療法のタイミングや投与内容については現時点で一定の見解はない[13].

3. 今後の展望

　重症急性疾患に対する早期リハおよび栄養療法のエビデンスが蓄積されてきているが，これらを有効に組み合わせるリハ栄養については方法や効果は明らかになっていない．急性期病棟における適切な栄養管理と早期リハはサルコペニアを予防・改善させ，速やかな回復や死亡率の低減に寄与できると考えられる．本領域でのさらなる検証が重要である． (宮崎慎二郎)

2 地域包括ケア病棟

内容のポイント

- 地域包括ケア病棟では，限られた日数で老年医学的問題を抱える高齢者をゴールに導く支援が求められる．
- 入院初期に多面的で包括的な項目について情報をもち寄り，多職種で議論し，ゴール設定と介入法を検討する．
- 活動量確保と栄養量確保のために集団体操やミールタイムラウンドが勧められる．

1. はじめに

地域包括ケア病棟は診療報酬制度で定義されているわが国独自のセッティングである．その使命は以下の3つであると考えられる．①急性疾病治療後の医療ケア（ポストアキュート：post-acute），②軽症急性疾病の治療（サブアキュート：sub-acute），③在宅復帰支援である．このセッティングに入院する可能性が高い患者は，高齢，身体機能低下，低栄養，要介護状態，認知機能低下など，急性疾病に加え併存症と考えるべき要因を多く含んでいると思われる．そのため，病棟専従セラピスト（理学療法士または作業療法士，言語聴覚士）や退院支援担当者（社会福祉士などのソーシャルワーカー）の設置が求められている．

多面的に患者を評価し，よいアウトカムへ導くという意味で，リハ栄養の実践はこのセッティングに非常に役立つ．本項では，地域包括ケア病棟のリハ栄養について解説する．

2. 地域包括ケア病棟患者の特徴

実際の入院患者背景について詳細に報告した論文は少ない．筆者らは地域包括ケア病棟の在宅復帰と栄養に関する研究を行った[14]．ポストアキュートの患者に絞ってはいるが，200例

表 13-2 地域包括ケア病棟入院患者の特徴

因子	データ	解釈
年齢	84.7 ± 6.7 歳	高齢者がほとんどを占める
男性比率	38.2%	女性が多い
発症前 ADL (Barthel Index)	65±32 points	もともと支援を必要としている人が多い
併存疾患 (Charlson 併存疾患指数)	2.9±2.0 points	複数の併存疾患を抱えている人が多い
低栄養 (ESPEN 定義)	62.3%	半数以上に低栄養を認める
栄養摂取量 (入院時 3 日間平均)	25.8±9.7 kcal/kg/日	半数は最低必要栄養量（25 kcal/kg/ 日）を満たしていない
認知機能 (CPS)	2 [0-3] points	多くは認知機能に問題を指摘されている
口腔問題 (OHAT)	1 [0-2] points	半数以上は口腔に問題を抱えている

文献 14 のデータから作表
略語：ADL：Activities of Daily Living, ESPEN：European Society for Clinical Nutrition and Metabolism, CPS：Cognitive Performance Scale, OHAT：Oral Health Assessment Tool.

以上の連続症例を分析した結果であるため，地域包括ケア病棟における患者層を把握するのに役立つ．表 13-2 に入院患者の特徴を示す．地域包括ケア病棟入院者は非常に高齢で，女性が多く，もともと日常生活動作（ADL）に問題を抱えていた．さらに，併存疾患指数が高く，口腔問題，認知機能面の問題もみられた．入院時点の摂取栄養量（エネルギー）も調査したところ，約半数は 25 kcal/kg/ 日に達しておらず，栄養量不足であることがわかった．

3. リハビリテーション栄養の必要性

リハ栄養は，身体的な障害や障害リスクを抱える対象者について，多面的に全人的に評価を行い，個別に設定した活動や社会参加の目標に向かって行う栄養管理手法である．従来の栄養管理法である必要栄養量や栄養素バランスの指導だけでなく，栄養状態を考慮した活動・リハの計画と実施や，活動・リハ内容を考慮した栄養摂取量の指導などを行っていく．地域包括ケア病棟入院患者は，疾病と併存疾患に関連した栄養状態の変

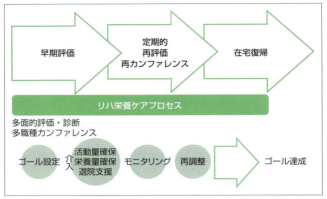

図 13-2 地域包括ケア病棟におけるリハビリテーション栄養の流れ

化，低活動に伴う骨格筋の脆弱化，食行動や食べる機能の問題などにより，栄養管理のニーズが非常に高い．また，在宅復帰に必要な ADL 支援を必要としている．前述の研究では[14]，栄養摂取量と退院時の ADL には深い関連が示唆されている．つまり，地域包括ケア病棟に入院する患者は，リハ栄養の考え方を用いた栄養管理が欠かせないと考えられる．

4. リハビリテーション栄養実践

地域包括ケア病棟の入院日数上限は 2 カ月である．疾病治療の影響で体力が落ちた高齢者を 2 カ月で在宅復帰に導くためには入院初期から積極的な介入が必要である．リハ栄養実践の一歩目は初期カンファレンスにある．カンファレンスには可能な限り多職種が参加し，多職種目線で多面的に評価した情報をもち寄るとよい．現時点の情報が集約され評価されたシートなどをつくると全人的な総合評価がしやすくなる．リハ栄養ケアプロセスに当てはめると，「アセスメント・診断推論」→「リハ栄養診断」→「ゴール設定」を初期カンファレンスで完結することができる（**図 13-2**）．

初期カンファレンスをスムーズに行うためには，多面的評価ツールを導入するとよい．筆者らが用いている初期カンファレ

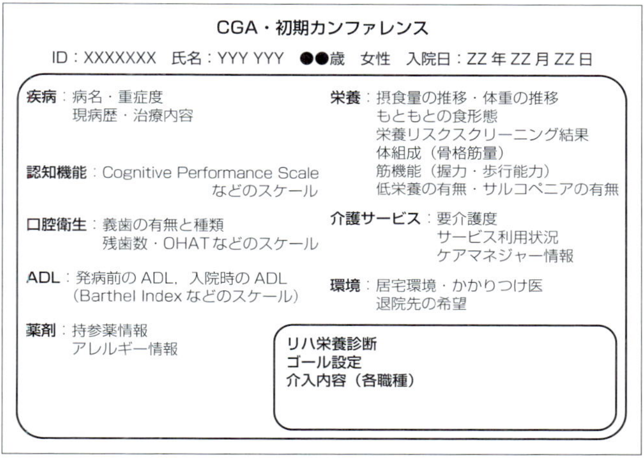

```
CGA・初期カンファレンス

ID：XXXXXXX  氏名：YYY YYY  ●●歳  女性  入院日：ZZ 年 ZZ 月 ZZ 日

疾病：病名・重症度                          栄養：摂食量の推移・体重の推移
      現病歴・治療内容                            もともとの食形態
                                                  栄養リスクスクリーニング結果
                                                  体組成（骨格筋量）
認知機能：Cognitive Performance Scale             筋機能（握力・歩行能力）
          などのスケール                          低栄養の有無・サルコペニアの有無

口腔衛生：義歯の有無と種類                  介護サービス：要介護度
          残歯数・OHAT などのスケール              サービス利用状況
                                                  ケアマネジャー情報
ADL：発病前の ADL，入院時の ADL
      （Barthel Index などのスケール）      環境：居宅環境・かかりつけ医
                                                  退院先の希望
薬剤：持参薬情報
      アレルギー情報                        リハ栄養診断
                                            ゴール設定
                                            介入内容（各職種）
```

図 13-3 多面的評価シート例

ンスシートは，リハ栄養のコンセプトに適応している高齢者包括的評価ツール（Comprehensive Geriatric Assessment；CGA）である．CGA[15]は，疾病情報だけでなく高齢者特有の多方面の問題を抽出するのにも役立つ．疾病・栄養・認知機能・介護サービス・家庭環境・かかりつけ医・ADL・定期内

> **コラム**　**CGA (Comprehensive Geriatric Assessment)**
>
> 　CGA とは次のように定義される．「フレイル高齢者の医学的，心理的，機能的な面の診断に焦点を当て，治療や長期療養のための調和と統合性のある計画をつくりあげるために行う，多面的多職種評価診断過程である」．そのキーファクターは①老年医学専門職による多職種協働評価，②医学的，身体的，社会的，心理的評価，③適切なリハを含むケアプランの形成である．つまり，リハ栄養のコンセプトによくマッチしている．CGA を実施することによって，自宅退院が増える，入所が減る，死亡または身体機能悪化が減る，認知機能低下が減ることを系統的レビューが証明済みである．また，CGA に近いものとして，「総合評価加算」という項目がわが国の診療報酬制度に導入されている．実は診療報酬上もリハ栄養を推進する仕組みがあるのである．
>
> 　　　　　　　　　　　　　　　　　　　　　　　　　　　　　　（前田）

服薬・口腔衛生・本人家族の退院先希望などの項目を網羅するようにしている（**図 13-3**）．この情報をもとに各専門職が意見を出し合い，ゴール設定と介入内容を宣言する．初期カンファレンスはできるだけ早期に行われるべきである．可能であれば入院日に情報をまとめ，翌日にカンファレンスを実施したい．

　ゴールに向かって行うリハ栄養の主体は，活動量確保と栄養量確保になる．デイルームで集団体操を企画したり，ミールタイムに回診したりすることは欠かせない．もともとのADLをしっかりと聞き取り，ゴールに向けて決して活動量を落とさないようにする．摂食嚥下行動に問題をみつけたら，食事場所・食事時間・食器・姿勢・食事内容に配慮するようにする．

5. 退院支援

　退院支援は入院時から開始する．初期カンファレンスで抽出された問題点をどのように解決するのか，本人と家族の退院先希望はどこなのか，退院時のADLに関連する条件はあるのか，介護サービスの再調整が必要なのかが支援の中心になる．退院支援担当者は，院内の部署や担当者との連絡・連携だけでなく，かかりつけ医やケアマネジャー，訪問看護師，介護認定未認定であれば市町村担当者，地域包括支援センターとの連携も求められる．そのため医療・介護の制度に詳しくなくてはならない．

〈前田圭介〉

3 回復期リハビリテーション病棟

内容のポイント

- 回復期リハ病棟では低栄養,サルコペニアを高頻度に認め,多職種による介入が効果的である.
- 入院中の栄養改善が退院時のADL改善に関連するため,栄養管理は重要である.
- リハの活動量は入院中に変化することを理解し,活動量に合わせてエネルギー摂取量を増加する.

1. 回復期リハビリテーション病棟とは

　脳血管疾患または大腿骨近位部骨折等の患者に対して,ADLの向上による寝たきりの防止と家庭復帰を目的としたリハを集中的に行う病棟である.2016(平成28)年よりFIMを使用した実績指数が導入され,ADL指標が改善したかどうかが評価されるようになった.平成30年度診療報酬改定では回復期リハ病棟入院料1の施設基準には栄養管理が必須となり,事実上リハ栄養を実施することが義務づけられた.栄養管理の必要性はますます高くなっている.

2. 回復期リハビリテーション病棟におけるリハビリテーション栄養の必要性

　リハ病院の高齢者における低栄養の割合は14〜65％で[16],リハを受けている高齢者では38〜51％に低栄養を認めた[17].急性期病院よりも低栄養の割合は高い[18].リハを受けている急性期を脱した患者のサルコペニアは約50％[19],わが国の回復期リハ病棟におけるサルコペニアを入院患者の53％に認めた[20].老年ケア病棟ではサルコペニアは37.5％でそのうち90.9％が低栄養であった[21].サルコペニアと低栄養は併存する可能性がある.

　近年,回復期リハ病棟でのリハ栄養に関する論文が相次いで報告されている.回復期リハ病棟の脳卒中患者の栄養改善が

ADL改善に関連する[22]. 栄養改善と入院時のエネルギー摂取量が回復期リハ病棟の脳血管障害患者のADL改善と関連し，栄養改善した群のエネルギー摂取量の中央値は35.5 kcal/kg/日であった[23]. 回復期リハ病棟の患者のサルコペニアはADLと嚥下障害に関連する[20]. NST介入はリハ実施中の患者のADLをより改善した[24]. 高齢者の85.2％に軽度～重度の口腔状態の悪化を認め，その結果はADL帰結に関連する[25]. 口腔状態は筋肉量，筋力低下と関連している[26]. 回復期リハ病棟に入院した大腿骨近位部骨折の低栄養高齢患者において栄養改善はADLの改善と独立して関連し，体重減少は，重要な栄養指標である[27]. 回復期リハ病棟で週1回の栄養モニタリングの実施はBMI増加とADL向上に関連する[28]. まとめると，回復期リハ病棟において低栄養とサルコペニアはADL改善を妨げるリスクとなり，低栄養とサルコペニアを改善することでADLの向上に寄与できる．体重減少を防ぐことはADL改善にとって有益である可能性がある．回復期リハ病棟では多職種によるリハ栄養介入がADL向上に効果を示す可能性が高い．

3. 回復期リハビリテーション病棟でのリハビリテーション栄養の実践

当院での実際（図13-4）

入棟時に多職種カンファレンスが行われる．カンファレンスには医師，看護師，理学療法士，作業療法士，言語聴覚士，社会福祉士，歯科衛生士，管理栄養士が出席する．ICFを用いて評価し，低栄養，サルコペニアの有無，食事摂取量不足について報告する（評価については第6章，第7章を参照）．今後のリハの目標や現在の患者の問題点について議論し，ゴールの共有を行う．当院では回復期リハ病棟に薬剤師の配置はないが，多剤処方および多剤併用への対応や服薬支援を行うことが望ましい．

入院時には，MNA®-SF，握力，下腿周囲長を測定し，過去の食事摂取，活動範囲（買い物に行っていたか，家事をどの程度していたか，散歩や運動の程度について）を聴取する．体組成の測定が可能な患者には生体インピーダンス法で測定する．これらの情報に基づき低栄養，サルコペニアの評価を行う．

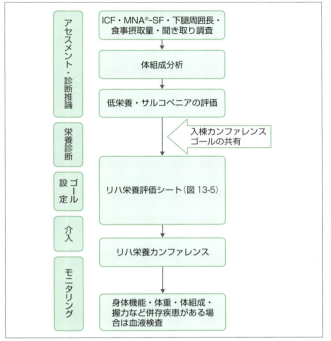

図 13-4 当院でのリハビリテーション栄養の流れ

　低栄養，サルコペニアの患者はリハ栄養評価シート（**図 13-5**）を用いてリハスタッフと協働で評価する．サルコペニアの原因，リハ内容，筋力増強訓練の程度，活動係数を評価し，必要な栄養量の設定を行う．低栄養，サルコペニアがないと評価された患者は，今後のリハの内容を考慮し必要栄養量を算出し，充足を確認した後は体重管理表で体重増減の確認を行う．リハ栄養評価でリハ栄養チーム（**表 13-3**）の介入が決定すると，週1回リハ栄養カンファレンスでモニタリングしながら，低栄養，サルコペニアの改善に向けてアプローチを開始する（モニタリングについては p79 参照）．

　管理栄養士は週1回のリハラウンドに同行し，リハの進捗の確認と，食事摂取不良，体重減少，栄養補給量の変更などの栄

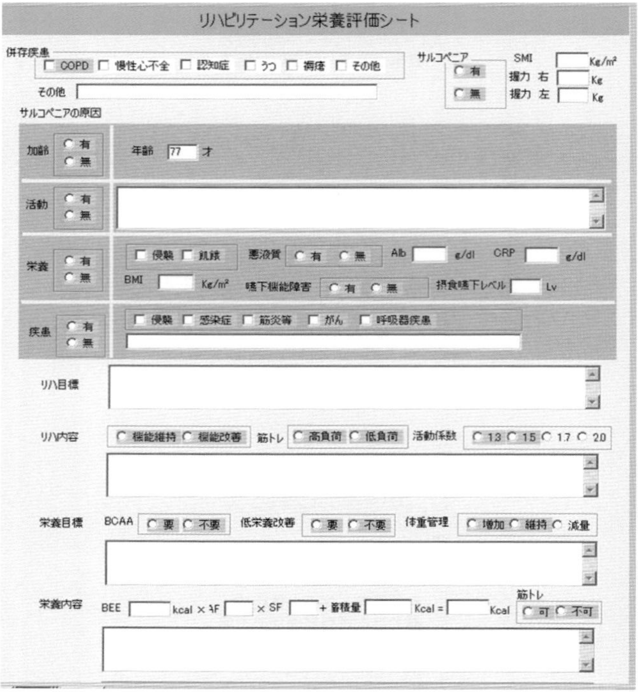

図 13-5 リハビリテーション栄養評価シート

表 13-3 リハビリテーション栄養チームの構成

コアメンバー	理学療法士, 言語聴覚士, 看護師, 管理栄養士
カンファレンス参加者	医師, 看護師, 歯科衛生士, 理学療法士, 言語聴覚士, 管理栄養士（薬剤師）
カンファレンスの開催	週1回
作成書類	体重表, リハ栄養評価シート, カンファレンスシート

養管理状況の報告を行う．リハラウンドには主治医，看護師，理学療法士，作業療法士，言語聴覚士，社会福祉士，管理栄養士が参加する．低栄養やサルコペニアが著明でリハ中の疲労度が強い患者や，体重増加を認めない患者についてその場で話し

合うこともある．実際に機能訓練室に出向いてリハ内容を確認すると，病棟では寝ていることが多い患者や車いすに座った状態で過ごしている患者のリハでの活動量が確認できる．

昼食時には理学療法士，作業療法士，言語聴覚士，管理栄養士が食堂に集まり，ほぼ毎日，ミールラウンドを行う．ミールラウンドでは食事摂取状況を確認し，食形態，提供量，食事姿勢や食器などの調整を行う．栄養摂取の不足は患者の食事摂取状況によるものだけでなく，提供量自体が不足している場合も考えられる．栄養補助食品の使用も含めて必要な栄養量の充足を図る．一連の流れを常に多職種によって情報共有しておくことがリハ栄養をスムーズに進めることにつながる．

4. 今後の展望

これまで回復期リハ病棟では，リハ栄養のエビデンスを構築してきた．その結果として，平成30年度診療報酬改定での施設基準に至った．しかし全国の回復期リハ病棟において，リハ栄養管理を行う管理栄養士の配置人数は少なく，十分な栄養管理を行うには不足している．施設基準を満たすための帳票類の記載がマンパワー不足を理由に形骸化することがないよう，管理栄養士の配置を働きかけたい．またエネルギー，たんぱく質，ビタミン，ミネラルなどの栄養素の必要量についてもエビデンスの構築が必要である．

回復期リハ病棟に入院した患者には，頻繁に体重減少が起こる．BMI18.5 kg/m² 以下の患者は，入院時22.9％，退院時24.8％と入院時よりも退院時のほうが多くなる[29]．回復期病棟入院中に低栄養やサルコペニアの患者が増加していることと同義と考えてよい．このような状況から脱却するためには，リハでのエネルギー消費量を考慮した栄養管理で，まずは体重減少を防ぐ必要がある．さらに低体重の患者においては体重が増加するような栄養管理を行いたい．その先には，低栄養，サルコペニアの改善，ADL改善があり，最終的に患者にとってよりよい社会復帰，家庭復帰につながる．そのために回復期リハ病棟でリハ栄養が十分に行われるよう願っている．（二井麻里亜）

4 施設・療養型病棟

内容のポイント

- 長期ケア施設入所の要介護高齢者は,サルコペニア,低栄養状態の割合が多い.
- 改善可能な医原性サルコペニアの方を見つけ出して,サルコペニア,低栄養へのリハ栄養を行うことで,介護量を軽減できる可能性がある.
- 長期ケア施設から在宅に,リハ栄養の実践をつなげることが重要である.

1. 概要

平成 28 年国民健康・栄養調査結果では,65 歳以上の高齢者で低栄養傾向の者(BMI ≤ 20)の割合は 17.9%(男性 12.8%,女性 22.0%)と,過去 10 年間との比較で女性では有意に増加している[30]. また,長期ケア入所の要介護高齢者に低栄養 25.7%,低栄養のおそれあり 57.4%[31]を占めるという報告もあり,長期ケア施設の高齢者はサルコペニアと低栄養の可能性が高い.

長期ケア施設の一つである介護老人保健施設(以下老健)では,「心身機能」「活動」「参加」に向けてほとんどの人がリハを実施している. しかし,先にも述べたように要介護高齢者には低栄養が多いため,適切な栄養管理を行わないと筋力低下など逆効果の恐れもある. 要介護状態の重度化を防ぐには老健でもリハ栄養の視点が重要な鍵となる.

2. 長期ケア施設でのリハビリテーション栄養: エビデンス

EWGSOP の診断基準を用いたサルコペニア研究のレビュー論文では,長期ケア施設の 14〜33% にサルコペニアを認めた[32]. 長期ケア施設入所高齢者に対するリハ栄養の研究報告

は，まだ少ない．Nishidaらは，2015年にわが国の長期ケア施設入所高齢者116人（平均年齢82.1歳，男性36人，女性80人，継続入所群79人，在宅復帰群37人）の栄養状態と在宅復帰の関連を調査した．在宅復帰群では，MNA®-SFで栄養状態良好の場合，週1時間以上のリハが実施されていた割合が高かった．さらに，日常生活活動（ADL）や入所期間においても有意差を認めていた[33]．このことから長期ケア施設においても，リハ栄養介入が要介護の重度化抑制や，入所日数の短縮化に貢献できる可能性がある．

ロイシン高配合必須アミノ酸混合物摂取が，老健入所の要介護高齢者の日常生活活動改善に有効か検討した報告がある．対象者は30人，84.9±5.6歳，男性8人，女性22人で，入所前背景は，自宅13人（43.3％），急性期病院11人（36.7％），回復期リハ病棟5人（16.7％），要介護高齢者施設1人（3.3％）だった．入所に至った原疾患は，骨粗鬆症関連疾患10人（33.3％），心臓病6人（16.7％），アルツハイマー型認知症3人（10％），脳出血3人（10％），脳梗塞3人（10％），その他5人（20％）だった．介入方法は，通常のリハ（20分1回，週5～8回）を12週間実施に加え，ロイシン高配合必須アミノ酸混合物3gを1日1回摂取し，介入前後でアウトカムを比較した．FIM利得（4.2±5.8，$p < 0.01$），FIM運動項目（3.5±4.8，$P < 0.01$）は有意差を認めた．栄養評価はMNA®-SFを使用し，その変化量（2.2±2.6，$p < 0.01$）に有意差を認めた[34]．

これらからリハ介入と栄養介入を併用するリハ栄養は，長期ケア施設入所高齢者の身体機能および能力の低下予防，栄養状態の維持に効果的な可能性がある．

3. 長期ケア施設におけるリハビリテーション栄養の実践ポイント

介護におけるリハも障害に対するリハと同じ考え方で，「心身機能」「活動」「参加」を重視し国際生活機能分類（ICF）の概念をもとに評価する．

平成30年度介護報酬改定では，医療・介護連携の評価や，自立支援の取り組みへの評価，在宅支援に関する評価が盛り込

まれた．栄養関連では，通所の栄養改善加算に栄養スクリーニング加算，入所者に対する低栄養リスク改善加算，再入所時栄養連携加算が創設された．これにより低栄養を速やかに発見し，低栄養に対する栄養改善が強く求められることになった．また，再入所時栄養関連加算の創設により，治療後の再入所者に対し栄養管理が順調に移行することができる．一方で，在院日数の短縮により新規入所者は医療期間から早期退院を余儀なくされることも少なくない．治療を終えた高齢者に低栄養，低活動量で筋力や筋量が低下する医原性サルコペニアを疑うときもある．そのため特に治療を終えた急性期からの入所者に対し，管理栄養士はリハ栄養管理の視点で低栄養のリスク管理をする必要がある．そして，リハの時間と内容が増加した場合は適切な栄養管理を実施し，筋力・筋肉量・体力向上に貢献する．

また，摂取栄養量が目標量に満たない場合は，なぜ食欲が低下しているのか食事形態や嗜好を探り，必要時は栄養補助食品を活用することが必要である．体重増加にはエネルギー蓄積量を加味させるなど適切な栄養管理を実施する．リハの時間と内容はセラピストに活動量を確認する．エネルギー摂取量の不足があればリハ内容を見直すことが重要であり，筋力・筋肉量・

> **コラム　長期ケア施設におけるリハビリテーション栄養の視点**
>
> 筆者は，前医在院期間1カ月で体重減少率24.1%の肝硬変患者に対し，多職種でリハ栄養を実践し在宅復帰できた経験がある．患者は浮腫，腹水などの病状と四肢筋力低下などの機能障害を認めた．管理栄養士は肝硬変による悪液質とサルコペニア，リハの強度と量に対しリハ栄養管理を実施した．理学療法士は軽度の運動負荷から病状にあわせリハ内容を強くした．医師は病態管理，看護師は腹水，浮腫の評価，介護士は離床時間の調節を行うなど多職種支援を経て，3カ月後に在宅復帰した．管理栄養士がチームの一員として貢献できた理由に，リハ栄養の研修会に参加し書籍を読み，自施設に置き換えてきたからかもしれない．一つの症例から取り組み，成功体験を積むことで，もっとリハ栄養を深めたいと思った．在院日数の短縮化で老健では医療依存度の高い要介護高齢者を受け入れる機会が増えている．そのためにも，長期ケア施設のリハ栄養が拡大することが望まれる．（苅部）

体力向上により ADL 向上につながる．

さらに，FIM1 点当たりの介護時間は 1.16 分[35]という報告もあることから，サルコペニアに対しリハ栄養管理が介護量を軽減できる可能性がある．このような背景からも，医療と介護の橋渡しにおいて老健が果たす役割は大きく，さらに退所後の生活に向けた現状の問題を発見し，その解決を図ることが求められている．そのため，老健においてもリハ栄養ケアプロセスで体系的な問題解決を実践する必要がある．

リハ栄養アセスメント・診断推論では，入所前後の訪問指導に介護支援専門員とともに管理栄養士も参加し，社会資源を確認する．施設では，時間になると食事を提供し，提供された食事を介助なく食べられると自立と評価する．一方，自宅では食材購入，献立作成，調理，後片付けなどを，食生活全体で考えリハ栄養アセスメント・診断推論を行う必要がある．リハ栄養診断では，現在と退所後の活動量や摂取栄養量の変化を踏まえる．リハ栄養ゴール設定は，老健では設備も限られていることもあるため，筋量の減少は BMI，下腿の最大値で評価し，筋力低下は握力を使用して評価する．身体機能低下は普通歩行速度で評価する．リハ栄養介入に問題がなかったかは，退所前訪問指導時に本人も同行し，配食弁当を受け取る際の動作や冷蔵庫の開閉の動作，さらに同じ場所で再度転倒しないように食に関する動線を確認し，現在の ADL に見合ったものか具体的に評価する．

4. 今後の展望

介護保険制度は，地域包括ケアシステムの推進，自立支援・重度化防止に資する質の高い介護サービスの実現などに向かっている．地域包括ケアシステムの推進により，在宅での生活がより促進され，生活期を支える老健のニーズはますます増えていく．そして，自立支援・重度化防止に資する質の高い介護サービスの実現は，まさに本項で示した長期ケア施設におけるリハ栄養に通ずるものがある．長期ケア施設にもリハ栄養の視点が重要となり，リハ栄養の拡大が医療と介護の要となっていくことを期待する．

（苅部康子）

5　在宅

内容のポイント

- 在宅リハ栄養は，年齢を問わず療養が必要な人の暮らしの支援を目的とする．
- 在宅リハ栄養は，地域一体型でかかわる必要があり，病院や在宅，行政も含めた多機関での問題解決が求められる．
- 在宅リハ栄養では，心身機能や疾患だけでなく，環境の変化も評価する必要がある．

1. はじめに

　在宅では，リハ栄養を必要とする人が増えている．自宅での暮らしを希望する人の増加や在院日数の短縮化により，障がいをもったまま在宅療養生活を送っている人が増えているからであり，そこで重要になるのが在宅リハ栄養である．

　在宅リハ栄養の目的や役割を，1981年に出されたWHO（世界保健機関）のリハの定義に当てはめて考えたい．一部引用すると「リハは，障害者が環境に適応するための訓練を行うばかりでなく，障害者の社会的統合を促す全体として環境や社会に手を加えることも目的とする．そして，障害者自身・家族・そして彼らの住んでいる地域社会が，リハに関するサービスの計画と実行に関わり合わなければならない」と示されており，リハ栄養に置き換えても地域一体型でかかわる必要があると考えている．

　在宅リハ栄養専門職がかかわる人は，既に「食べられない状態」の場合も多い．その理由は，認知症や経済的困難，摂食嚥下機能障がい，イレウスなどさまざまであるが，疾患や事象ばかりではなく，本人のアイデンティティも理解した「食べられない」理由を全人的な視点でとらえて在宅リハ栄養を展開する必要がある．

そして，専門職だけではなく，本人もまた在宅リハ栄養を実践する一人として，身体的パフォーマンスを取り戻すためのリハだけではなく，自分の年齢とともに移りゆく身体的な変化，社会とのつながり，心理や認知的機能の低下のなかで住み慣れた地域で最後までどのように暮らしたいかをともに考える仲間づくりを実践してもらいたい．

2. 在宅リハビリテーション栄養の実際

リハ栄養の実際を①在宅で暮らす療養者（以下在宅療養者）のリハ栄養，②在宅で暮らす介護が必要な高齢者（以下在宅要介護高齢者）のリハ栄養，の2つの側面から述べていく．

（1）在宅療養者のリハビリテーション栄養の実際

在宅療養者は，年齢を問わず医師の指示による治療が行われている人を指す．通院困難な場合は，訪問栄養士を活用した訪問リハ栄養が可能となるが，通院による外来リハ栄養も在宅リハ栄養の範囲と考えている．

対象疾患は，診療報酬で決められている糖尿病，高血圧性疾患，腎症，低栄養，がん，摂食嚥下障害などで，主に疾患が原因によるサルコペニアや悪液質に対するリハ栄養を行うことが多い．平成30（2018）年度から地域包括ケアシステムの深化形である地域共生社会が始まっているが，医療保険適用の小児在宅医療や障がい者へのリハ栄養も活発になるとみられる．ここでは後述する在宅要介護高齢者以外の障がいをもつ人を中心に考えていく．

訪問栄養士が小児の在宅リハ栄養を実践することはまだ少ない．筆者が経験した神経難病による四肢不全麻痺の胃瘻が必要な子どもにリハ栄養を実践した一例を紹介する．小児在宅医療の課題として，成長に伴うトランジショナルケアの難しさや父母のレスパイトの重要性が多く論じられているが，筆者もそれを強く実感した．医療的ケアが必要な子どもの母親は，子どもの生命を維持するために気が休まる時間が少ない．神経難病など重度心身障がい児（者）の場合は，不全麻痺で吸引や呼吸のための生命を支える機器を持ち運び，ストレッチャー車いすによる移動などすべてを担う．また，学校での吸引など医療的ケアが必要な場合は，付き添いや家での待機を余儀なくされてい

る．

　このような障がい者に対しては，年齢を問わず住み慣れた地域でいつまでも暮らすためには，家族介護だけではなく，地域全体で支えられる広義的リハ栄養の視点が重要となる．心身機能の維持向上を目的としたリハ栄養も必要であるが，地域の一員としての役割づくりが重要となる．障害者手帳で利用できる福祉道具の利用や介護サービスによる生活機能向上，家族会や地域カフェなど人との交流の場への「つながり」を支援することで，孤独を解消し役割がもてる広義的なリハ栄養技術を用いて住み慣れた地域でいつまでも暮らせるようになる．

　小児の訪問栄養を母親に要望され，まず筆者は，栄養アセスメント（評価）として，患児の自発的呼吸も含めた全身的活動量，適切な経管栄養剤，基礎代謝量を調べるため，身体測定を行った．

　患児は，高齢者と同じ薬価対応の経管栄養剤を単一で使っていた．人工呼吸器を用い，ADLは全介助であり，全身的活動量は健常児と比較し少ないため，現在の栄養補給量で体重を問題なく維持できていることがわかった．体重は自宅では測定できないため，膝高，腹囲から算出し，さらに体表面積から基礎代謝量を推測し，エネルギー必要量を算出した．この時の負荷量係数は，不全麻痺レベル，自発呼吸レベル，甲状腺機能低下症などから0.7とした．必要栄養量と比較し，経管栄養剤の補給量は，エネルギー量充足率は107％であったが，たんぱく質は73％，塩分25％と不足していた．事前の採血結果からもAlb3.4mg/dl　Na136mEq/lと，充足率はやはり不足していることが確認され，骨や甲状腺機能，心機能，筋力などの成長に必要なビタミンK，ヨウ素，セレン，食物繊維なども経管栄養剤だけでは不足していた．採血結果と主治医からの聞き取りでアナフィラキシーショックのリスクがあることもわかった．また，半固形化栄養剤では便秘を繰り返していたため，消化吸収能力を確認する必要があった．経管栄養剤だけでは成長に必要なたんぱく質，微量元素，オリゴ糖，食物繊維などの栄養素が不足しており，アレルギー対応が必要なことなど，栄養評価から課題を抽出した．

　これらの課題を受け栄養ケア計画では，家族団欒を増やすた

めに胃瘻からのメニューを増やすことを目標とした．普段から父母が食べ慣れている食事やアレルギーの有無を確認し，青汁，昆布茶，具材の多い味噌汁の汁，ミルクココアなど経管栄養剤だけでは不足しがちな栄養素を豊富に含む食材を提案した．

　現在では，年齢的に成長期のピークは過ぎていると思われることから，ホルモン分泌の変化や体脂肪量の増加が予測された．栄養評価からも腹囲と下腿周囲長が各 2 cm 増加し，上腕周囲長は変化がなかった．そのため医師と相談し，活動量やホルモンバランスを考慮した体脂肪量と除脂肪体重量の均衡を目標に介入することとなった．

　このように，疾患を背景とした子どもの成長に伴う栄養管理の目的は日々変化し，専門職のかかわり方も変化する．症例だけでなく医療的ケアが必要な子どもたちにさらに在宅リハ栄養が浸透することを願っている．

（2）在宅要介護高齢者のリハビリテーション栄養

　在宅要介護高齢者は，今後もさらに増えることが予想される．フレイルが重症化したことで在宅要介護高齢者になる人も多い．加齢に伴う視聴覚の衰え，味覚の減少，孤食，気持ちの落ち込み，移動速度や活動量の低下，もの忘れ，口腔機能の低下，消化吸収機能の衰えは，食欲の低下や低栄養を引き起こす．また，フレイルに伴い，認知症の発症，筋肉量や筋力の低下，転倒などにより介護保険サービスの利用や入院や死亡のリスクは増加していく．そして，入退院を繰り返すたびに ADL 支援が増えていく．

　筆者の経験から，一番頭を悩ますのがフレイルや認知症患者への在宅リハ栄養である．家族や患者も日常生活で食が細くなることに慣れてしまい，脱水や低栄養で動けなくなるまで気づかずに緊急搬送されることも珍しくない．特に食事拒否は，認知機能が低下したことで引き金となることが多い．入院で末梢輸液約 1,000 ml（500 kcal）を補給したとしても，1 日当たりの必要エネルギー量が 1,800 kcal であれば，3 日間で約 4,000 kcal のエネルギー量不足となる．また，水分量も 4,000 ml，たんぱく質量に至っては 50 kg の人の場合 150 g（1 kg 当たり =1 g で算出）の不足となる．1 週間同じ治療が続け

ば，せん妄から認知症の悪化，摂食嚥下機能低下，消化器官の萎縮，消化液の分泌の低下など全身的に廃用が進む．採血の結果から脱水の改善により治療が終了したとしても，低栄養と寝たきりでフレイルが重症化したまま退院することになり，自立歩行，排泄，食事摂取などADLが保てなくなり，在宅では暮らせないと判断され，転院や施設に選択される可能性は高い．

筆者が経験したのは，認知症から食事拒否が始まり，低栄養や脱水で入退院を繰り返し，何度目かの退院時に訪問栄養を依頼されたケースである．当時を振り返ると，初回訪問時の家族は繰り返される食事拒否への焦りで精神的に参っており，低栄養や脱水は当然の結果であった．筆者からケアマネジャーを通じ，連携先のレスパイト入院先から在宅での食生活の立て直しをお願いした．レスパイト入院した当日の夕食に，筆者が病院を訪問し，看護師と管理栄養士に在宅での食事時間の癖，食べないときの対応方法，1日の生活リズムなどを説明し，入院中にどこまで対応可能かを確認し合った．入院中は，担当看護師が在宅の生活リズムを参考に看護スケジュールを作成し，食事時間などの生活リズムは可能な限り在宅生活と同じように対応してもらった．管理栄養士は，リハ職種と協力し，治療のための栄養補給，食形態を咀嚼しやすいミキサー食に落としてから段階的に摂取させ，昼夜逆転を防ぐための全身の筋力や筋肉量の維持，認知機能低下を防ぐリハが加わった．

その結果，退院後は病院のリハ栄養を在宅で引き継ぎ，デイサービスなどの介護サービスを利用しながら再入院することのない生活を継続できた．このように，リハ栄養の視点を在宅と病院が連携することで，再び住み慣れた地域でこれまでどおりに暮らすことも可能である．

平成30（2018）年度の診療報酬改定では，入退院時の情報提供，自立支援，重症化予防のためのリハ，回復期リハ病院でのリハ計画書には栄養ケア計画を含めたアウトカムなど，在宅リハ栄養にも有意な要素が多く盛り込まれている．地域一体型で在宅リハ栄養を実施し，地域在住者全員を支えることが必要である．

〔奥村圭子〕

文献

1) Stevens RD et al：A framework for diagnosing and classifying intensive care unit-acquired weakness. *Crit Care Med* **37**（10 suppl）：S299-308, 2009.
2) Schefold JC et al：Intensive care unit-acquired weakness (ICUAW) and muscle wasting in critically ill patients with severe sepsis and septic shock. *J Cachexia Sarcopenia Muscle* **1**（2）：147-157, 2010.
3) 寺島秀夫・他：侵襲下の栄養療法は未完である 栄養療法の本質，効果と限界. *Intensivist* **3**（3）：373-399, 2011.
4) Moisey LL et al：Skeletal muscle predicts ventilator-free days, ICU-free days, and mortality in elderly ICU patients. *Crit Care* **17**（5）：R206, 2013.
5) de Hoogt PA et al：Functional Compromise Cohort Study (FCCS) :Sarcopenia is a Strong Predictor of Mortality in the Intensive Care Unit. *World J Surg*, 2017. doi：10.1007/s00268-017-4386-8.
6) Lew CCH et al：Association Between Malnutrition and Clinical Outcomes in the Intensive Care Unit:A Systematic Review. *JPEN J Parenter Enteral Nutr* **41**（5）：744-758, 2017.
7) Wakabayashi H et al：Malnutrition is associated with poor rehabilitation outcome in elderly inpatients with hospital-associated deconditioning a prospective cohort study. *J Rehabil Med* **46**（3）：277-282, 2014.
8) 高橋哲也・他：集中治療における早期リハビリテーション 根拠に基づくエキスパートコンセンサス. 日集中医誌 **24**（2）：255-303, 2017.
9) McClave SA et al：Guidelines for the Provision and Assessment of Nutrition Support Therapy in the Adult Critically Ill Patient: Society of Critical Care Medicine (SCCM) and American Society for Parenteral and Enteral Nutrition (A.S.P.E.N.). *JPEN J Parenter Enteral Nutr* **40**（2）：159-211, 2016.
10) 小谷穣治・他：日本版重症患者の栄養療法ガイドライン. 日集中医誌 **23**（2）：185-281, 2016.
11) Doig GS et al：Early parenteral nutrition in critically ill patients with short-term relative contraindications to early enteral nutrition: a randomized controlled trial. *JAMA* **309**（20）：2130-2138, 2013.
12) Hegerová P et al：Early nutritional support and physiotherapy improved long-term self-sufficiency in acutely ill older patients. *Nutrition* **31**（1）：166-170, 2015.
13) Bear DE et al：The role of nutritional support in the physical and functional recovery of critically ill patients:a narrative review. *Crit Care* **21**（1）：226, 2017.
14) Maeda K et al：Nutritional variables predict chances of returning home and activities of daily living in post-acute geriatric care. *Clin Interv Aging* **13**：151-157, 2018.
15) Rubenstein LZ et al：Impacts of geriatric evaluation and management programs on defined outcomes: overview of the evidence. *J Am Geriatr Soc* **39**：8 S-16 S, 1991.
16) Marshall S：Protein-energy malnutrition in the rehabilitation setting: Evidence to improve identification. *Maturitas* **86**：77-85, 2016.
17) Phillips W：Identifying and Documenting Malnutrition in Inpatient Rehabilitation Facilities. *J Acad Nutr Diet,* 2018. doi: 10.1016/j.jand.2017.09.002.
18) Cereda E et al：Nutritional status in older persons according to healthcare setting: A systematic review and meta-analysis of prevalence data using MNA®.

19) Sánchez-Rodríguez D et al：Sarcopenia in post-acute care and rehabilitation of older adults: a review. *Euro Geriat Med* **7**（3）：224-231, 2016.
20) Yoshimura Y et al：Prevalence of sarcopenia and its association with activities of daily living and dysphagia in convalescent rehabilitation ward inpatients. *Clin Nutr*, 2017 doi: 10.1016/j.clnu.2017.09.009.
21) Bozkaya F et al：Effects of long-term heat stress and dietary restriction on the expression of genes of steroidogenic pathway and small heat-shock proteins in rat testicular tissue. *Andrologia* **49**（6）, 2017.doi: 10.1111/and.12668.
22) Nishioka S et al：Nutritional Improvement Correlates with Recovery of Activities of Daily Living among Malnourished Elderly Stroke Patients in the Convalescent Stage: A Cross-Sectional Study. *J Acad Nutr Diet* **116**（5）：837-843, 2016.
23) Nii M et al：Nutritional Improvement and Energy Intake Are Associated with Functional Recovery in Patients after Cerebrovascular Disorders. *J Stroke Cerebrovasc Dis* **25**（1）：57-62, 2016.
24) Sakai T et al：Nutrition Support Team Intervention Improves Activities of Daily Living in Older Patients Undergoing In-Patient Rehabilitation in Japan: A Retrospective Cohort Study. *J Nutr Gerontol Geriatr* **36**（4）：166-177, 2017.
25) Shiraishi A et al：Poor oral status is associated with rehabilitation outcome in older people. *Geriatr Gerontol Int* **17**（4）：598-604, 2017.
26) Shiraishi A et al：Prevalence of stroke-related sarcopenia and its association with poor oral status in post-acute stroke patients: Implications for oral sarcopenia. *Clin Nutr* **37**（1）：204-207, 2018.
27) Nishioka S et al：Nutritional status changes and activities of daily living after hip fracture in convalescent rehabilitation wards: a retrospective observational cohort study from the Japan Rehabilitation Nutrition Database. *J Acad Nutr Diet* **118**（7）：1270-1276, 2018.
28) Nishioka S et al：Relationship between weight gain, functional recovery and nutrition monitoring in underweight tube-fed stroke patients. *Jpn J Compr Rehabil Sci* **9**：3-10, 2018. doi.org/10.11336/jjcrs.9.3.
29) 一般社団法人 回復期リハビリテーション病棟協会：回復期リハビリテーション病棟の現状と課題に関する調査報告書，平成29年2月．
30) 厚生労働省：平成28年国民健康・栄養調査結果の概要：http://www.mhlw.go.jp/stf/houdou/0000177189.html（アクセス日時2018年3月6日）
31) Hirose T et al：Accumulation of geriatric conditions is associated with poor nutritional status in dependent older people living in the community and in nursing homes. *Geriatr Gerontol Int* **14**（1）：198-205, 2014.
32) Namasivayam AM et al：Malnutrition and Dysphagia in long-term care: a systematic review. *J Nutr Gerontol Geriatr* **34**：1-21, 2015.
33) Nishida Y et al. Nutritional status is associated with the return home in a long-term care health facility. *J Gen Fam Med Nov* **19**（1）：9-14, 2017.
34) 苅部康子，若林秀隆：介護老人保健施設入所の要介護高齢者に対するロイシン高配合必須アミノ酸混合物によるADL改善効果．日静脈経腸栄会誌 **32**：1526-1530, 2017.
35) 才藤栄一・他：脳卒中患者の新しい評価法FIMとSIASについて．医学のあゆみ **163**：285-290,1992.

第14章 主な疾患・障害のリハビリテーション栄養

1 廃用症候群

内容のポイント

- 廃用症候群とは，身体の不動・無動状態により引き起こされる二次的障害である．
- 廃用症候群患者では，約9割に低栄養を認め，サルコペニアのすべての原因を合併する可能性が高い．
- 早期リハ，排泄ケア，栄養管理＝リハ栄養を実践することで廃用症候群を予防できる可能性がある．

1. 疾患の概要

廃用症候群（disuse syndrome）とは，身体の不動・無動状態により引き起こされる二次的障害である[1]．人工呼吸器管理や集中治療室管理を要する重症疾患，多発外傷，急性感染症，手術後，熱傷など高度の侵襲を生じる疾患が原因となることが多い．病前からの長期間の不活動，安静も一因である．予備能の少ない高齢者や障害者では，軽度の侵襲や短期間の安静でも廃用症候群を認めやすい．廃用症候群は，廃用に至るまでの時間が長いものと短いものに区分できる．

廃用症候群の症状は，筋力低下，関節拘縮，骨粗鬆症，尿路結石，起立性低血圧，心拍数増加，褥瘡，求心性神経過敏，持久力低下，肺うっ血，腸管蠕動運動亢進，認知力低下など多岐にわたる[2]．診療報酬では，外科手術または肺炎などの治療時の安静があり，治療開始時において FIM（機能的自立度評価表）115点以下，もしくは Barthel Index 85点以下に低下した状態を廃用症候群としている．

2012年の米国集中治療医学会において集中治療後症候群（post intensive care syndrome；PICS）という概念が提唱された[3]．PICSとは，ICU在室中あるいは退院後に生じる運動機能障害（ICU-acquired weakness；ICU-AW など），認知機能障害，精神障害であり，長期予後に影響を与える病態と定義さ

表14-1　廃用症候群に生じやすいリハビリテーション栄養診断

リハ栄養診断名	原因
低栄養	廃用症候群の約90％に低栄養を認める 最も多いのは侵襲であり，悪液質や飢餓を認めることもある
低栄養のリスク状態	同上
栄養素の不足状態	エネルギー・たんぱく質および全体的な栄養素の不足状態が認められることが多い
サルコペニア	加齢だけでなく，活動・栄養・疾患とすべての原因を合併する可能性あり．筋肉量減少，握力低下，摂食嚥下障害，高度侵襲，鎮静，意識障害や治療に伴う安静臥床に起因する活動量低下が認められる
栄養素摂取の過不足	病前からの栄養素摂取不足 急性期における摂取（投与）不足

れる．廃用症候群はPICSの一部であり，臨床においてはICUにおける侵襲の長期予後への影響を認識し，予防対策を講じる必要がある．PICSの予防策として，日中覚醒，適切な鎮痛・鎮静薬の選択，自発呼吸トライアル，早期リハがある．これらの実現には，多職種の医療チームで取り組む必要がある．

2. 主なリハビリテーション栄養診断（表14-1）

(1) 栄養障害

わが国の廃用症候群患者の約9割に低栄養を認める[4]．また，廃用症候群の高齢入院リハ患者の低栄養をASPEN/AND定義とESPEN定義で比較した論文では，ASPEN/AND定義では63.1％，ESPEN定義では20.2％に低栄養を認め，ESPEN定義は機能予後不良と関連を認めた[5]．廃用症候群患者では，BMIが正常より肥満（BMI 30〜34.9）の方がFIM運動得点の改善が多く，低体重で最も改善が少ない[6]．廃用症候群における米国栄養士会と米国静脈経腸栄養学会（ASPEN）の成人低栄養の判断基準を示す（**表14-2**）[7]．廃用症候群では筋肉量減少と握力低下を認めることが多い．6項目中2項目該当すると成人低栄養と判断されるので廃用症候群では低栄養が多く存在する結果となる．

(2) サルコペニア

廃用症候群とサルコペニアは密接に関連している．低栄養の

表 14-2 廃用症候群における成人低栄養の判断基準

低栄養の判断基準	廃用症候群
エネルギー摂取不十分	禁食の場合,認めることが多い
体重減少	認めることが多い
皮下脂肪減少	認めることがある
筋肉量減少	廃用性筋萎縮があり,通常認める
浮腫	認めることがある
握力低下	廃用性筋力低下があり,認めることが多い

原因として最も多いのは侵襲(83.4%)であり,次いで飢餓(44.4%),悪液質(30.2%)であった[8]．廃用症候群では加齢に伴う原発性サルコペニアだけでなく,上記に示すように治療に伴う症状安静,栄養投与摂取不足,疾患に伴う二次的障害性も含むサルコペニアの原因すべてを合併する可能性がある．高齢入院患者では,CRP 5 mg/dl 以上の炎症と Mini Nutritional Assessment® (MNA®) で低栄養の場合に最も身体機能や筋力が低下しやすく,炎症単独でも低下する[9]．高齢者の廃用症候群では,摂食嚥下障害の有無も評価する．高齢者の筋量と体脂肪を研究した報告では,サルコペニアおよびサルコペニア肥満の有症率は60歳代で15%と2%,80歳代で40%と10%であり,加齢とともに増加した[10]．

(3) 栄養素摂取の過不足

廃用症候群では,全体的なエネルギー摂取不足およびたんぱく質摂取不足のことが多い．投与経路としては経口摂取が原則だが,経口摂取からの充足が困難な場合は,静脈栄養や経腸栄養などの必要性を多職種で検討する．加齢による耐久性や活動性の低下は,消費エネルギー量より摂取エネルギーが上回り,サルコペニアや肥満の進行につながり悪循環となる[11]．

3. 栄養管理

高齢者の廃用症候群には,機能訓練だけでなく栄養管理が重要である．サルコペニア軽減には,十分なたんぱく質および必須アミノ酸の投与が重要であり,クレアチンやn-3系脂肪酸が有用な可能性がある[12]．エネルギー補給および利用効率の点からは,中鎖脂肪酸(MCT)の使用が有用な可能性がある．

低栄養や低体重の患者がMCTを経口摂取することで活性型グレリンが上昇し，摂食量増加，体重増加による栄養改善を期待できる．健常者を対象にした研究では，MCTの摂取により活性型グレリンが有意に増加した[13]．

4. リハビリテーション

高齢入院患者が廃用症候群（退院時と退院後1カ月のADL低下）に陥る要因を調査した研究では，院内移動，失禁ケア，入院期間，栄養摂取が機能低下に関連していた[14]．早期リハ，排泄ケア，栄養管理で廃用症候群を予防できる可能性がある．廃用症候群の訓練内容としては全身状態がまだ良好でなく侵襲下にあり，ベッド上安静を要する場合には，機能維持を目標とする．ベッドサイドでの理学療法として関節可動域訓練，安静度に合わせた座位訓練，呼吸訓練などを中心に行う．摂食嚥下障害を合併する場合には摂食機能療法を行う．全身状態が改善傾向にあり車椅子乗車や機能訓練室でのリハが可能な場合には機能改善を目標とする．機能訓練室での理学療法，作業療法としてレジスタンストレーニング，起居動作訓練，ADL訓練，

> **コラム　廃用症候群にも少量高エネルギー対策**
>
> 当院回復期リハ病棟の入院時アルブミン値の平均値は，脳血管疾患3.53g/dl，運動器疾患3.45g/dl，廃用症候群3.09g/dlと，廃用症候群は他疾患と比較して有意に低値を示した．また，廃用症候群患者35例（入院時平均FIM 52.9）のうち食事が自立した27例と全体の退院時FIMを比較すると前者の方がより改善していた（89.7 vs 76.9）．廃用症候群患者は入院時低栄養状態を認め，著しい摂取栄養量不足，手術侵襲などによる体重減少のためマイナスからのスタートとなり，改善させるのに難渋する．入院時摂取エネルギーは，250～1,000kcal/日と個人差があり，食に関する訴え，なかでも提供量を減らしてほしいと希望することが多い．しかし栄養改善のための蓄積量を考慮すると必要エネルギー量は多い．この問題に対して，全体量を増やさず少量で高エネルギーを確保し，かつ食欲増進を期待して熊リハパワーライス®〔物性や分量，味やにおいを損なわず軟飯にMCT（中鎖脂肪）とプロテインを混ぜ込んだもの〕を用いている．栄養改善がみられるまでは，何らかの栄養補給アイテムを上手に活用することも必要ではないだろうか．
>
> （嶋津）

歩行訓練,体力増強訓練などを中心に程度行う[15].

不要な安静を避けて早期離床,二次的合併症予防目的の早期リハを実施する.ただし廃用症候群には,多くの栄養障害を合併しており,リハ訓練内容だけでなく必ず栄養を一緒に考えアプローチする.

（嶋津さゆり）

文献

1) Halar EM et al：Physical medicine and rehabilitation.Principles and practice,4th ed, Lippincott Williams & Wilkins,Philadelphia, 2005, pp1447-1467.
2) Sonoda S：Immobilization and Disuse Syndrome. *Jpn J Rehabil Med* **52**：265-271, 2015.
3) Needham DM et al：Improving long-term outcomes after discharge from intensive care unit：report from a stakeholders' conference. *Crit Care Med* **40** (2)：502-509, 2012.
4) Wakabayashi H et al：Association of Nutrition Status and Rehabilitation Outcome in the Disuse Syndrome：a Retorospective Cohort Study. *Gen Med* **12**：69-74, 2011.
5) Sánchez-Rodríguez D et al：ASPEN-AND-ESPEN: A postacute-care comparison of the basic definition of malnutrition from the American Society of Parenteral and Enteral Nutrition and Academy of Nutrition and Dietetics with the European Society for Clinical Nutrition and Metabolism definition. *Clin Nutr* pii：S0261-5614 (18) 30018-9, 2008.
6) Jain NB et al：Association between body mass index and functional independence measure in patients with deconditioning. *Am J Phys Med Rehabil* **87**：21-25, 2008.
7) White JV et al：Consensu statement of the Academy of Nutrition and Dietetics/American Society for Parenteral and Enterral Nutrition:characteristics recommended for the identification and documentation of adult malnutrition (undernutirion). *J Acad Nutr Diet* **112**：730-738, 2012.
8) 若林秀隆：廃用症候群の高齢入院患者における栄養評価と機能予後. 静脈経腸栄養 **28**：273, 2013.
9) Rossi AP et al：Inflammation and nutritional status as predictors of physical performance and strength loss during hospitalization. *Eur J Clin Nutr* **70** (12)：1439-1442, 2016.
10) Baumgartner RN：Body composition in healthy aging. *Ann NY Acad Sci* **904**：437-438, 2000.
11) 小川純人：サルコペニア・虚弱と栄養. *Geriatr Med*：**51** (4)：399-402, 2013.
12) Wall BT, van Loon LJ：Loon LJC.Nutritional strantegies to attenuate muscle disuse atrophy. *Nutr Revi* **71** (4)：195-208, 2013.
13) 若林秀隆：高齢者の廃用症候群の機能予後とリハビリテーション栄養. 静脈経腸栄養 **28** (5)：21-26, 2013.
14) Yoshimura Y et al：Gherelin activation by ingestion of medium-chain triglycerides in healthy adults: A pirot trial. *J Aging Res Clin Practice* **7**：42-46, 2018.
15) 若林秀隆：廃用症候群. リハビリテーション栄養ハンドブック, 医歯薬出版, 2010, pp173-175.

2 脳卒中

内容のポイント

- 脳卒中患者は高齢者が多く，すべての入院患者で栄養状態・摂食嚥下機能を評価し，合併症の予防を図る．
- 急性期ではできるだけ早期に離床・リハを開始し，血糖値に注意しながら侵襲・摂取量不足による栄養状態の悪化を防ぐ．
- 回復期ではADL改善を目標に栄養状態の改善を図るとともに，活動量増加による栄養状態悪化に注意する．

1. 疾患の概要

　脳卒中とは脳の血管に障害が起きることで生じる疾患の総称であり，脳の血管が詰まる「脳梗塞」，脳内の細い血管が破れて出血する「脳出血」，脳の表面の血管にできたコブ（脳動脈瘤）が破れる「くも膜下出血」などが含まれる．

　厚生労働省によると脳卒中の推定患者総数は253万人で，そのうちの85％が65歳以上の高齢者である．さらに，死亡者数は11万人でわが国における死因第4位である．代表的な後遺症には麻痺，言語障害，嚥下障害，感覚障害，視力視野障害，高次脳機能障害（失行，失認，注意障害，記憶障害，遂行機能障害など），気分障害（抑うつ）などがある．患者の多くに後遺症が残存し，介護が必要となった原因疾患の16.6％を占め，脳卒中は生命予後，機能予後に影響を及ぼす重要な疾患の一つである．

　脳卒中の治療は全身管理のもと，病気の種類や症状に応じて，手術による外科的治療，カテーテルを用いた脳血管内治療，抗血栓療法などの内科的治療が行われる．

表 14-3 脳卒中に生じやすいリハビリテーション栄養診断

リハ栄養診断名	原因
低栄養	病前からの低栄養(高齢者,糖尿病,脳卒中の既往など) 後遺症の影響による摂取(投与)不足(うつによる食欲低下,認知機能低下,嚥下障害,視覚性無視,麻痺,失行,意識障害など) 高度侵襲(外科的手術,呼吸器感染,尿路感染など)
過栄養	病前からの過栄養(肥満,生活習慣病など)
低栄養のリスク状態	低栄養参照
過栄養のリスク状態	寝たきりによる筋肉量・活動量の低下
サルコペニア	高齢者 栄養摂取不足(エネルギー,たんぱく質) 高度侵襲(外科的手術,呼吸器感染,尿路感染など) 鎮静,意識障害や治療に伴う安静臥床に起因する活動量低下 麻痺による筋萎縮
栄養素摂取の不足	回復期における活動量増加による需要の増大 ビタミンD摂取不足,合成の低下(中心静脈栄養管理,自力歩行不能により日光曝露減少) 栄養摂取不足(エネルギー,たんぱく質,水分)
栄養素摂取の過剰	病前からの摂取過剰(エネルギー,糖質,脂質,飽和脂肪酸,塩分,アルコールなど)

2. 主なリハビリテーション栄養診断(表 14-3)

(1) 栄養障害

脳卒中の栄養障害には過栄養と低栄養が存在する.

過栄養による肥満は脳卒中発症の独立した危険因子であり,病前から過栄養を認める場合も少なくない.一方で,脳卒中患者において低体重よりも過体重・肥満の患者の方が生命・機能予後がよいという肥満パラドックスの可能性が示唆される.

脳卒中患者の低栄養有病率は 18 研究の系統的レビューによると 6.1〜62％であった[1].脳卒中急性期の低栄養は入院中の感染症や褥瘡,消化管出血の発症率や死亡率,在院日数や入院費用,機能予後不良のリスク因子である.脳卒中患者の低栄養のリスク因子には,入院時の低栄養,嚥下障害,脳卒中の既往,糖尿病,経管栄養,意識障害がある[2].さらに,嚥下障害を有する脳卒中患者は嚥下障害のない患者と比較して 2.4 倍低栄養のリスクが高く,経管栄養施行中の高齢脳卒中患者におけ

る低栄養リスクは3食経口摂取獲得を予測する．加えて，急性期脳卒中患者では肺炎および尿路感染症を合併することが多く，くも膜下出血患者や頭蓋内出血では安静時代謝エネルギー量（REE）が増加し，侵襲による低栄養が生じやすい．急性期脳卒中患者の絶食期間と栄養状態をみた研究では，平均絶食期間は 2.3 日で NHISS による重症度が高いほど長かった．病型別では，ラクナ梗塞とアテローム血栓性脳梗塞は絶食期間が平均で約1日と短く，高血圧性脳内出血とくも膜下出血，心原性脳塞栓症の絶食期間は約3日以上と長くなる傾向にあった．また，入院時と退院時（平均在院日数 31 日）で BMI，Alb が有意に低下し，急性期では栄養状態が低下する[3]．

血清 25（OH）D 値は脳卒中発症後，時間とともに減少し，特に中心静脈栄養ではビタミン D 欠乏を悪化させる可能性がある．また，慢性期において自力歩行不能患者は自力歩行可能患者と比較し，血清 25（OH）D 値が低下する．

(2) サルコペニア

脳卒中に関連するサルコペニアは遅筋線維から速筋線維へのシフトであり，速筋線維から遅筋線維へシフトする加齢によるサルコペニアとは異なった特徴をもつ．脳卒中に関連したサルコペニアの要因には，廃用性筋萎縮や不十分な栄養，炎症，脱神経，神経再支配，痙攣などが挙げられる（**図14-1**）[4]．脳卒中後5年（14〜172 カ月）経過した場合，麻痺側は非麻痺側と比較して，筋肉のサイズ（筋厚・筋面積・筋体積）が大腿筋で最大 13％，下腿筋で最大 5％低下し，下肢の筋肉量は最大 8％低下する．さらに足底屈筋力は 52％，膝関節伸展筋力は 36％低下する．回復期の脳卒中患者では 53.6％（脳梗塞 59.8％，脳出血 50.0％，くも膜下出血 34.6％）にサルコペニアを認め，ADL や嚥下障害，口腔機能障害はサルコペニアと独立して関連する[5,6]．

(3) 栄養素摂取の過不足

急性期の脳卒中患者は必要とされるエネルギーとたんぱく質の 80〜91％しか摂取できておらず[7]，特に不安・うつ病のある患者ではエネルギー摂取量がさらに低下する．また，脳卒中患者の嚥下障害は急性期において不十分な水分摂取と強く関連し，急性期ではエネルギー・たんぱく質・水分の摂取量が不足

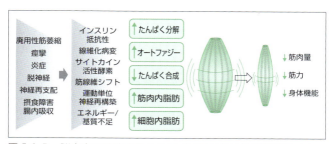

図 14-1 脳卒中に関連するサルコペニアにおける筋萎縮のメカニズムと経路

(熊谷, 2017)[4]

しやすい．さらに，回復期でも低栄養の患者が多く[8]，活動量に見合ったエネルギー・たんぱく質などを補給しないと摂取不足が生じる．

一方で，脳卒中の危険因子には高血圧症，糖尿病，脂質異常症，メタボリックシンドローム，過度の飲酒などがあり，病前では食塩，エネルギー，糖質，コレステロール，飽和脂肪酸，アルコールなどの摂取量が過剰な可能性がある．

3. 栄養管理

脳卒中患者の低栄養のスクリーニングには MUST が推奨されている[9]．その他，妥当性が検証されたツールを使用できない場合には，非麻痺側の下腿周囲長で男性 31 cm，女性 30 cm をカットオフ値とすることが有用である．

嚥下障害がない，または軽度の患者では嚥下機能に合わせて食形態を調整し，経口摂取を開始する．加えて，低栄養または低栄養のリスクがある場合には経口栄養補助食品（ONS）を利用して摂取量の増加を図る．食形態を調整した食事や高濃度の ONS はエネルギーと水分摂取を減少させる可能性があるため，水分バランスと栄養素摂取量をモニタリングする．重度の嚥下障害のある患者では脳卒中発症後 7 日以内に，人工呼吸器が必要な意識レベルが低下した重症の脳卒中患者では早期（72時間以内）に経鼻栄養を開始し[9]，少なくとも 1 週間に 1 回はモニタリングを行う．発症から 28 日以上経腸栄養が必要な患者では経皮的内視鏡的胃瘻造設術（PEG）を考慮する[9]．

急性期では外科的手術や感染症などの代謝亢進に注意しつつ，高血糖を是正し，血糖を 140〜180 mg/dL の範囲に保ち，低血糖（60 mg/dL 以下）を予防する[10]．脳卒中患者では麻痺が弛緩性か痙性かなどによってエネルギー代謝が増減する可能性があり，必要エネルギー量の設定には間接熱量計による REE の測定が望まれる．間接熱量計による測定ができない場合には，Harris-Benedict（HB）の式が REE の予測に有用である．回復期で HB の式を用いる場合，活動因子はやせ 1.7，標準体重 1.4，肥満 1.2，侵襲因子は 1.0〜1.1 を目安に設定する．退院時には再発予防のため，栄養指導を実施する．

4. リハビリテーション

　不動・廃用症候群を予防し，早期の ADL 向上と社会復帰を図るために，十分なリスク管理のもとにできるだけ発症後早期から積極的なリハを行う．早期座位・立位，装具を用いた早期歩行訓練，摂食嚥下訓練，セルフケア訓練などが含まれる．ただし，脳卒中発症後 24 時間の超急性期での高密度（1 日 6.5

コラム　日本人における食物たんぱく質摂取量と脳卒中のリスク：久山研究

　福岡県の久山町では 1961 年より住民を対象にした大規模な疫学調査が行われており，2017 年の研究には 1988 年から 19 年間で 40〜79 歳を含む住人 2,400 名が登録された．19 年間の追跡調査の間に脳梗塞 172 名，脳出血 58 名，くも膜下出血 24 名の発症を認めた．調査の結果，たんぱく質摂取が多いほど，脳卒中の発症リスクが低くなり，たんぱく質を 1 日 10g 多く摂取することで脳卒中のリスクが 15％減少することが示された．また，総たんぱく質摂取量は米とアルコールの摂取量と負の相関を示し，植物性たんぱく質（大豆や大豆製品，野菜，海藻類）の摂取量増加は脳梗塞の発症リスクを，動物性たんぱく質（魚，乳製品，肉，卵）の摂取量増加は脳出血の発症リスクを減少させることが明らかとなった．リハ栄養を意識すると筋肉量増加ために動物性たんぱく質が増えがちになるが，脳卒中予防のためには，植物性たんぱく質と動物性たんぱく質をバランスよく，多く摂取することが推奨される[*1]．

（酒井）

[*1] Ozawa M et al：Dietary Protein Intake and Stroke Risk in a General Japanese Population: The Hisayama Study. *Stroke* **48**（6）：1478-1486, 2017.

回 31 分の座位や立位)のリハは,3 カ月後の予後を悪化させる可能性がある[10]．栄養障害はリハのステージが進むにつれて増加する．さらに，回復期脳卒中患者の低栄養は ADL 改善が不良であり[8]，特にリハによる運動負荷量の増加や身体機能の向上による消費エネルギー量の増加で，患者の栄養状態を悪化させないよう注意する．

(酒井友恵)

文献

1) Foley NC et al：Which reported estimate of the prevalence of malnutrition after stroke is valid? *Stroke* **40**（3）：e66-74, 2009.
2) Chen N et al：Risk factors for malnutrition in stroke patients: A meta analysis. *Clin Nutr*, 2017.［Epub ahead of print］
3) 小蔵要司・他：急性期脳卒中における絶食期間が栄養状態に及ぼす影響－脳卒中病型および重症度による比較－．静脈経腸栄養 **29**（2）：757-764, 2014．
4) 熊谷直子：脳卒中患者の医原性サルコペニア対策．臨床栄養別冊 リハビリテーション栄養 UPDATE 医原性サルコペニアの廃絶を目指して（吉村芳弘，若林秀隆編），医歯薬出版，2017, pp110-116．
5) Yoshimura Y et al：Prevalence of sarcopenia and its association with activities of daily living and dysphagia in convalescent rehabilitation ward inpatients. *Clin Nutr*, 2017.［Epub ahead of print］
6) Shiraishi A et al：Prevalence of stroke-related sarcopenia and its association with poor oral status in post-acute stroke patients: Implications for oral sarcopenia. *Clin Nutr* **37**（1）：204-207, 2018.
7) Foley N et al：Energy and protein intakes of acute stroke patients. *J Nutr Health Aging* **10**（3）：171-175, 2006.
8) Nishioka S et al：Nutritional Improvement Correlates with Recovery of Activities of Daily Living among Malnourished Elderly Stroke Patients in the Convalescent Stage: A Cross-Sectional Study. *J Acad Nutr Diet* **116**（5）：837-843, 2016.
9) Burgos R et al：ESPEN guideline clinical nutrition in neurology. *Clin Nutr* **37**（1）：354-396, 2018.
10) Powers WJ et al：2018 Guidelines for the Early Management of Patients With Acute Ischemic Stroke: A Guideline for Healthcare Professionals From the American Heart Association/American Stroke Association. *Stroke* **49**（3）：e46-e110, 2018.

3 頭部外傷

内容のポイント

- 急性期の重症頭部外傷患者では代謝亢進と栄養摂取不足により低栄養を生じやすい.
- 急性期では25〜30 kcal/kg, 回復期では活動量とエネルギー蓄積量を考慮した栄養管理を行う.
- 急性期から早期リハを行うとともに, 生活期における栄養リスクをふまえたうえでリハプランを実施する.

1. 疾患の概要

何らかの外力が頭部に加わり, 頭部に損傷が生じたものを頭部外傷とよぶ. Gennarelli らの分類がよく用いられており, ①頭蓋骨骨折, ②びまん性脳損傷, ③局所性脳損傷（急性硬膜外血腫, 急性硬膜下血腫など）に分類される[1]. 頭部外傷の重症度評価には Glasgow Coma Scale（GCS）が汎用されており, GCS 8 以下は重症頭部外傷とされる[1,2]. わが国においては70歳代以上の患者が多く, 交通事故よりも転倒・転落による受傷が増加している[2]. 高齢患者の増加により, 低栄養および低栄養リスク者が増加している可能性を念頭に置かねばならない.

頭部外傷患者の治療は, 全身管理に加え保存的加療または外科手術が選択される. 外科手術としては開頭血腫除去術や外減圧・内減圧術などが行われる. また, Gennarelli の分類には含まれないが軽微な頭部外傷受傷後しばらく経過したのちに生じる慢性硬膜下血腫は, 保存的加療または穿頭洗浄術などの外科手術が施行される.

これらの治療により救命された後には障害が残存することがあり, リハの適応となる. 前頭葉や側頭葉先端部が対側損傷により障害されることが多く, 遷延性意識障害, 四肢の麻痺や失調などの身体的障害のほか, 注意集中力・記憶力の低下, 遂行機能障害, 知能低下などの神経心理学的障害や, 自発性低下, 抑うつ, 脱抑制や易怒性などの心理社会的障害を生じ, 日常生

表 14-4　頭部外傷に生じやすいリハビリテーション栄養診断

リハ栄養診断名	原因
低栄養	病前からの低栄養 急性期における摂取（投与）不足 高度侵襲
低栄養のリスク状態	同上
栄養素の不足状態	病前からの栄養素の欠乏状態（例：フレイル高齢者におけるビタミンD不足，大酒家におけるビタミンB群，C，葉酸不足など） 急性期における摂取（投与）不足や需要増大
サルコペニア	病前から，または急性期治療中における栄養摂取不足 高度侵襲 鎮静，意識障害や治療に伴う安静臥床に起因する活動量低下
栄養素摂取の過不足	病前からの栄養素摂取不足（例：高齢者，大酒家） 急性期における摂取（投与）不足

活に大きな影響を及ぼす[1]．

2. 主なリハビリテーション栄養診断（表14-4）

（1）栄養障害

　頭部外傷は突然発症するため，一般には栄養状態が良好な場合が多いが，フレイル高齢者や大酒家などでは受傷前より低栄養や栄養素の欠乏状態が生じている可能性がある．低栄養はさまざまな合併症と関連し，褥瘡や尿路感染症などを惹起する．重症頭部外傷急性期においては著明な代謝亢進が認められ，安静時代謝量は約2倍に上る[5]．さらに，多発外傷や臓器損傷例では代謝亢進の程度は高いと思われる．しかし急性期における栄養充足率は少なく，エネルギー，たんぱく質ともに50％程度である[4]．そのため，栄養摂取不足や侵襲による低栄養が生じやすい．転倒・転落により頭部外傷をきたしやすいフレイル高齢者では，50％にビタミンD欠乏が認められる[5]．同様に，ビタミンB群，ビタミンC，葉酸や亜鉛の欠乏をきたしやすい大酒家は転倒・転落などにより頭部外傷に至ることがある．また，アルコール性膵炎により脂肪性下痢を生じる場合は脂溶性ビタミン欠乏のリスクが生じる．

(2) サルコペニア

頭部外傷患者におけるサルコペニアに関してはほとんど報告がなく，前述のように栄養摂取不足と高度侵襲が生じやすい病態であること，重症例では意識障害が遷延し廃用に陥るリスクが高いことから，栄養摂取不足，疾患，活動不足によるサルコペニアが生じるリスクがあると推測される．サルコペニアは転倒・転落のリスク要因であり，これらの患者は受傷前からサルコペニアを有している．高齢重症頭部外傷患者においては，骨格筋量は機能予後を予測することが報告されている[6]．

(3) 栄養素摂取の過不足

急性期ではエネルギー・たんぱく質摂取不足に陥りやすく，在院日数の延長と関連している[4]．このことは一般病棟より集中治療病棟で，経管栄養患者よりも経口摂取患者でより顕著である[7]．栄養投与不足は胃排泄遅延による胃食道逆流リスクの増加，治療に伴う絶食，経腸栄養チューブの事故抜去などが原因となる．回復期においては，活動量の増加に見合った栄養量が提供されなければエネルギーや他の栄養素の摂取不足となる．また，回復期・生活期において記憶障害や脱抑制によって，食に対する衝動が抑えられなければ栄養素の摂取過剰となる可能性もある．

3. 栄養管理

急性期においては，代謝亢進に見合う必要栄養量を早期に達成し，栄養状態の悪化を最小化することが重要である．急性期栄養管理の原則として，栄養リスクが高く経口摂取が不可または不十分な場合は経腸・静脈栄養が適応となる．必要エネルギーは間接熱量計を用いるか，25〜30 kcal/kg を目安に設定する．たんぱく質は現体重当たり 1.2 g〜2.0 g/ 日を目標とするが，多発外傷の場合はより多くのたんぱく質が必要とされる[8]．近年の「重症頭部外傷管理ガイドライン」においては受傷後遅くとも 5〜7 日以内に必要栄養量達成を目指すこと，人工呼吸器関連肺炎予防のため経空腸ルートでの栄養管理を行うことが推奨されている[9]．その後，心身機能やリハの進捗状況に応じて，可能な限り経口摂取を進め，活動量に応じてエネルギー必要量を再設定する．

回復期においては，急性期での栄養投与不足や侵襲により低栄養を認めることが少なくない．外傷や治療に伴う代謝亢進は正常化しているため，提供エネルギーは主に活動量に依存する．意識障害の程度や残存する心身機能障害を評価し，活動量と機能予後予測を判定したうえで提供エネルギーを設定する．回復期の重症低栄養患者における至適エネルギーに関する報告はないが，サルコペニアの摂食嚥下障害患者においてはその改善のために理想体重当たり 35 kcal/kg/ 日が必要であり[10]，これを目安として体重および骨格筋量の増加を目指した栄養管理を行うことが望ましい．

4. リハビリテーション

急性期においては，循環動態が安定していれば栄養状態や栄養摂取状況によらず，廃用予防のため早期離床・早期リハを進める．神経心理学的障害や心理社会的障害が社会復帰を阻害する要因であることから，回復期以降は基本動作訓練，IADL 訓練と並行して，環境調整や代償的訓練，行動変容療法を含む包

> **コラム　回復期頭部外傷患者の栄養管理で難渋するケース**
>
> 頭部外傷の病名で回復期リハ病棟に入院する患者には，受傷起点がはっきりした急性硬膜下血腫や脳挫傷受傷後等の患者と，はっきりした起点のない慢性硬膜下血腫の患者が混在している．ただし低栄養の有無で受傷起点（転倒・転落，交通事故など）や頭部外傷分類には差は認められない[*1]．急性期における重症頭部外傷は著しく代謝が亢進する代表的傷病として知られており，回復期では 78％ が低栄養に該当するが[*1]，代謝亢進を疑うケースはほとんどなく，急性期の侵襲や栄養摂取不足の影響が尾を引いていると思われる．栄養管理上で最も難渋するのは，高次脳機能障害により食物を認知することが困難で食事摂取不良となるケースである．このような症例では間欠的経口経管栄養法（Intermittent oro-esophageal tube-feeding；IOE）を併用しながら，食物から注意がそれにくい環境（壁越しに机をセットするなど）や声掛け，受傷前に好んでいた食べ物を提供するなど，栄養状態の維持・改善を図りつつ粘り強く経口摂取へのアプローチをすることが重要である．
> 　　　　　　　　　　　　　　　　　　　　　　　　　　　　　　　（西岡）
>
> [*1] 西岡心大・他：第 29 回日本病態栄養学会学術集会.

括的認知リハが行われる[1].嚥下障害と低栄養を呈する症例では積極的な栄養サポートを行ったうえで集中的リハを実施することが望ましい.高次脳機能障害によって社会適応が困難になると,孤立やうつ,失職などを招くリスクがある.また日常生活動作の自立度やうつ状態は,QOLに影響を与え,体重減少の引き金となる.高次脳機能障害が残存すると,食事準備(食品購入,調理など)が困難となり,見守りや介助が必要となることがある.このような場合は「食事を誰が・どのように準備するのか」だけでなく,「十分な栄養量が確保できるか,栄養素の摂取不足・摂取過剰となるリスクはないか」を評価したうえで,リハプランを検討する.

(西岡心大)

文献

1) 渡邉 修,大橋正洋:頭部外傷.最新リハビリテーション医学 第2版(米本恭三監修),医歯薬出版,2005,pp228-236.
2) 前田 剛・他:重症頭部外傷ガイドライン 2013 アップデート.*Jpn J Neurosurg* **22**(11):831-836, 2013.
3) Foley N et al:Hypermetabolism following moderate to severe traumatic acute brain injury: a systematic review. *J Neurotrauma* **25**(12):1415-1431, 2008.
4) Chapple LS et al:Nutrition support practices in critically ill head-injured patients: a global perspective. *Crit Care* **20**:6, 2016.
5) Bordelon P et al:Recognition and management of vitamin D deficiency. *Am Fam Physician* **80**(8):841-846, 2009.
6) Shibahashi K et al:Skeletal Muscle as a Factor Contributing to Better Stratification of Older Patients with Traumatic Brain Injury: A Retrospective Cohort Study. *World Neurosurg* **106**:589-594, 2017.
7) Chapple LS et al:Energy and protein deficits throughout hospitalization in patients admitted with a traumatic brain injury. *Clin Nutr* **35**(6):1315-1322, 2016.
8) McClave SA et al:Guidelines for the Provision and Assessment of Nutrition Support Therapy in the Adult Critically Ill Patient: Society of Critical Care Medicine (SCCM) and American Society for Parenteral and Enteral Nutrition (A.S.P.E.N.). *J Parenter Enter Nutr* **40**(2):159-211, 2016.
9) Carney N et al:Guidelines for the Management of Severe Traumatic Brain Injury, Fourth Edition. *Neurosurgery* **80**(1):6-15, 2017.
10) Wakabayashi H, Uwano R:Rehabilitation Nutrition for Possible Sarcopenic Dysphagia After Lung Cancer Surgery: A Case Report. *Am J Phys Med Rehabil* **95**(6):e84-89, 2016.

4 脊髄損傷

内容のポイント

- 脊髄損傷患者は受傷後筋量減少により体重が減少するが，その後の不活動や代謝低下により受傷後10年ほどで生活習慣病のリスクが高くなる．
- リハ期のエネルギー必要量は対麻痺の場合22.7 kcal/kg，四肢麻痺の場合は27.9 kcal/kgと推定され，損傷レベルにより個人差が大きい．
- 不全麻痺の予後予測は難しく，頻回に評価を実施しながらゴール設定を行うため，それに合わせた栄養管理が必要となる．

1. 疾患の概要

脊髄損傷とは，事故などにより脊髄組織が損傷し，損傷部自体の神経障害に加え，損傷部をまたいだ神経連絡が阻害されることで麻痺を呈する病態である．運動神経と感覚神経は，髄節により支配筋と支配感覚領域が分かれているため，脊髄損傷では損傷部位より尾側の髄節が支配している部位の麻痺，感覚障害，自律神経障害が出現する[1]．

発生原因は交通事故が40％以上を占め，転倒・転落がこれに続く．発生頻度は人口100万人当たり年間40.2人と推計され，全体の75％が頸髄損傷者で，受傷時の年齢は20歳と59歳にピークをもつ二峰性の分布を示している[2,3]．その後の調査で頸髄損傷の増加，高齢化が進行している[4]．

脊髄損傷の治療はゴールの設定，設定されたゴールに向けてのリハ訓練，合併症の管理（予防と治療），日常生活や職業にかかわる環境の整備が主な内容である．

不全麻痺の予後予測は難しく，完全麻痺以上に頻回に運動機能やADLなどを評価し，設定したゴールを再調整する[1]．

表 14-5 脊髄損傷に生じやすいリハビリテーション栄養診断

リハ栄養診断名	原因
低栄養	病前からの低栄養 高度侵襲 急性期における摂取(投与)不足
低栄養のリスク状態	同上
過栄養	損傷部位の安定化に伴う安静臥床に起因する活動量低下 呼吸状態や筋力低下に伴う代謝低下
過栄養のリスク状態	同上
サルコペニア	損傷部位の安定化に伴う安静臥床に起因する活動量低下 高度侵襲
栄養素の不足状態	急性期における摂取(投与)不足

2. 主なリハビリテーション栄養診断(表 14-5)

(1) 栄養障害

脊髄損傷では入院時から低栄養やそのリスク状態であった患者は 44.3% であった. そのなかでも頸椎損傷患者が 60.7% を占め, 気管切開患者も 56.3% と重度な合併症がある患者の方が低栄養のリスクが高い[5]. さらに, 受傷や手術による大きな侵襲, その後のストレスなどの影響, 受傷後の安静や不活動による筋量の減少などにより 1 カ月後には 8 割程度の患者に体重減少が認められた[6].

一方, 慢性期脊髄損傷対麻痺患者の 35.3% が代謝亢進, 35.3% が代謝低下しており, 代謝低下の大多数が肥満であった. 栄養障害や体重過多・減少は摂食嚥下機能低下, 移動能力や活動性低下, 呼吸状態や筋力低下に伴う代謝の変化が原因で起きる問題である[7].

(2) サルコペニア

脊髄損傷の発生が高齢化している現状から, 加齢に伴う筋量低下や活動量低下に伴う筋力低下が原因で転倒や転落の事故が発生する可能性も考えられる. 急性期治療に関しては, まず患部の安静と病変の安定化を目指し安静臥床を行う場合や運動麻痺・感覚障害・呼吸器管理・低血圧などの理由により安静臥床を強いられることも少なくない. 慢性期の脊髄損傷患者では 56.6% にサルコペニアを, 41.9% にサルコペニア肥満を認めた

報告がある[8]．

(3) 栄養素摂取の過不足

急性期人工呼吸器管理された脊髄損傷四肢麻痺患者の1日のエネルギー消費量 (total daily energy expenditure；TEE) は Harris-Benedict の式の95〜100％であった．また，慢性脊髄損傷患者の安静時代謝率は健常者に比べて14〜27％低い[6]．

食物繊維の不足は便秘やイレウスを起こし，過剰投与は痛みを伴う腹部膨満を起こすことがあるため，必要に応じて調整する[9]．脊髄損傷患者が褥瘡を形成している場合，ビタミン A・C・E，亜鉛・鉄の不足は創傷治癒遅延につながるため，量や期間に注意しながら強化する[9]．

3. 栄養管理

急性期では栄養モニタリングを実施し，低たんぱく血症，低アルブミン血症，貧血，嚥下障害などを良好に管理する．

エネルギー必要量は，慢性期では安静時代謝量の測定から推定されたエネルギー必要量は Harris-Benedict の式あるいは日本人の食事摂取基準に基づき算出されたエネルギー必要量よりも10％少なく，推定誤差が大きい．そのため，安静時代謝量の測定を行い，個別に推定エネルギー必要量を算出することが推奨される[6]．しかし，急性期では安静時代謝量の測定が難しい場合が多く，Harris-Benedict の式にストレス係数1.2と活動係数1.1を使用して予測できる[9]．リハ期では筋肉が除神経筋であり代謝が活性されないため，対麻痺では22.7 kcal/kg，四肢麻痺では27.9 kcal/kg と推定される[9]．また，先に述べたように不全麻痺の予後予測は非常に難しいため，体重，ADL，身体活動量をモニタリングしながら必要エネルギー量の調整を行う[9]．

たんぱく質は急性期では筋たんぱくの異化亢進を減らすため，理想体重当たり2.0 g に設定し，慢性期では褥瘡や感染がなければ0.8〜1.0 g/kg を目安に設定する[9]．また，リハ期では0.8〜1.0 g/kg[9]を下回らないよう留意しながら，サルコペニア患者への推奨量である1.0〜1.5 g[10]を目安に設定する．

4. リハビリテーション

 脊髄障害はその障害部位（障害高位）により，リハの達成レベルや ADL のゴールが大体決まるといわれている．しかし，実際は麻痺の程度，合併症の有無や年齢，性別，性格などから，残存能力をどこまで引き出せるかが変わるため予測を立てながら訓練計画を立てる[1]．

 理学療法士（PT）の訓練は急性期医療において損傷された脊髄の安定性に応じて，呼吸器感染や深部静脈血栓症，廃用予防のための訓練を行う．回復期においては廃用や関節拘縮の予防を目的にストレッチや関節可動域訓練，筋力強化訓練，離床へのアプローチなどを行う．不全麻痺の場合でも下半身に麻痺が残存することが多く，トランスファーや座位移動を目的に上肢筋力強化が重要である．車椅子上の座位が可能になれば，体力が許す限りベッドで横になることは避け，病棟などの生活場面もすべてリハの一環として捉えておく．残存機能に合わせた個人用車椅子の選定も PT の重要な役割である．

 作業療法士（OT）はコミュニケーションや食事，排泄に関しては早期に取り組むべき動作である．たとえば，食事に関しては C5 レベルより高位の頸髄損傷患者，あるいはそれ以下で

> ### コラム 障害受容期のかかわり
>
> 今回本項を書くにあたり理学療法士・作業療法士に脊髄損傷のリハについて話を聞いた．両職種が口をそろえて言ったことは，まずは「患者の障害の受容にどれだけ寄り添えるか」，そして「心を開いてもらえるか」だった．それから食べること，出すこと（排泄），移動方法など，生きていくうえでのリハが行われていく．管理栄養士も同じことがいえる．ショックや不安のなかで食欲旺盛なはずはない．なかなか摂取量の伸びない患者にどれだけわれわれが寄り添えるか，そして他職種と一緒に残存機能に合わせた食事の提供ができるかが，低栄養患者を悪化させないということにつながると考える．
>
> 臨床心理士によるカウンセリングなどの必要性がいわれるなか，当院には臨床心理士は在職しておらず，各職種による地道なアプローチの積み重ねが信頼関係を構築するための重要なポイントになるだろう．
>
> （杉山）

も食事を口元まで運ぶことができない[1]ため残存機能を把握し,自助具の選定を行いながら一つずつ能力の獲得を行っていく. 　　　　　　　　　　　　　　　　　　　　　　　　　(杉山佳子)

文献

1) 蜂須賀研二・他:服部リハビリテーション技術全集,第3版,医学書院,2014,pp720-748.
2) Shingu H et al:Spinal cord injuries in Japan:a nationwide epidemiological survey in 1990. *Paraplegia* **32**(1):3-8, 1994.
3) Shingu H et al:A Nationwide epidemiological survey in Japan from January 1990 to December 1992. *Paraplegia* **33**(4):183-188, 1995.
4) 加藤真介・他:脊髄損傷―最近の話題 疫学.総合リハ **43**(4):289-293, 2015.
5) Wong S et al:The prevalence of malnutrition in spinal cord injuries patients:a UK multicenter study. *Br J Nutr* **108**(5):918-923, 2012.
6) 内山久子・他:脊髄損傷者の栄養・食事計画における安静時代謝測定意義の検討.日栄養士会誌 **53**(10):19-25, 2010.
7) 日本リハビリテーション医学会 診療ガイドライン委員会(編):神経疾患・脊髄損傷の呼吸リハビリテーションガイドライン.金原出版,2014,pp77-80.
8) Pelletier CA et al:Sarcopenic Obesity in Adults With Spinal Cord Injury:Across Sectional study. *Arch Phys Med Rehabil* **97**(11):1931-1937, 2016.
9) Academy of Nutrition and Dietetics Evidence Analysis Library. "SCI:Executive Summary of Recommendations (2009):https://www.andeal.org/topic.cfm?menu=5292&cat=3486(アクセス日時 2018年4月3日)
10) Morley J E et al:Nutritional Recommendations for the Management of Sarcopenia. *J Am Med Dir Assoc* **11**(6):391-396, 2010.

5 脳性麻痺

内容のポイント

- 病型や障害の重症度によりエネルギー消費が異なり，低栄養と過栄養が混在している．
- 呼吸障害や摂食嚥下障害，筋緊張の変動などを合併することが多く，栄養量の決定には個別の評価が必要である．
- 筋肉量の低下について高齢者のサルコペニアとの類似性が指摘されており，今後のリハ栄養介入効果が期待されている．

1. 疾患の概要

脳性麻痺（cerebral palsy；CP）は，受胎から生後4週間以内までの間に生じた脳の非進行性病変に基づく，永続的なしかし変化し得る運動および姿勢の異常と定義されている．運動障害は主に痙直型，アテトーゼ型に分類され，麻痺のタイプにより片麻痺，両麻痺，四肢麻痺などがある．

運動機能障害は，ごくわずかな巧緻性の障害を示す程度の非常に軽症なものから，頸部のコントロールを含む四肢・体幹の自力による運動がほとんどできず姿勢の保持も不能である非常に重症なものまでが含まれる．このため障害を重症度に応じて層別化することが勧められており，粗大運動能力分類システム（Gross Motor Function Classification System；GMFCS）（**表14-6**）[1]が汎用されている．治療は，リハ，内服薬，ボツリヌス毒素注射，バクロフェン髄腔内持続注入療法，整形外科手術治療などを組み合わせて行う．

生涯にわたり残存する姿勢と運動の発達障害で，感覚，知覚，認知，コミュニケーション，行動などの機能障害や，痙攣，摂食嚥下障害，二次的な骨格筋障害といった数多くの重複障害をもち，活動制限・参加制約が生じる．近年30～40歳代

表 14-6 Gross Motor Function Classification System (GMFCS)

レベル I	制限なしに歩く
レベル II	歩行補助具なしに歩く
レベル III	歩行補助具を使って歩く
レベル IV	自力移動が制限
レベル V	電動車椅子や環境制御装置を使っても自動移動が非常に制限されている

(日本リハビリテーション医学会, 2014)[1]

表 14-7 脳性麻痺に生じやすいリハビリテーション栄養診断

リハ栄養診断名	原因
低栄養	摂食嚥下障害,胃食道逆流症,イレウスなどによる摂取量不足 消費エネルギー量の増大（痙攣発作,不随意運動,筋緊張亢進など）
過栄養	機能低下に伴う活動量の低下,除脂肪体重の減少 経管栄養の過剰投与
栄養素の不足状態	摂食嚥下障害,上肢機能障害,消化器障害能などによる摂取量不足 食事形態調整などによる摂取量不足（たんぱく質）
サルコペニア	麻痺による筋萎縮 活動量低下による筋量低下 老化（筋線維の脂肪変性と筋組織間の脂肪蓄積）
栄養素摂取の過不足	加齢,骨格筋減少に伴うビタミン D 欠乏,貧血 カルニチン,ビオチン,ヨウ素,セレン,ビタミン K 欠乏 亜鉛過剰による銅欠乏

での歩行能力の急激な低下や,循環器や脳梗塞など血管系の死亡者が多いことが報告されている.医療の進歩により濃厚な医療・介護を要する重症例が増加しており,加齢による機能低下への対応とともにライフサイクル全般にわたる包括的なリハ栄養サポートが望まれる.

2. 主なリハビリテーション栄養診断（表 14-7）

(1) 栄養障害

てんかんなどの神経学的合併症をはじめとして呼吸器障害や

消化器障害など多岐にわたる問題を有し，特に喉頭機能低下や経鼻管挿入による潜在的な誤嚥のリスクがある．側弯などの脊柱の変形も一因となり，胃食道逆流症（GERD）や便秘などの消化器症状を呈する．発育不全を認め，低身長・低体重であることが多い．世界保健機構（WHO）の成長基準を使用した調査では，12歳までの脳性麻痺児において52％が栄養失調，42％が低体重，38％が成長不良であった．筋緊張変動や不随意運動を主徴とするアテトーゼ型は，脂肪が少なく筋肉量が多いためエネルギー消費量が増し，体重減少をきたしやすい．一方，筋緊張の変動が少なく自動運動の少ない痙直型では，除脂肪体重も少ないためエネルギー消費量が少なく過栄養になりやすい．40〜60歳の脳性麻痺患者では肥満者の割合が高く，GMFCSのレベルが高いほど高度肥満の割合が高かった[2]．

寝たきりの脳性麻痺患者では年間4％程度の骨折が発生し，大腿骨の骨密度低下は脳性麻痺患者全体の77％に認められる．

（2）サルコペニア

若年期からすでに微細な筋肉の減少や初期の筋萎縮が存在し[3]，筋力は障害の重症度によっても変化する．成人では，すべてのGMFCSのレベルで機能低下が報告されており，75％が歩行機能を失い，40％近くが35歳になる前に歩行能力が低下していた[4]．脳性麻痺の筋組織変性のエビデンスとして，筋線維の脂肪変性と筋組織間の脂肪蓄積がともに多く，硬く伸展性が減少した筋肉では筋線維周囲を取り巻く糖化コラーゲンの蓄積量が多い．これらの筋線維の脂肪変性と筋組織間の脂肪蓄積は，サルコペニアに観察される所見である．糖化コラーゲンは動脈硬化などに関連した老化関連物質であり，体内に蓄積することで老化に伴う機能低下の原因となる[5]．

就学期間後に在宅生活となった場合，活動や参加の場が制限され，廃用性のサルコペニア（筋量減少，持久力低下，心肺機能低下，摂食機能低下など）や肥満を認めることもある．早期からのサルコペニアと老化に加え，変形・拘縮などに伴う同一座位姿勢や肥満は成人期の機能障害の重篤度を増加させ，心血管の脆弱性や早期死亡をもたらす可能性がある．

（3）栄養素摂取の過不足

脳性麻痺児では，口腔の運動機能の異常や，嚥下障害が高率

にみられる．嚥下障害や食形態の調整に伴う摂取量不足，消化管の機能や社会経済的制約の問題などにより，必要な量に見合う十分なエネルギーやたんぱく質が摂れていない状況がある．脳性麻痺児の半数以上に貧血がみられ，約30％がビタミンD摂取不足であり，特にGMFCSレベルⅣ～Ⅴの児童において顕著だった[6]．成人では50％以上にビタミンD不足があり，腹部の肥満と関連していた．長期間のカルニチン非含有での経腸栄養や抗痙攣薬の使用によるカルニチン欠乏が知られており，脂質代謝異常，低血糖，肝機能異常などの欠乏症状が報告されている．ビオチン，ヨウ素，セレンやビタミンKなどの欠乏症の報告が散見され，亜鉛の過剰投与による銅欠乏が報告されている．

3. 栄養管理

　脳性麻痺児の栄養評価スクリーニングとして主観的包括的栄養評価（SGA）の有用性が報告されている[27]．痙攣の頻度や脳障害の程度，呼吸症状の有無によってエネルギー消費量は大きく異なる．口分田[7]は身体活動レベルBMR（basal metabolic rate）に標準基礎代謝R，エネルギー蓄積量DP（energy deposition）を用いた必要エネルギー量 $Q=BMR×R+DP$ として初期投与量を決め，定期モニタリングでの調整が現実的としている．係数Rは重症者の特性を配慮した基礎代謝の係数×活動係数×侵襲係数を意味しており，障害者の必要栄養量を求める際に筋緊張などの神経学的な評価が重要であることを示している．変形が大きい重度例での身長評価は，三分割法や五点法，石原法などの分割法で求められるが，体幹が長く表示され，やせ気味の栄養評価となる場合がある．栄養評価として徐脂肪組織の評価は重要であり，生体電気インピーダンス法（BIA）により測定した徐脂肪体重やBMRは脳障害のタイプに規定されないため有用とされている[8]．

　脳性麻痺における筋肉量の低下は高齢者のサルコペニアとの類似が指摘されている[9]ことからも，適正なエネルギー量とたんぱく質，ビタミンD摂取は重要である．小児の場合，エネルギーや栄養素の過不足は成長障害や機能発達障害に直結するため，成長発達のための蓄積エネルギーとたんぱく質が必要と

される．必要栄養量の 20％のエネルギー摂取の増加と，現体重当たりたんぱく質 2.0 g/kg が推奨されている[10]．

経口摂取の場合，食形態や食事介助法についての指導も重要であり，発達期摂食嚥下障害を対象とした嚥下調整食分類 2018[11]が策定されている．

4. リハビリテーション

運動機能障害に対して種々のリハが行われる．重症児では呼吸機能・嚥下機能の維持改善，変形などの合併症予防などリハが医療管理と直結している．

脳性麻痺のリハはこれまで成長，発達の視点から小児期に焦点が置かれてきたが，今後は老化の治療や予防の研究の成果を取り込んでいくことも必要であろう．新田は重症障害児の成人に関する上肢下肢の関節可動域を調査し，上肢 80％程度，下肢 60％程度と座位中心で動きの少ない下肢の可動域が著明に減少していたことを報告している．漸増筋力トレーニングは筋肉量を増加させ痙縮を増大させないことが明らかになってきており，リフターやトレッドミルなどを用いて実施する部分荷重

コラム　長距離飛行

脳性麻痺患者の A さんと初めてお会いしたのは随分昔のことである．当時 A さんは 20 歳代で，肩関節痛のため整形外科病棟に入院されていた．最初の相談は「病院の食器は食べづらい」であった．管理栄養士が病棟へ行くのが珍しかった時代で，A さんが食べる姿をみて作業療法士と介護食器を検討したことを覚えている．A さんが 30 歳代になると体重が増加し，脂質異常症の栄養指導でお会いするようになった．腹部についた脂肪はなかなか落ちず理学療法士へ相談するなか，時々胆嚢炎やイレウスで入院するようになった．そして頸椎症を主訴とした 40 歳代の A さんとお会いしたのは嚥下造影検査室であった．ひとまわり痩せて，付き添われていた家族も歳をとっていた…．患者の成長に伴い，小児科から一般内科や外科へのスムーズな移行のためのトランジション・ケアという言葉は，飛行機の乗り継ぎ（transit）から由来するそうだ．A さんの長距離飛行を，少し遅くなってしまったがリハ栄養という燃料を積み込んで多職種でサポートしていきたい．

（髙山）

歩行訓練は成人脳性麻痺に有用な可能性がある．座位保持装置，車椅子，短下肢装具などの装具は，変形を矯正し，関節を特定の肢位に保持することで筋力低下を補い支持性を高める．多軸関節の動きを制限することによって動作をより単純化し，運動学習を容易にすることなどを通じて有効性を発揮する[1]．

脳性麻痺の子どもと青年においてレジスタンストレーニングが筋肉量の増大に有用との報告[12]はあるが，脳性麻痺に対する積極的栄養介入とレジスタンストレーニングを組み合わせた介入の報告はない．

〔髙山仁子〕

文献

1) 日本リハビリテーション医学会（監修）：粗大運動能力分類システム（GMFCS）．脳性麻痺リハビリテーションガイドライン，第2版，金原出版，2014, p57, pp139-150.
2) Cremer N et al：Multimorbidity inMiddle-Aged Adults with Cerebral Palsy. *Am J Med* **130**（6）：744.e9-744.e15, 2017.
3) Herskind A et al：Muscle growth is reduced in 15-month-old children with cerebral palsy. *Dev Med Child Neurol* **58**：485-491, 2015.
4) Day SM et al：Change in ambulatory ability of adolescents and young adults with cerebral palsy. *Dev Med Child Neuro* **49**：647-653, 2007.
5) 瀬下 崇：加齢の生理的変化と社会参加への影響．*MB Med Reha* **193**：62-66, 2016.
6) Forrest KY, Stuhldreher WL：Prevalence and correlates of vitamin D deficiency in US adults. *Nutr Res* **31**：48-54, 2011.
7) 口分田政夫：重症心身障害児の栄養管理．静脈経腸栄養 **27**（5）：1175-1182, 2012.
8) 吉田 索・他：重症心身障碍児（者）に対する栄養管理の問題点．外科と代謝・栄 **49**（4）：147-154, 2015.
9) Oraf Verschuren et al：Determinants of muscle preservation in individuals with cerebral palsy across the lifespan：a narrative review of the literature. *J Cachexia Sarcopenia Muscle* 2018［Epub ahead of print］．
10) Penchars PB：Protein and energy requiements for 'optimal' catch-up growth. *Eur J Clin Nutr* **64**：S5-S7, 2010.
11) 日本摂食嚥下リハビリテーション学会医療検討委員会：発達期摂食嚥下障害児（者）のための嚥下調整食分類2018, 2018（https://www.jsdr.or.jp）
12) Gillett JG et al：The impact of strength training on skeletal muscle morphology and architecture in children and adolescents with spastic cerebral palsy：A systematic review. *Res Dev Disabil* **56**：183-196, 2016.

6 パーキンソン病

> **内容のポイント**
> - パーキンソン病患者では，エネルギー消費量の亢進や臨床症状により低栄養に陥りやすい反面，治療効果によって過栄養になるので注意が必要である．
> - 食事摂取量に影響を及ぼす運動症状や非運動症状が伴うため，症状に合わせた細やかな栄養管理が必要になる．
> - 薬物療法とともに，進行に合わせた適切なリハが QOL 維持に重要である．

1. 疾患の概要

パーキンソン病（Parkinson's Disease；PD）は，安静時振戦，強剛，無動，姿勢反射障害を主症状とする進行性の多系統変性疾患である．これらの運動障害だけでなく，臭覚障害，自立神経障害（便秘，排尿障害，起立性低血圧，発汗異常など），睡眠障害，高次脳機能障害，精神症状（うつ，不安）など，多様な非運動障害を高率に伴う疾患である．

PD の重症度（進行度）を示す指標としては，一般に Hoehn-Yahr 重症度分類と生活機能障害度が用いられ，重症度によって難病医療費助成制度による支援の段階が決められる．

PD の治療では，ドパミン療法を中心とした有効な対症療法が確立されており，生命予後は健常者と比べて大きな差はない[1]．そのため，高齢の PD 患者は多く，脱水や栄養障害，サルコペニアなどに陥りやすい．進行度や個人差が大きいものの，PD であることが栄養障害やサルコペニアのリスクになるため，PD 高齢者ではより注意が必要になる．また，病期とともに嚥下障害を有する割合は高まるとされており，PD 患者の約 80％に嚥下障害が存在し[2]，誤嚥性肺炎のリスクが高い疾患である．嚥下障害の自覚症状がない例も多く，本人の訴えが

表14-8 パーキンソン病に生じやすいリハビリテーション栄養診断

リハ栄養診断名	原因
低栄養	運動症状・非運動症状による摂取不足 嚥下障害による栄養摂取量不足
低栄養のリスク状態	同上
栄養素の不足状態	運動症状によるエネルギー消費亢進から起こる不足状態 内服薬の副作用である下痢による吸収障害 低たんぱく質食療法によるたんぱく質不足状態
サルコペニア	進行性の神経筋疾患 機能障害による活動量低下 運動症状・非運動症状による栄養摂取不足
栄養素摂取の過不足	運動症状・非運動症状の影響から起こる栄養素摂取不足 嚥下障害による栄養素摂取不足 内服薬の副作用である下痢による吸収障害 低たんぱく質食療法によるたんぱく質不足状態

なくても嚥下障害の有無や重症度を評価することは重要である．

2. 主なリハビリテーション栄養診断 (表14-8)

(1) 栄養障害

PD患者は進行とともに，低栄養や体重減少のリスクが高くなる．MNA®を用いた低栄養評価では，2〜25%が低栄養であり，20〜35%が低栄養のリスクがある[3]．PDの運動症状である振戦や固縮は，エネルギー消費量を亢進させる．しかし，便秘や内服薬による胃不快感などの消化器症状により食事摂取量の減少がみられることも多く，エネルギー消費量に見合う栄養摂取が得られず低栄養に陥る可能性がある．PD患者では，嚥下障害による食事摂取量の減少も低栄養の大きなリスクである．PD患者の症状は運動症状，非運動症状と多岐にわたり，それらは食事摂取に影響を及ぼすものも多い．また，PD患者では，筋肉から脂肪への体組成変化がみられるため，体重が安定している場合でも低栄養のリスクを考える必要がある[4]．

PD患者では，過栄養も問題となる．薬物療法や脳深部刺激療法（Deep Brain Stimulation；DBS）により不随意運動の改善が得られた場合，エネルギー消費量の亢進は抑えられ，体重増加がみられることもある．日々の活動量によるエネルギー消費量よりも食事からのエネルギー摂取量が多くなれば体脂肪の

増加による過栄養や過栄養のリスクも問題となる.

(2) サルコペニア

PDは二次性サルコペニアの「疾患に関連する原因」に分類される. PD自体がサルコペニアの原因になるため，原疾患のコントロールが重要になる. また，PDの運動障害による活動制限や非運動症状，嚥下障害による栄養摂取量不足など，二次性サルコペニアの原因である，活動，栄養，疾患のすべてに当てはまることが少なくない. そのため，PD患者はサルコペニアを生じるリスクは大きく，サルコペニア有病率は6～20%である[5].

(3) 栄養素摂取の過不足

PDは，運動症状によりエネルギー消費量が増大し，消費量に見合ったエネルギー摂取ができず体重減少を引き起こすリスクが高い. また，嚥下障害により食事摂取量が減少することで，総合的な栄養素摂取不足や水分摂取不足を招く可能性がある. さらに，低たんぱく質食によってレボドパの薬効を高め，運動性を高める可能性がある. そのために不適切に低たんぱく質食が実施された場合はたんぱく質摂取不足に陥る. 先に述べたエネルギーやたんぱく質といった主要栄養素のみならず，ビタミンD不足[6]やビタミンB_{12}，葉酸などのビタミン不足も生じやすい[7]. また，PD患者の約25%に小腸での細菌過剰増殖を認め[8]，下痢や便秘などの消化器症状を引き起こす. そのため，栄養素の吸収障害を引き起こし，栄養素の摂取不足をもたらす可能性もある.

一方，薬物療法やDBSによる症状改善がみられる場合は，栄養素の摂取過剰になる可能性もある.

3. 栄養管理

PDでは，病気や症状によりエネルギー消費量の個人差は大きく，可能であれば間接熱量計を用いて必要栄養量を算出する. 間接熱量計で測定できない場合は，栄養障害の有無，程度を考慮して算出する. 運動症状による体重減少が生じている例は，エネルギー消費量の増大を考慮する. この場合，体重維持を目的とした簡易式（体重×25～30 kcal）では体重減少を招く可能性があるため，体重当たり35 kcal以上のエネルギー摂

取量を目標とし，体重評価と栄養量の評価を実施する．治療により体重が安定して維持できている場合は，体重維持を目標として体重当たり25〜30 kcalとする．体重増加が問題となる例では，適正体重が維持できるエネルギー量に調整する．体重当たり20〜25 kcalとし，体重評価と合わせて栄養量の評価を実施する．また，嚥下障害も進行とともに問題となるため，適正な栄養量を摂取するために食事形態にも留意が必要である．便秘や下痢といった消化器症状，うつなどの非運動障害による食思不振や食事摂取量の減少のリスクもあるため，摂取栄養量や体重評価だけではなく，消化器症状や個人の食思に合わせて食事内容を調整する．便秘のときは，食事中の食物繊維に留意し，オリゴ糖やシンバイオティクスなどの利用も検討する．うつや臭覚障害などの非運動症状がある例では，食べやすいものの聞き取りや栄養補助食品を利用し，栄養量を可能な限り確保できるような工夫をする．PD患者にみられるビタミン不足にも注意し，摂取している食品やバランスの評価も必要である．

レボドパの薬効のために低たんぱく質食が選択される場合もあるが，たんぱく質摂取量が0.8〜1.0 g／kg／日よりも不足しないように，内服に合わせてたんぱく質量の配分を考慮するな

> **コラム　パーキンソン病患者さんから学んだこと**
>
> 　当院（急性期病院）でPD患者さんに出会う場合，PDの治療が問題になることは少なく，誤嚥性肺炎などの他疾患治療で入院していることが多い．PD以外の疾患の影響でPDのコントロールが乱れることをこれまでよく経験した．あるPD患者さんは大腿骨近位部骨折で入院され，術後の影響や誤嚥性肺炎で内服がいつものようにできずに運動症状が悪化した．その結果，食事摂取ができず，リハも進まない状況に陥り長期療養を余儀なくされた．PD患者において，何よりも重要なことは早期からの内服管理の徹底である．管理栄養士が入院時の情報収集で既往にPDをみつけるとすぐに病棟へ走り，内服ができるか確認し，できない場合はすぐに経鼻胃管チューブを留置してもらうために奔走した時期がある．大変な思いをされた患者さんから学び，今では病棟での入院時早期からの内服評価が定着している．職種は関係なく，気がついた人が動き，多職種へつなげる！　これが重要である．
>
> 　　　　　　　　　　　　　　　　　　　　　　　　　　　　（塩濱）

どの対策が必要である[9]．また，食事の30分前にレボドパを内服する[9]など，治療に合わせて食事時間を調整する．

4. リハビリテーション

PD患者では，重症度に応じた適切なリハが，短期間での患者の身体機能，バランス，歩行速度の改善に有効である．PDは主な運動症状による機能障害だけでなく活動量低下がもたらす廃用症候群も問題になる．そのため，患者個人の症状や進行度を正しく評価する．最近では，認知訓練や二重課題訓練，行動観察，バーチャルリアリティーなどといった，認知と運動を合わせたリハによる歩行能力改善や転倒リスクの改善などが示されている[10]．また，リハ時間にも考慮が必要である．on状態の時間にリハを実施する．リハで留意する点は，これらの運動症状だけでなく，うつや排泄障害，高次脳機能障害などの非運動症状に対するリハもQOLのためには重要である．

（塩濱奈保子）

文献

1) Macleod AD et al：Mortality in Parkinson's disease：a systematic review and meta-analysis. *Mov Disord* **29** (13)：1615-1622, 2014.
2) Suttrup I, Warnecke T：Dysphagia in Parkinson's disease. *Dysphagia* **31** (1)：24 e32,2016.
3) Fereshtenejad AM et al：Prevalence of malnutrition in patients with Parkinson's disease：a comparative study with healty controls using Mini Nutritinal Assessment (MNA) questionnaire. *J Parkinsons Dis* **4** (3)：473-481, 2014.
4) Lindskov S et al：Weight stability in Parkinson's disease. *Nutr Neurosci* **19** (1)：11-20, 2016.
5) Vetrano DL et al：Sarcopenia in Parkinson Disease：Comparison of Different Criteria and Association With Disease Severity. *J Am Med Dir Assoc*, 2018. doi：10.1016/j.jamda.2017.12.005.
6) Rimmelzwaan LM et al：Systematic Review of the Relationship between Vitamin D and Parkinson's Disease. *J Parkinsons Dis* **6** (1)：29-37, 2016.
7) Christine CW et al：Vitamin B12 and homocysteine levels predict different outcomes in early Parkinson's disease. *Mov Disord*, 2018.doi：10.1002/mds.27301.
8) Tan AH et al：Small intestinal bacterial overgrowth in Parkinson's disease. *Parkinsonism Relat Disord* **20**：535-540, 2014.
9) Burgos R et al：ESPEN guideline clinical nutrition in neurology. *Clin Nutr* **37**：354-396, 2018.
10) Abbruzzese G et al：Rehabilitation of Parkinson's Disease：Current outlook and future challenges. *Parkinsonism Relat Disord* **22** (1)：60-64, 2016.

7 末梢神経障害

内容のポイント

- 末梢神経障害は,原因疾患の理解が重要であるとともに,ADL 制限による二次性サルコペニアに留意する.
- 低栄養状態である可能性が高く,ビタミンや微量元素の欠乏および refeeding 症候群に留意する.
- バランストレーニングや持久性トレーニングが感覚障害や歩行能力の改善,QOL 向上に有効である.

1. 疾患の概要

　末梢神経障害(ニューロパチー)は,①多発神経炎,②多発根神経炎,③ニューロン症,④単神経炎,⑤多発単神経炎,⑥神経叢症に分類され[1],55歳以上で5～8%の有病率であると報告されている[2].原因は,糖尿病,薬剤性,遺伝,自己免疫疾患,感染症,栄養不足,代謝不均衡,突発性など多岐にわたり[2],原因疾患の理解が重要と考えられる.症状は,①運動障害有意型(筋力低下や筋萎縮など),②感覚障害有意型(痺れ,痛み,ふらつき),③自律神経有意型(起立性低血圧,発汗障害,膀胱直腸障害)に分類され[3],日常生活動作(ADL)制限に起因する二次性サルコペニアに留意が必要である.

　治療は原因疾患で大きく異なるが,糖尿病多発神経障害(diabetic polyneuropathy; DPN)の治療は血糖コントロールの改善や生活習慣の改善が有効である[4].がん患者にはカルシウムおよびマグネシウム補充,グルタミンなどの投与が化学療法による誘発性末梢神経障害(chemotherapy induced peripheral neuropathy; CIPN)の予防に有効な可能性が示されている[5].栄養介入と運動療法が治療に関連する場合が多く,積極的な栄養介入とリハを行うリハ栄養の有効性が示唆される疾患である.

表 14-9 末梢神経障害に生じやすいリハビリテーション栄養診断

リハ栄養診断名	原因
低栄養	病前からの低栄養 摂食障害による食事摂取拒否 がん悪液質 代謝および異化亢進
低栄養のリスク状態	同上
栄養素の不足状態	病前からの栄養素の不足状態（例：神経性無食欲症患者におけるエネルギーおよびたんぱく質，ビタミンや微量元素不足など，アルコール依存症におけるビタミン不足など） 吸収障害におけるビタミンおよび微量元素不足
サルコペニア	痛みや痺れによるADL制限 原疾患による代謝および異化亢進 病前からの栄養摂取不足
栄養素摂取の過不足	病前からの栄養素摂取不足（例：神経性無食欲症患者，アルコール依存症） 病前からの栄養素摂取過剰（例：糖尿病患者） 摂食嚥下障害による食事摂取量不足

2. 主なリハビリテーション栄養診断（表14-9）

（1）栄養障害

末梢神経障害患者は過栄養および低栄養状態である可能性が高い．肥満は2型糖尿病のリスク因子である．また，高齢患者では低栄養が多い[6]．末梢神経障害の発症にビタミン B_1, B_6, B_{12}, E，ナイアシンの欠乏症[7]が関連している．ビタミン B_1 はアルコール依存症，妊娠悪阻などで，ビタミン B_6 はイソニアジドやフェネルジンなどの薬剤使用で，ビタミン B_{12} およびビタミンEは吸収不良や胃切除などで，ナイアシンはがんおよび摂食障害患者などで欠乏することを理解する．なかでも，摂食障害患者は過栄養および低栄養状態に注意し，肥満，ビタミン欠乏およびrefeeding症候群に留意して栄養管理を行う．

（2）サルコペニア

末梢神経障害は二次性サルコペニアと関連している可能性がある．末梢神経障害は，痺れや痛みなどによる不活動，糖尿病およびがんなどの疾患，アルコール依存症や摂食障害などによる低栄養状態が二次性サルコペニアの原因に該当する．実際に，卵巣がん患者ではパクリタキセルおよびカルボプラチン使

用に起因する末梢神経障害と低い骨格筋量が関連する[8]．そのため，末梢神経障害患者はサルコペニアに留意すべきである．

(3) 栄養素摂取の過不足

末梢神経障害患者は，背景疾患，代謝および異化亢進により過栄養および栄養障害を呈することがあるが，その一因として栄養素摂取の過不足を評価することは重要である．糖尿病患者は，病前から糖質や脂質，食塩の過剰摂取などの食習慣を継続していると推測される．摂食障害患者は，エネルギーおよびたんぱく質やビタミン，微量元素が過剰または不足になっている可能性がある．神経性無食欲症（anorexia nervosa; AN）患者は，経鼻胃管栄養管理で短期的な体重増加の可能性はあるが，継続的な栄養指導を行い過食および拒食を予防することが重要である．回復期では，いずれの場合もリハによるエネルギー消費量および体重増加のためのエネルギー蓄積量を考慮しなければ，さらなる栄養素摂取不足を招くと考えられる．

3. 栄養管理

ビタミン B 群欠乏症では，ビタミン B 群を豊富に含む栄養補助食品を考慮する．急性期では，栄養障害を有している可能性が高いため，refeeding 症候群に注意し，慎重にエネルギー

> **コラム　末梢神経障害患者のサルコペニアの有病率とリハ栄養の有効性は？**
>
> 　過去に筆者は，末梢神経障害患者にリハ栄養介入を行い，栄養状態，筋肉量および ADL が改善した症例を経験した．本項に記したように，末梢神経障害とサルコペニアの関連性は深く，リハ栄養が有効な疾患と考えられる．しかし，末梢神経障害患者におけるサルコペニアの有病率およびリハ栄養介入の有効性を検討した報告はほとんどない．そのため，「末梢神経障害患者のサルコペニアの有病率はどれくらいなのか」，また，「末梢神経障害患者にリハ栄養は有効なのか」を知りたいと考えるようになった．DPN 患者の血糖コントロールおよび生活習慣の改善は，末梢神経障害の悪化予防に有効である．まさに食事および運動療法の実施は，リハ栄養介入である．今後，末梢神経障害患者のサルコペニアの有病率やリハ栄養の有効性を示す研究および症例報告を行い，末梢神経障害患者の QOL 向上に貢献したい．　　　　（清水）

やビタミン，微量元素を投与する．回復期では，必要エネルギー量に関するエビデンスはないが，運動負荷量とエネルギー蓄積量を考慮して低栄養状態の改善と骨格筋量増加を目標にエネルギー設定を行う．いずれの場合も，体重の変化やリハの進行状況に応じてエネルギーおよびたんぱく質量を再設定する．

背景疾患別の栄養管理は以下のとおりである．DPN では，血糖コントロールの維持をすることで神経因性疼痛の重症度が減少した[4]ため，糖質の量に注意した食事療法を行う．がん患者の CIPN 予防にグルタミンの有効性が報告されている[5]．そして，神経難病による摂食嚥下障害や AN では，経口摂取のみでなく静脈栄養や経腸栄養の併用を考慮する．

4. リハビリテーション

リハは，持久性トレーニングやバランストレーニングを中心に行う．肥満の DPN 患者は減量および血糖コントロールを目的に持久力トレーニングを行う．また，CIPN 患者にはバランストレーニングが有効である[10]．実際に，DPN および CIPN 患者にバランスおよび持久力トレーニングは，感覚障害，歩行能力改善および QOL 向上に有効と報告されている[2, 10]．そして，手指の巧緻性低下や ADL 制限は社会復帰における阻害因子であることから，調理や食事および家事動作などの再獲得が重要である．背景疾患にアルコール依存症や AN などが存在する場合には環境調整を行い，再発や悪化を予防することも重要である．しかしながら，低栄養状態の場合，積極的な持久力トレーニングは低栄養およびサルコペニアを悪化させる場合がある．筋肉量や体重減少などを評価し，低栄養状態の場合には積極的な栄養サポートを行いながらリハプランを検討する．

〔清水昭雄〕

文献

1) 今井富裕：高齢者における末梢神経障害．日老医誌 **52**：191-199, 2015.
2) Streckmann F et al：Exercise intervention studies in patients with peripheral neuropathy：a systematic review. *Sports Med* **44**（9）：1289-1304, 2014.
3) 増田曜章・他：末梢神経障害害の診断と治療．神経治療 **33**：158-161, 2016.
4) Gibbons CH：Treatment-induced neuropathy of diabetes. *Curr Diab Rep* **17**（12）：127, 2017.

5) Stone JB, DeAngelis LM：Cancer-treatment-induced neurotoxicty—focus on newer treatments. *Nat Rev Clin Oncol* **13**（2）：92-105, 2016.
6) Vischer UM et al：The high prevalence of malnutrition in elderly diabetic patients：implications for anti-diabetic drug treatments. *Diabet Med* **27**（8）：918-924, 2010.
7) Hammond N et al：Nutritional neuropathies. *Neurol Clin* **31**（2）：477-489, 2013.
8) Yoshikawa T et al：Psoas muscle volume as a predictor of peripheral neurotoxicity induced by primary chemotherapy in ovarian cancers. *Cancer Chemother Pharmacol* **80**（3）：555-561, 2017.
9) Ang CD et al：Vitamin B for treating peripheral neuropathy. *Cochrane Database Syst Rev* **16**（3）：CD004573, 2008.
10) Streckmann F et al：Exercise program improves therapy-related side-effects and quality of life in lymphoma patients undergoing therapy. *Ann Oncol* **25**（2）：493-499, 2014.

8 筋萎縮性側索硬化症

内容のポイント

- 栄養障害は生命予後を規定する因子であり，病初期からエネルギー消費量を考慮した栄養管理を行う．
- 病初期から体重減少を予防し，人工呼吸装置後の病後期にかけてエネルギー消費量の減少による摂取エネルギー量過多に注意する．
- 急速に進行する疾患過程において，多職種によるチームケアにより，QOLの悪化軽減を目指すことができる．

1. 疾患の概要

　筋萎縮性側索硬化症（amyotrophic lateral sclerosis；ALS）とは，手足・喉・舌の筋肉や呼吸に必要な筋肉が段々やせ，筋力がなくなっていく疾患である．筋肉そのものの疾患ではなく，筋肉を動かし，かつ運動を司る運動神経が選択的に障害を受け，脳からの命令が伝わらなくなることで発症する．感覚障害，自律神経障害はなく，視力，聴力，内臓機能などは保たれる傾向がある．認知機能障害を合併することは稀ではなく，前頭側頭葉症状を特徴とする．60～70歳代で最も発生率が高く，性差は，男性が女性に対して1.3～1.4倍程度である[1]．発症後約2～5年で呼吸不全，肺炎，窒息などで死亡することが多く，予後は極めて不良である．

　病初期の症状としては，手足に力が入りにくくなる（四肢型），舌や口が動きにくくなる（球麻痺型），呼吸に支障が出る（呼吸筋麻痺型）などさまざまである．病中期は，筋力低下が進み，日常生活活動（ADL）も低下していく．進行期には，手足の麻痺による運動障害，コミュニケーション障害，嚥下障害，呼吸障害の4つの症状がすべて現れるようになる．病後期には，嚥下障害に対し，経皮内視鏡的胃瘻造設術（PEG）が推奨されている．呼吸障害に対し，非侵襲的呼吸補助療法

表 14-10 筋萎縮性側索硬化症に生じやすいリハビリテーション栄養診断

リハ栄養診断名	原因
低栄養	病初期にきたす急激な体重減少からの低栄養 嚥下障害における摂取(投与)不足 病初期の代謝亢進
低栄養のリスク状態	同上
栄養素の不足状態	嚥下障害,上肢機能障害,食思不振などにおける摂取(投与)不足
サルコペニア	加齢:中高年の発症が多いため,発症前から合併している可能性がある. 活動:筋力低下により活動量が低下しやすい. 疾患:原疾患により筋萎縮を認める. 栄養:摂食嚥下障害や筋疲労により摂取栄養量が低下する.
栄養素摂取の過不足	病初期〜進行期における摂取(投与)不足 病後期における摂取(投与)過剰による過栄養

(NPPV),侵襲的呼吸補助療法(TPPV)が緩和治療として行われる.わが国の患者数は年々増加し,特定疾患医療受給者証ベースの推移によると 2014 年度には 9,950 人となっている.患者数が増加する最大の要因は高齢化である.治療薬としては,飲み薬のリルゾールと注射薬のエダラボンの 2 種類のみとなっており,有効な治療法は確立されていない.

2. 主なリハビリテーション栄養診断(表 14-10)

(1) 栄養障害

ALS の代謝は病期により病態が異なる.ADL が保たれている病初期には代謝亢進がみられ,病後期にはエネルギー消費量は徐々に減少していく.病初期の低栄養の要因には,疾患特有の基礎代謝の亢進,呼吸障害による消費エネルギー量の増加,球麻痺・嚥下障害や上肢機能障害による食事摂取量の低下が考えられる.そして,不十分な栄養摂取が続くと低栄養による筋肉量減少が進み,四肢や呼吸筋の筋力低下の進行に至る.現段階では患者のエネルギー摂取量を増やし,体重を維持することが最も有効な栄養療法といえる.病後期には,エネルギー摂取量がエネルギー消費量を上回る状態が続くことにより,体重が増加するなど過栄養となり得る[2].

(2) サルコペニア

ALSにおけるサルコペニアに関してはほとんど報告がなく，下記のように，二次性サルコペニアが生じるリスクが高いと推測される．

加齢：中高年での発症が多く，高齢者では発症前から合併している可能性がある．

活動：筋力低下による活動量が低下しやすい．

疾患：原疾患により筋萎縮を認め，進行が進むと重度となる．

栄養：摂食嚥下障害や筋疲労により摂取栄養量が少なくなりやすい．

(3) 栄養素摂取の過不足

病初期には基礎代謝亢進があるうえ，便秘や抑うつ傾向などを理由に食思不振を訴える患者も少なくない[1]．必要な栄養量が提供されなければ，エネルギーや他の栄養素の摂取不足となる．病後期では，状況が異なり，筋萎縮の進行，脳活動の低下などにより基礎代謝量が低下する．エネルギー摂取過多とならないよう，提供栄養量を減らすタイミングを見逃さないようにする．

3. 栄養管理

ALSにおいて病初期の体重減少は生命予後不良の独立した予測因子であり，早期からエネルギー消費量の亢進を考慮した栄養管理を行うべきである．初診時の体重減少だけでなく，体重減少の進行度合が予後に影響する[3]．病初期は，基礎代謝量の亢進があるため，健康時の通常時体重を維持できるようなエネルギー摂取（30〜34 kcal/kg）[4]を目指す．必要な栄養量が充足されない場合，高エネルギー，高たんぱく質，高脂肪の栄養補助食品の利用が推奨される[3]．進行期において，必要以上のエネルギー摂取を継続すると，体重は増加傾向となる．著明なるい痩患者の体重が増加すると栄養管理が適正であると評価できるが，肺炎などの感染症などをきっかけとし，高浸透圧性高血糖発作が起きるリスクが生じる[5]．感染などを契機として血糖値が突然上昇し，発熱，多尿，傾眠などで発覚するが，これは筋萎縮によるインスリン抵抗性の増大と糖の利用障害が原因であると考えられる．安静時代謝量の低下は耐糖能障害や脂肪

蓄積をもたらすが，投与エネルギー量の低下により栄養状態が悪化すれば感染や褥瘡も起こりやすくなる．

　TPPV装着後は，自発呼吸時よりも低いREEとなる．一般的なHarris-Benedictの式では正確に算出できないため，必要エネルギー量は25〜30 kcal/kgより調整する必要がある[4]．手足を少し動かせる患者に必要なエネルギーは1日1,000 kcal，手足が動かせなくなった患者は900 kcal，眼球も動かせない完全な閉じ込め状態（totally locked-in state；TLS）の患者は800 kcalという報告もある[3]．どこまで減らすべきかについてのエビデンスはなく，いずれの場合も，リハ栄養ケアプロセスに沿った1週間に1回以上の頻回なモニタリングで栄養摂取量を調整する．

　また，ALS発症初期から嚥下障害を認めることが多い．進行に合わせ，状態に合った食事内容，栄養補給方法の検討を行っていく．球症状で発症する例は約20％存在する報告がある[6]．一般に嚥下障害の進行がPEGの目的と考えられがちであるが，米国神経学会のガイドラインが指摘するように，持続的な体重減少がある場合，体重を安定化させ，可能性として生存期間を延長させるためにPEGを検討すべきである[1,4]．呼吸状態が悪化してからのPEGは，その施術がかえって予後を悪化させるリスクが高いため，FEV1.0％が50％以上残存するう

コラム　進行する神経筋疾患患者の気持ちに寄り添う栄養管理

　2016年4月から当院に神経内科総合医療センターが立ち上がり，長期療養している高齢者の栄養管理から，神経筋疾患の患者の栄養管理へと患者層が多岐にわたるようになった．栄養管理も，進行する疾患に難渋し介入方法について悩んでいた際，担当医師から言われた一言が心に残っている．神経筋疾患は「静かながんのようなものだから」という言葉である．疾患名が確定すると，おおよその余命がよくも悪くもわかる．その日まで，人生でやりたかったこと，やり残したこと，これからできること，を整理できる時間があるのである．疾患が進行するにつれて，今までできていたことができなくなることも増えてくる．残された時間，想いを都度，本人，家族と確認していきながら，またそれを多職種とともに共有していきながら，栄養管理を通じて患者のもつ力を底上げしていきたいと日々思っている．　　　　（阿部）

ちにPEGを実施することが推奨される[7]．また病前体重の10%以上の減少やBMI＜18.5の場合にもPEGが適応されるとの報告もある[8]．

4. リハビリテーション

　ALSにおけるリハの目的は，心身機能・日常生活活動を可能な限り維持できるよう，機能低下に合わせた活動，社会参加を促し，患者と家族のQOLを可能な限り低下させないことである．そのためには，疾患の進行に合わせてリハを行っていく必要がある．ストレッチ，関節可動域維持訓練は全病期を通じて機能維持のために有効である[1]．病初期のADLが自立できている時期には廃用・過用性筋力低下の予防や，ADLの維持を目標とした訓練を行う．理学療法では，粗大運動，バランス訓練，歩行訓練，呼吸訓練を行う．作業療法では機能訓練や自助具などを用いたADL訓練を行い，生活全般の負荷量を調整する．筋力増強・筋持久力維持・有酸素運動は導入時の筋力や運動強度に配慮することで効果が期待される[1]．

　一方，過剰な運動負荷は筋力低下を悪化させる可能性があり，栄養障害，呼吸障害の合併を考慮しながら，適度な運動量を多職種で検討する．言語聴覚療法では構音・嚥下訓練を行う．病中期では，日常生活のなかで介助量も増えていき装具や福祉用具の導入，動きやすい動作方法の獲得が必要になる．病後期では，全身の筋力低下がいっそう進み，寝たきりの状態になる．適切なポジショニングや体位交換，痰吸引や人工呼吸器の管理などが不可欠になる．ADL全介助で人工呼吸器下の時期は，作業・言語聴覚療法では，コミュニケーション能力を保つために意思伝達方法の検討を行う．多職種によるケアは患者の症状緩和と余命を改善する可能性があるとされ[9,10]，チームでかかわる意義は大きい．

（阿部沙耶香）

文献

1) 「筋萎縮性側索硬化症診療ガイドライン」作成委員会：筋萎縮性側索硬化症ガイドライン2013，南江堂，2013．
2) Park Y et al：Association between nutritional status and disease severity using the amyotrophic lateral sclerosis (ALS) functional rating scale in ALS patients. *Nutrition* **31**：1362-1367, 2015.

3) Shimizu T et al：Reduction rate of body mass index predicts prognosis for survival in amyotrophic lateral sclerosis：a multicenter study in Japan. *Amyotroph Lateral Scler* **13**：363-366, 2012.
4) Burgos R et al：ESPEN guideline clinical nutrition in neurology. *Clin Nutr* **37** (1)：354-396, 2018.
5) Shimizu T et al：Hyperosmolar hyperglycemic state in advanced amyotrophic lateral sclerosis. *Amyotroph Lateral Scler* **12**：379-381, 2011.
6) Blackhall LJ：Amyotrophic lateral sclerosis and palliative care：where we are, and the road ahea. *Muscle Nerve* **45**：311–318, 2012.
7) Miller RG et al：Practice parameter update：the care of the patient with amyotrophic lateral sclerosis：drug, nutritional, and respiratory therapies (an evidence-based review)：report of the Quality Standards Subcommittee of the American Academy of Neurology. *Neurology* **73** (15)：1218-1226, 2009.
8) ProGas Study Group：McDermott CJ et al：Gastrostomy in patients with amyotrophic lateral sclerosis (ProGas)：a prospective cohort study *Lancet Neurol* **14** (7)：702-709, 2015.
9) Van den Berg et al：Multidisciplinary ALS care improves quality of life in patients with ALS. *Neurology* **65** (8)：1264-1267, 2005.
10) Andersen PM et al：EFNS guidelines on the clinical management of amyotrophic lateral sclerosis (MALS) -revised report of an EFNS task force. *Eur J Neurol* **19** (3)：360-375, 2012.

9 誤嚥性肺炎

内容のポイント

- サルコペニアによる摂食嚥下障害が誤嚥性肺炎の原因の一つに挙げられる.
- 誤嚥性肺炎では発症前から摂食嚥下障害による摂取不足により低栄養が生じやすい.
- 早期経口摂取・早期リハを行うことで, 経口摂取の獲得が見込まれる.

1. 疾患の概要

誤嚥性肺炎（広義）は, 臨床上 aspiration pneumonia（通常の誤嚥性肺炎）と aspiration pneumonitis（誤嚥性肺障害：メンデルソン症候群も含む）に分けられる. aspiration pneumonia は, 不顕性誤嚥（silent aspiration：無意識のうちに細菌を含む口腔・咽頭分泌物を微量に誤嚥する現象）をもとにした細菌性肺炎であり, aspiration pneumonitis は, 意識障害時の嘔吐物（胃液を含む食物）の顕性誤嚥（周囲の者が明らかにそれと認識できる誤嚥）をもとにした急性肺障害であり, 重症度が高い. ほかに, 誤嚥性肺炎（広義）のなかにびまん性嚥下性細気管支炎および人工呼吸器関連肺炎が含まれる. 摂食嚥下障害の原因疾患の第1位は脳卒中であるが, サルコペニアの摂食嚥下障害が注目されている.

現在, 誤嚥性肺炎の診断には日本呼吸器学会「医療・介護関連肺炎（NHCAP）診療ガイドライン」の嚥下性肺疾患診断フローチャートが用いられる（**図14-2**）[1]. 胸部X線写真で肺炎像を確認し, 白血球増加や炎症反応の亢進も重要な所見になる.

誤嚥性肺炎の治療では抗菌薬治療が行われ, 同ガイドラインでも抗菌薬選択と同時に, 摂食嚥下障害に対するリハなどを並行することが推奨されている.

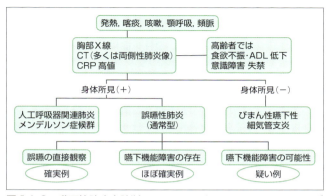

図 14-2 嚥下性肺疾患診断フローチャート (日本呼吸器学会, 2012)[4]

表 14-11 誤嚥性肺炎に生じやすいリハビリテーション栄養診断

リハ栄養診断名	原因
低栄養	病前からの低栄養 摂食嚥下障害による摂取不足 発熱による侵襲
低栄養のリスク状態	同上
栄養素の不足状態	病前からの栄養素の不足状態(例:エネルギー・たんぱく質摂取不足) 急性期における摂取(投与)不足や需要増大
サルコペニア	病前から、または急性期治療中における栄養摂取不足 高度侵襲 肺炎治療に伴う安静臥床に起因する活動量低下
栄養素摂取の過不足	病前からの栄養素摂取不足(例:高齢者) 急性期における摂取(投与)不足

2. 主なリハビリテーション栄養診断 (表 14-11)

(1) 栄養障害

　誤嚥性肺炎では,摂食嚥下障害による摂取量不足によって生じる低栄養,栄養素の摂取量不足や発熱などの炎症によって起こる低栄養での栄養障害が考えられる.誤嚥性肺炎患者は低栄養であることが多く,嚥下関連筋群のサルコペニアについても低栄養との関連を指摘され,低栄養はサルコペニアの摂食嚥下

障害の危険因子の一つであったという報告がある[2]．

(2) サルコペニア

誤嚥性肺炎は高齢者に多く，急性炎症による侵襲を認めるため，全身や嚥下に関連した筋肉のサルコペニアが進行しやすい．誤嚥性肺炎では「とりあえず安静」「とりあえず禁食」とされることが多く，廃用によるサルコペニアを合併する．さらに不適切な栄養管理が行われた場合，飢餓によるサルコペニアも合併する．つまり，誤嚥性肺炎ではサルコペニアの4つの原因すべてを合併しやすく[3]，リハ栄養診断のなかでは「サルコペニアあり」に該当する可能性が高い．

また，サルコペニアを認める高齢者すべてが摂食嚥下障害となるわけではないが，サルコペニアが入院高齢者の摂食嚥下障害の独立した危険因子である[2]．誤嚥性肺炎前は軽度の摂食嚥下障害で経口摂取が可能であったとしても，誤嚥性肺炎の治療後にはサルコペニアの摂食嚥下障害となり，経口摂取困難となることがある．

(3) 栄養素摂取の過不足

誤嚥性肺炎では「とりあえず禁食」として絶食の指示が出されやすく，水分補給の輸液処方のみで，エネルギー・たんぱく質が投与されないケースも多い．経口摂取が開始となっても，段階的に食形態を上げているときは経口からの必要量確保は難

コラム　誤嚥性肺炎には包括的な評価・アプローチが大切である

摂食嚥下障害者のベッドサイドで行うスクリーニングツールは，改訂水飲みテスト・反復唾液嚥下テストなどが用いられているが，包括的な評価ツールはなかった．2015年に嚥下機能だけでなく全身状態や栄養状態を含めた13項目で評価できる「KTバランスチャート®」が開発された．筆者もサルコペニアの摂食嚥下障害の患者に対し，KTバランスチャート®を用いて，評価・アプローチすることで，経口摂取を再獲得した事例を経験している．評価を多職種で行うことで，それぞれの強みを活かしたアプローチも行え，チーム内の連携も強化できる．評価結果はレーダーチャートでみえるため，視覚的にもよりわかりやすい．一部だけをみるのではなく，栄養状態・活動・嚥下機能・認知面などさまざまな要素を評価し，アプローチしていくことが，経口摂取への近道と考える．

(小椋)

しい.また,嚥下調整食は含有エネルギー・たんぱく質が通常の病院食より少なく,その他の栄養素も不足していることが考えられる.そのため,嚥下調整食でも十分な栄養量を含む食事内容とし,不十分な場合は経口補助食品を用いて栄養を確保する必要がある.

3. 栄養管理

サルコペニアの摂食嚥下障害は低栄養が関連しているため,十分な栄養管理と栄養状態に合わせたリハを勘案したリハ栄養の概念が有用である.誤嚥性肺炎で入院した患者に絶食期間が生じると,治療が長引き嚥下機能がさらに低下する[4].また,高齢の肺炎入院患者では,入院後2日以内に経口摂取を開始した場合,早期に経口摂取で退院できる[5].以上のことから,誤嚥性肺炎では早期の経口摂取が望ましい.しかし経口摂取開始時は,嚥下機能評価(改訂水飲みテスト・嚥下造影検査・嚥下内視鏡検査など)を行い,食形態の決定を行う.

サルコペニアを考慮し,ロイシンを含むBCAAの栄養組成が有効な可能性がある[6].サルコペニアの摂食嚥下障害では,その改善のために理想体重当たり35 kcal/日が必要であり[7,8],経口摂取で必要量の確保が困難な場合は,経鼻胃管栄養や静脈栄養の併用も検討する.

4. リハビリテーション

誤嚥性肺炎では,不要な安静臥床や禁食を避け,早期離床と早期経口摂取を行い,全身の筋肉量を無駄に低下させないことが最も重要である.誤嚥性肺炎の高齢者は,入院後3日以内に理学療法を開始すると死亡率が有意に低いといわれている[9].嚥下関連筋群のサルコペニアに対するトレーニング方法のエビデンスレベルの高い報告は乏しいが,頭部挙上訓練,おでこ体操,舌抵抗運動が有効な可能性がある.

経鼻胃管栄養の段階で,嚥下リハが開始されると,チューブが嚥下運動を障害したり,胃食道逆流のリスクが増加したりするなどのデメリットもある.経鼻胃管栄養より間欠的経管栄養法(ITF)の方が3食経口摂取のみで栄養摂取になる可能性が高い[10].経鼻胃管栄養,ITF,胃瘻,腸瘻などのメリット・デ

メリットを理解し，非経口栄養での栄養確保も検討する．

（小椋いずみ）

文献

1) 日本呼吸器学会：医療・介護関連肺炎（NHCAP）診療ガイドライン，2012．
2) Maeda K, Akagi J：Sarcopenia is an independent risk factor of dysphagia in hospitalized older people. *Geriatr Gerontol Int* **16**：515-521, 2015.
3) 若林秀隆：リハビリテーションと栄養管理（総論）．静脈経腸栄養 **26**（6）：1339-1344, 2011.
4) Maeda K et al：Tentative nil per os leads to poor outcomes in older adults with aspiration pneumonia. *Clin Nutr* **35**（5）：1147-1152, 2016.
5) Koyama T et al：Early commencement of oral intake and physical function are associated with early hospital discharge with oral intake in hospitalized elderly individuals with pneumonia. *J Am Geriatr Soc* **63**：2183-2185, 2015.
6) Kin HK et al：Effects of exercise and amino acid supplementation on body composition and physical function in community-dwelling elderly Japanese sarcopenic women：a randomized controlled trial. *J Am Geriatr Soc* **60**：16-23, 2012.
7) Wakabayashi H, Uwano R：Rehailitaion Nutrition for Possible Sarcopenic Dysphagia After Lung Sursougery：A Case Report. *Am J Phys Med Rehabil* **95**（6）：e84-89, 2016.
8) Maeda K, Akagi J：Treatment of Sarcopenic Dysphagia with Rehabilitation and Nutritional Support：A Comprehensive Approach. *J Acad Nutr Diet* **116**（4）：573-577, 2016.
9) Momosaki R et al：Effect of early rehabilitation by physical therapists on in-hospital mortality after aspiration pneumonia in the eldely. *Arch Phys Med Rehabil* **96**：205-209, 2015.
10) Sugawara H et al：Effect of tube feeding method on establishment of oral intake in stroke patients with dysphagia：comparison of intermittent tube feeding and nasogastric tube feeding. *Jpn J Compr Rehabil Sci* **6**：1-5, 2015.

10 褥瘡

内容のポイント

- 褥瘡保有者や褥瘡のリスクが高い者はサルコペニアであることが多い.
- 褥瘡治癒促進には 30 ～ 35 kcal/kg/ 日,たんぱく質量 1.2～1.5 g/kg/ 日が目標とされるが創部の状態やリハ量を考慮し決定する
- ビタミン・微量元素・条件付き必須アミノ酸などを使用することで創傷治癒が促進する可能性がある.

1. 疾患の概要

日本褥瘡学会では褥瘡とは「身体に加わった外力は骨と皮膚表層の間の軟部組織の血流を低下,あるいは停止させる.この状況が一定時間持続されると組織は不可逆的な阻血性障害に陥り褥瘡となる」と定義している.身体の同じ部分に長時間の圧迫がかかり,皮膚あるいは皮下脂肪組織(稀に筋肉を含む)の循環障害が起こり,皮膚や皮下組織が壊死する.また,皮膚の同じ部位に長時間の外力(圧迫,ねじれ,ずれ,張力など)が加わると,血管が圧迫され,血管から栄養を送られていた組織が壊死に陥る[1].褥瘡の好発部位は,皮下脂肪組織が少なく,生理的に骨が突出している後頭部,肩甲部,肘頭部,仙骨部,腸骨部,大転子部,坐骨部,踵骨部などである.病的骨突出や栄養状態の低下は,関節拘縮などと併せて褥瘡のリスクアセスメント項目になっている(**表 14-12**).また,入院リハ患者では入院時 ADL と併存疾患が褥瘡の新規発生・増悪の独立したリスク因子とされる[3].そのため,治療はマットレスや体位変換による除圧,外用剤やドレッシング材による保存療法に加え,創部の壊死組織やポケットの状態などによっては外科的デブリードマンを行うのと並行して,栄養療法やリハなどの全身管理が行われる.

表 14-12 リスクアセスメント・スケールの種類と評価項目

	外力							湿潤	栄養
	知覚の認知	活動性	可動性	摩擦とずれ	過度な骨突出	浮腫	関節拘縮		
1. 量的に評価									
1) ブレーデンスケール	○	○	○	○				○	○
2) K式スケール		○	○	○	○			○	○
3) OHスケール			○		○	○	○		
2. 質的に評価									
厚生労働省危険因子評価票	○		○		○	○	○	○	○

(日本褥瘡学会, 2012)[2]

2. 主なリハビリテーション栄養診断 (表 14-13)

(1) 栄養障害

低栄養は創傷治癒を遅延すると報告されている[4]．先に提示したように栄養状態の低下は複数の褥瘡リスクアセスメントにおいてリスク因子とされており，褥瘡保有者，または褥瘡の高リスク者では低栄養の可能性が高い．その要因としては加齢や嚥下障害による摂取不足のほか，骨折や炎症性疾患などの基礎疾患による侵襲，痛みなどによる摂取不足，悪液質による代謝障害，褥瘡創部の感染や炎症などの侵襲が考えられる．そのためエネルギー・たんぱく質の不足に加え，創の状態によってはビタミンCなどのビタミン，亜鉛などの微量元素，アルギニンなどの条件付き必須アミノ酸が不足する可能性もある．

(2) サルコペニア

サルコペニアは褥瘡の発生リスクを増加させる[5]．一方，褥瘡による炎症は，体たんぱくの分解・異化を進行させ，サルコペニアの進行を助長する要因となる[6]．骨突出は筋肉量の低下を示しており，褥瘡患者にはサルコペニアの患者が多く存在する．サルコペニアにより活動量が低下することで同一体位で長時間過ごすことが多くなる．また，サルコペニアの原因に低栄養がある場合，低栄養自体が褥瘡のリスク因子となる．他方，サルコペニアに過栄養が併存したサルコペニア肥満では，代謝

表14-13　褥瘡に生じやすいリハビリテーション栄養診断

リハ栄養診断名	原因
低栄養	病前からの低栄養（嚥下障害・独居・孤食などによる摂取不足） 基礎疾患による侵襲・痛みなどによる摂取不足・悪液質による代謝障害 創部感染・炎症などの侵襲
栄養障害のリスク状態	低栄養：同上 過栄養：活動量の低下，歩行障害，独居や趣味の制限などのストレスを食で紛らわせている
栄養素の不足状態	病前からの栄養素の不足状態 創部感染・炎症などの侵襲 多量の浸出液
サルコペニア	病前からの栄養摂取不足，活動量の低下 基礎疾患による侵襲，慢性炎症
栄養素摂取の過不足	病前からの栄養素摂取不足 創部の痛みや活動制限による摂取不足 創部感染・炎症などによる必要栄養量の増大

異常や機能障害をきたしやすい．歩行障害などの身体機能低下が起きると活動量が低下し，さらに脂肪が蓄積されやすくなる[7]．その状態に脊髄損傷などの感覚脱失や障害が加わると，褥瘡の発生リスクが高まる．

（3）栄養素摂取の過不足

褥瘡創部自体の大きさや深さ，浸出液の有無などにより必要なエネルギー量やたんぱく質量は大きく異なるが，治癒には必要な栄養量が増大する．また創部の感染や炎症によりビタミンCなどのビタミン，亜鉛などの微量元素，アルギニンなどの条件付き必須アミノ酸の必要量が増大する可能性がある．

しかし摂取量は増大するにもかかわらず，先に述べたように褥瘡保有者ではもともと低栄養の可能性が高く，必要な栄養量が摂取できていないことも多い．摂取量が少なく，必要量が増大する結果，各栄養素の不足に拍車がかかり，低栄養が進行するという悪循環に陥る可能性がある．

3. 栄養管理

栄養量の決定には創部だけではなく全身の機能を考慮する．

リハの内容や時間を考慮して積極的な栄養管理を行うことで,創傷治癒と全身の機能改善につながる.褥瘡治癒を促進するためにはエネルギー量 30〜35 kcal/kg/ 日,たんぱく質量 1.2〜1.5 g/kg/ 日が目標とされる[4].NPUAP 分類Ⅲ・Ⅳ度の褥瘡を有する経管栄養患者に対して基礎代謝量 × 活動係数 1.1× 侵襲係数 1.3 のエネルギー量を投与すると有意に改善するとの報告もあり[8],褥瘡予防・管理ガイドライン(以下ガイドライン)では褥瘡治癒のための必要エネルギーとして基礎エネルギー消費量の 1.5 倍以上を勧めている(推奨度 B/ 根拠があり,行うよう勧められる)[9].また,ガイドラインでは「亜鉛,アスコルビン酸,アルギニン,L- カルノシン,n-3 系脂肪酸,コラーゲン加水分解物など疾患を考慮したうえで補給しても良い(推奨度 C1/ 根拠は限られているが,行ってもよい)」とある[9].まずは必要なエネルギーとたんぱく質の摂取を確保したうえで,創部の状態をみながら付加を検討することがよい.創部の状態とともに全身状態,リハ量も考慮して決定し,定期的なモニタリングを行い,栄養量を見直していくことが大切である.

4. リハビリテーション

褥瘡保有者ではサルコペニアや麻痺などにより活動が低下し

コラム　褥瘡治療に特定栄養素の強化は有効なのか

本項で述べたとおり,ガイドラインでは「亜鉛,アスコルビン酸,アルギニン,L- カルノシン,n-3 系脂肪酸,コラーゲン加水分解物など疾患を考慮したうえで"補給しても良い"」とされている.実際自分なら使うか問われたとき,急性期病院で働く筆者としては,「そこまでたどりつかない」が正直な実感である.入院前から低栄養の方が多く,不足している栄養素は多種ある.しかし栄養管理の原則として,まずエネルギーとたんぱく質の充足を優先すると,食事量がもともと少ない方に特定栄養素を強化した補助食品をさらに追加して摂取してもらうのはなかなか難しい.経腸栄養患者ではアルギニン強化の濃厚流動食を使用して巨大褥瘡が治癒した症例や,微量元素を付加し治癒した症例の経験はある.使用すれば治癒が促進する可能性はあると思われる.ただやはり,エネルギーとたんぱく質を充足したうえで,というのが現時点での私見である.

(金杉)

ていることが多い．食事摂取量や創部の状態とともに栄養素の充足率を多職種で共有し，リハ内容を考慮することが必要になる．リハによる疲労で食事が摂れないなどを防ぐため，リハの実施時間を考慮することも大切である．また，ガイドラインでは座位姿勢について「座位姿勢のアライメント，バランスなどを考慮してもよい（推奨度C1）」とされている[9]．リハスタッフや看護師とともに食事時のポジショニングを適正にすることにより，創部のズレや長時間の圧迫を避けることができる．マットレスの選択については創部の体圧分散だけではなく，起居動作能力とのバランスを考慮する．エアマットレスで床上での動きが困難な場合，リハモードがついていればそれを活用する．離床を進め，端座位程度まで可能になれば可動型ではなく静止型のマットレスに変更をする．

（金杉恵里）

文献

1) 古江増隆：褥瘡発生のメカニズム．褥瘡治療・ケアトータルガイド（宮地良樹，溝上祐子編），照林社，2012，p20
2) 日本褥瘡学会（編）：褥瘡ガイドブック，2012，照林社，p111．
3) DiVita MA et al：Risk Factors for Development of New or Worsened Pressure Ulcers Among Patients in Inpatient Rehabilitation Facilities in the United States：Data From the Uniform Data System for Medical Rehabilitation. *PMR* **7**（6）：599-612, 2015.
4) 日本静脈経腸栄養学会ガイドライン作成実行委員会：静脈経腸栄養ガイドライン 第3版，照林社，2013，pp352-357．
5) Posthauer ME et al：Nutritional strategies for frail older adults. *Adv Skin Wound Care* **26**（3）：128-140, 2013.
6) 吉田貞夫：サルコペニアとリハビリテーション栄養．臨床栄養 **124**（6）：848-853, 2014．
7) 塩濱奈保子：過栄養・過栄養のリスク状態．リハ栄養 **1**（1）：42, 2017．
8) Ohura T et al：Evaluation of effects of nutrition intervention on healing of pressure ulcers and nutritional states (randomized controlled trial). *Wound Repair Regen* **19**（3）：330-336, 2011.
9) 日本褥瘡学会学術教育委員会ガイドライン改訂委員会．褥瘡予防・管理ガイドライン（第4版）．褥瘡会誌 **17**（4）：494, 532, 2015．

11 肥満

内容のポイント

- 内臓脂肪蓄積型肥満は、メタボリックシンドロームと関連が強く、動脈硬化を促進する危険因子である.
- サルコペニア肥満は、骨格筋減少に肥満が合併した病態で、代謝異常や機能障害をきたしやすい.
- 治療は、低エネルギー、高たんぱく質食とレジスタンストレーニングおよび有酸素運動の組み合わせを行う.

1. 疾患の概要

　肥満は、体脂肪が過剰に蓄積した状態であり、体格指数(BMI) 25 kg/m^2 以上を肥満と定義されている. また、腹囲が男性 85 cm 以上, 女性 90 cm 以上であることも肥満の指標である. 肥満に起因あるいは関連する健康障害があり、医学的に治療が必要とされるものを「肥満症」と診断する. BMI 35 kg/m^2 以上を高度肥満症とし、病態も治療法も異なる対応が必要なため明確に区分されている[1].

　肥満は原因により、原発性肥満と二次性肥満に分類される. エネルギー摂取過剰やエネルギー消費不足, 加齢による基礎代謝低下などは原発性肥満の要因となり, 疾患や薬剤が原因となって引き起こされる肥満は二次性肥満となる. また, 肥満とサルコペニアが併存した病態であるサルコペニア肥満は, 骨格筋減少と体脂肪蓄積が同時に存在している状態を指し, 代謝異常や機能障害をきたしやすく[2], 心血管リスクも高い.

　サルコペニア肥満の高齢者は、サルコペニア単独, 肥満単独, 正常な体格の高齢者と比較して, HOMA-R や糖尿病の有病率は高い. また, 膝・股関節疾患などの整形外科疾患も, サルコペニア肥満と関連が認められる. サルコペニア肥満の要因は, 加齢による身体的変化に加え, 慢性炎症や酸化ストレス, ホルモンやサイトカインなどの内分泌異常など多岐にわたる. 脂肪組織の増加によるレプチン抵抗性の増大は, インスリン抵

表 14-14 肥満に生じやすいリハビリテーション栄養診断

リハ栄養診断名	原因
低栄養	サルコペニア肥満で呈することがある 高度侵襲後
低栄養のリスク状態	同上
栄養素の不足状態	ビタミンA, ビタミンC, ビタミンB_6などのビタミン不足 マグネシウム, 鉄などの微量元素不足 たんぱく質, ビタミンD不足 ヨウ素不足（甲状腺機能低下症）
サルコペニア	高齢者の肥満で認めやすい 低活動になりやすいため認めることがある 二次性肥満で認めることがある
栄養素摂取の過不足	糖質や脂質の過剰摂取 野菜や果物の摂取不足

抗性の増大や成長ホルモンの低下につながる.

2. 主なリハビリテーション栄養診断（表 14-14）

（1）栄養障害

　肥満は，一般的に脂肪細胞組織にトリグリセリドが過剰に蓄積した状態であり，リハ栄養診断では過栄養と考えられる．肥満の指標として，日本肥満学会では BMI 25 kg/m² 以上を「肥満」と判定している．ただし BMI 25 kg/m² 以上でも，筋肉量が多く脂肪が少ない場合には，過栄養と判断しない．

　体脂肪量は，生体電気インピーダンス法（BIA）や二重エネルギー X 線吸収測定法（DXA）などを用いて評価できる．これらの測定機器がない場合は，BMI に加えて，上腕三頭筋部皮下脂肪厚（triceps skinfold thickness；TSF）や，腹囲（ウエスト周囲径）などの指標を基に総合的に評価する．

　脂肪を分布により分類すると，内臓脂肪と皮下脂肪に分けられる．腹囲は，内臓脂肪面積（visceral fat area；VFA）と相関が高く，VFA 100 cm² 以上に相当する腹囲は，男性 85 cm，女性 90 cm である[3]．内臓脂肪型肥満は，動脈硬化性疾患（脳卒中・虚血性心疾患）の亜発症リスクであるメタボリックシンドロームの診断基準の一つである．

　高齢サルコペニア肥満患者では，サルコペニア患者と比較してビタミン D がより低下しており，ビタミン D の不足状態・

欠乏状態に陥るリスクがある．肥満患者でも，摂取栄養素のアンバランスや，たんぱく質摂取不足，経管栄養管理の寝たきり患者，高度侵襲後の患者などで低栄養を合併する可能性がある．

(2) サルコペニア

サルコペニア肥満の定義や診断基準は定まってはいない．サルコペニア肥満は，身体機能の低下，心血管疾患リスク，代謝異常をもたらす．

サルコペニア肥満者は，非サルコペニア肥満者に比べて移動困難となりやすい．また，歩行速度低下，歩行障害や階段昇降の困難などと関連している．心血管疾患においても，サルコペニア肥満の方が，心血管疾患（Cardio Vascular Disease；CVD）および全体の死亡率が高くなる[4]．

(3) 栄養素摂取の過不足

原発性肥満は，エネルギー摂取過剰が主因であることが多い．エネルギー摂取過剰は，食事の栄養組成やその特性，摂食パターン，食物・栄養に関連した知識不足，ストレスなどにより生じる．たとえばストレスを受けると食事摂取量が増え，高エネルギー・高脂肪の食品を好むようになり，慢性的なストレスは，食欲増加や食べ過ぎを助長する．

ポテトチップス，フライドポテト，加工肉，清涼飲料水などの摂取は，体重増加と関連し，肥満者では，糖質や脂質摂取過剰が生じやすい．肥満患者では，加工品の摂取が多く，野菜や果物の摂取が少ない．また，術前の高度肥満症患者において，ビタミンA，C，B_6，マグネシウム，鉄などのビタミンおよび微量栄養素欠乏も示唆されている．

3. 栄養管理

肥満の治療において，低エネルギー食・高たんぱく質食が推奨されている．肥満による代謝障害や合併症を改善するためには，1カ月で3〜5％以上，6カ月〜1年で5〜10％体重減少を目標として減量を行う[5]．脂肪1 kgの減量には，おおよそ7,200 kcalの消費が必要となる．1日エネルギー消費量－500〜700 kcalとし，運動によるエネルギー消費量を考量して，必要エネルギー量を決定する．ただし，極端にエネルギー摂取量

を制限すると，除脂肪組織（lean body mass；LBM）が減少するため[6]，基礎代謝量を下回らないよう考慮する．

WHOによる肥満に対するfact sheetsでは，①糖質・脂質によるエネルギー摂取制限，②果物・野菜・豆類・全粒穀物・ナッツ類の摂取量増加が推奨されている．また，脂質摂取量が多い（エネルギー比率28〜43%）患者では脂質制限が有効であるほか，砂糖の摂取制限も，有意な体重減少をもたらす．たんぱく質は1.0〜1.2 g/理想体重/日以上の摂取が推奨されている．低エネルギー高たんぱく食は，減量効果が大きく体脂肪も減少する．

過栄養（BMI 25〜30 kg/m²）と肥満（BMI 30 kg/m²以上）の場合，やせや正常BMIと比較して死亡率が低い[7]．また，サルコペニア肥満においても，太っている方が生命予後がよいとされる肥満パラドックス（obesity paradox）を，慢性腎臓病（CKD），がん，脳卒中，心疾患，慢性閉塞性肺疾患（COPD）に認める．

しかし，過体重および肥満の寿命への影響についての国際共同研究では，BMI 22.5〜25 kg/m²の標準体重の死亡率が最も低く，BMI 25 kg/m²以上では，数値が5上昇するごとに死亡

コラム　リハビリテーションの落とし穴？

当院回復期の肥満の一例として，脳出血，糖尿病，腎機能障害を認め経鼻経管栄養管理で入院した，身長140.0cm，体重80.0kg，BMI 40.8kg/m²，肥満4度の症例を挙げる．

エネルギー削減量と腎機能を考慮し，1,100kcal/たんぱく質43.5gで栄養管理を開始した．浮腫が軽減したこともあり3カ月後に−10.5kgと順調に減量したが，以後，体重が停滞したためリハプログラムを確認すると，言語聴覚士による直接訓練で100〜200kcal程度の食品を摂取していたことがわかった．主治医に経管栄養剤の減量を相談したが，時折，微熱もあることからエネルギーの減量はせずに投与内容は継続となった．そこで，担当の言語聴覚士に低エネルギー食品を用いるよう依頼し，5カ月後BMI 31.5kg/m²（−14.7kg）まで減量し退院された．

この経験を機に，適切な嚥下訓練食についてマニュアルの検討を始めたところである．

(岡田)

リスクが31％上昇することから，過度の肥満（例：日本人において BMI ≧ 30 kg/m^2）の場合は，減量を要する．

4. リハビリテーション

運動療法では，レジスタンストレーニングと持久性トレーニングの併用が不可欠である．内臓脂肪型肥満の減量は，脂肪を分解してエネルギー源にする持久性トレーニングが有効である．

狭心症や心不全などの合併症がなければ，最大運動能力の50〜65％前後の持久性トレーニングを1回30〜60分，週5〜6日行う．また，「健康づくりのための運動指針2006」によると，内臓脂肪減量のために必要な運動量として，食事療法を厳守したうえで週に 10 Ex（METs・時）以上[8]の運動を行うことを推奨している．

レジスタンストレーニングは，1セットにつき8〜12回，1日2〜3セットを週3回，期間は3カ月以上が推奨されている[9]．しかし，高齢者や心血管系の合併症がある場合は，負荷の軽い運動を反復して行うスローレジスタンストレーニングが，高齢者や低体力者に実践しやすい．高齢の女性を対象に，低強度・低速度のレジスタンストレーニングを週2回6カ月実施，高強度・通常速度のレジスタンストレーニングと比較して下肢筋力が向上し体脂肪が減少効果を認めた．

肥満高齢者の筋トレに，たんぱく質摂取を追加した体組成と身体機能への効果をみたメタ解析では，BMI 30 kg/m^2 以上の肥満でも，筋トレ単独と比較してたんぱく質摂取を併用した方が筋肉量と下肢筋力が増加した[10]．　　　　　　　　（岡田裕貴）

文献

1) 日本肥満学会肥満症診断基準検討員会：肥満診断基準2011．肥満研 **17**：1-71, 2011.
2) Baumgartner RN et al：Sarcopenic obesity predicts instrumental activities of daily living disability in the elderly. *Obes Res* **12**（12）：1995-2004, 2004.
3) Hiuge-Shimizu A et al：Absolute value of visceral fat area measured computed tomography scans and obesity-related cardiovascular risk factors in large-scale Japanese general population（the VACATION-Jstudy）. *Ann Med* **44**：82-92, 2012.
4) Chuang SY et al：Abdominal Obesity and Low Skeletal Muscle Mass Jointly

Predict Total Mortality and Cardiovascular Mortality in an Elderly Asian Population. *J Gerontol A Biol Sci Med Sci* **71**（8）：1049-1055, 2016.
5) Sakuma K, Yamaguchi A：Sarcopenic obesity and endocrinal adaptation with age. *Int J Endocrinol* **2013**：204164, 2013.
6) Biolo G et al：Calorie restriction accelerates the catabolism of lean body mass during 2 week of bed rest. *Am J Clin Nutr* **86**：336-372, 2007.
7) Khalid U et al：Pre-Morbid Body Mass Index and Mortality After Incident Heart Failure. *J Am Coll Cardiol* **64**（25）：2743-2749, 2014.
8) Ainsworth BE et al：2011 Compendium of physical activities：a second update of codes and MET values. *Med Sci Sprts Exerc* **43**：1575-1581, 2011.
9) Taaffe DR：Sarcopenia：exercise as a treatment strategy. *Aust Fam Physician* **35**（3）：130-134, 2006.
10) Liao CD et al：Effects of protein supplementation combined with resistance exercise on body composition and physical function in older adults：a systematic review and meta-analysis. *Am J Clin Nutr* **106**（4）：1078-1091, 2017.

12 糖尿病

内容のポイント

- 栄養障害によって糖尿病悪化のリスクが増加する.
- 必要エネルギー量は標準体重［(身長 m)^2 × 22］×身体活動量（25〜35 kcal）を基本として，病態に合わせた栄養管理を行う.
- 有酸素運動とレジスタンストレーニングを併用したリハを行うと血糖コントロールに有用である.

1. 疾患の概要

1型糖尿病は，膵β細胞の破壊性病変によりインスリンの欠乏が生じて発症する糖尿病である．ヒト白血球抗原などの遺伝因子にウイルス感染などの何らかの因子が加わって起こる．2型糖尿病はインスリン分泌低下やインスリン抵抗性をきたす複数の遺伝因子に，過食・運動不足などの生活習慣，およびその結果としての肥満が環境因子として加わりインスリン作用不足を生じて発症する[1]．さらに加齢とともに耐糖能は低下し，糖尿病の頻度が増加する．

診断は次の3種類である．①糖尿病型を2回確認する．1回は必ず血糖値で確認する．（空腹時 ≧ 126 m/dl，ブドウ糖負荷試験2時間値 ≧ 200 mg/dl，随時 ≧ 200 mg/dl，HbA1c ≧ 6.5％），②糖尿病型を1回確認＋慢性高血糖症状（口渇，多飲，多尿，体重減少，糖尿病網膜症）の存在，③過去に糖尿病と診断された証拠がある[1]．

糖尿病の治療には食事療法，運動療法，薬物療法が用いられる．高血糖だけではなく，低血糖にも留意する．低血糖症状には動悸，発汗，脱力，意識レベル低下がみられ，自覚症状がないまま意識消失してしまうなど重篤な症状に至ることもある[1]．また，合併症には糖尿病性腎症，神経障害，足病変，大血管症，脂質異常症などの内科・神経系疾患だけではなく，認知症や歯周病，骨折リスクの上昇と多岐にわたる．そのため，

表 14-15 糖尿病に生じやすいリハビリテーション栄養診断

リハ栄養診断名	原因
過栄養	食習慣による過食
低栄養	代謝異常による体重減少
サルコペニア	運動不足による低活動 炎症による筋たんぱく分解
栄養素摂取の過不足	安静時代謝量の増加によるエネルギー不足 咀嚼困難によるビタミン，ミネラル不足と炭水化物過剰摂取

多職種でアプローチする必要がある．

2. 主なリハビリテーション栄養診断（表14-15）

(1) 栄養障害

　糖尿病は生活習慣病の一つであり，不規則な食生活や肥満，運動不足に起因する場合が多く，40歳未満の糖尿病患者では肥満が増加している．しかし，超高齢社会の現代においては，高齢者糖尿病が増えるとともに低栄養を有する糖尿病患者が増加傾向にある．高齢入院糖尿病患者を対象とした研究では，欧州臨床栄養代謝学会の定義により6.73％が低栄養だと判断された[2]．

　栄養障害には，過栄養によるものと低栄養によるものがある．前者では，高血糖が持続することで相対的に膵β細胞が減少に転じ糖尿病が悪化する．特に内臓脂肪型肥満は病態の悪化を助長する因子である．肥満を伴う糖尿病に脂質異常症や高血圧が加わると動脈硬化疾患のリスクはさらに増加する．HbA1c改善のためには，肥満を有する2型糖尿病において5％の体重減少を目標とする[1]．後者では，糖尿病に低栄養が合併すると，栄養不足によるエネルギー，たんぱく質の栄養障害から，ランゲルハンス島細胞の栄養不良，インスリン分泌細胞である膵β細胞の量と機能低下，膵β細胞機能不全を招く急性の負荷が耐糖能を低下させるため糖尿病が悪化する[3]．高齢者糖尿病は糖尿病を有していない高齢者に比べてMNA®（mini nutritional assessment）で低栄養と判定される場合が多い．糖尿病または耐糖能異常のある痩せている人は，血中ビタミン

D濃度が低い傾向があった[4]．ビタミンD不足は，転倒リスク，フレイル，サルコペニアに関連する．

(2) サルコペニア

糖尿病は，高血糖，糖尿病性合併症，肥満，インスリン抵抗性，炎症性サイトカイン，および糖尿病に関連する内分泌変化が筋肉に悪影響を与えるため，筋肉量および筋力の低下を加速させる[5]．60歳以上におけるサルコペニアの頻度を非糖尿病：糖尿病でみると，男性は，5.1％：19.0％で，女性では14.0％：27.0％であった．年齢，性，BMIなどで補正した糖尿病におけるサルコペニアのリスクは，オッズ比3.06（95％ CI1.42〜6.62）とかなり高かった[6]．特に，高齢者糖尿病ではADL低下，転倒・骨折，サルコペニア，フレイルを生じやすい．

(3) 栄養素摂取の過不足

糖尿病患者の安静時代謝量は，血糖値180 mg/dl以下では有意な差はないが，健常人より約7％高い[7]．そのため，摂取量が適正でも体内でエネルギー不足になる可能性がある．糖尿病と歯周病は相互に負の影響を与える因子であり，口腔内疾患を抱えている糖尿病患者は少なくない[1]．そのため，咀嚼回数を要する野菜や果物，肉類に多く含まれるビタミン，ミネラルの摂取不足に陥る可能性がある．ビタミンB_6不足はインスリン分泌低下，ビタミンB_1不足は糖代謝障害，ビタミンD不足はインスリン分泌低下・抵抗性増大を招くため，摂取不足には注意が必要である．一方，容易に咀嚼可能な炭水化物を多く含むパン類，菓子類，芋や南瓜などを好む場合には高血糖になる可能性がある．

3．栄養管理

必要エネルギー量の目安は，標準体重［（身長 m)^2×22］×身体活動量（25〜35 kcal）で，性別・体型・年齢などを考慮して設定する．肥満を放置したまま高血糖に対する薬物療法を行うと，肥満が助長される場合がある[1]．栄養素摂取の過不足どちらにおいても食事療法を行い，標準体重を目指す．食事内容は炭水化物はエネルギー比50〜60％，たんぱく質はエネルギー比20％以下を目安とし，残りを脂質で補う．あるメタアナリシスでは糖質制限食には明確な有効性が見出せなかった[8]．食

物繊維は 20 g/日以上摂取する．心血管疾患抑制のためには，塩分は日本高血圧学会の推奨する 6.0 g/日未満に準じる．糖尿病性腎症の腎保護のために，たんぱく質摂取は 0.6~0.8 g/kg/日程度の制限が有効な場合がある．脂質異常症がある場合には n-3 系多価不飽和脂肪酸 1 日平均 3.5 g の摂取が推奨されている[4]．管理栄養士が行う包括的な食事指導は血糖コントロールの改善に有効であるため，積極的に介入することが望ましい．リハ介入中で低栄養を認める糖尿病患者には，エネルギー制限を行わず，栄養管理を行うことが有効なケースがある[9]．この場合，糖質過剰摂取を避け，血糖モニタリングを行う．また，リハを実施している患者は，活動量や負荷量の変化からエネルギー消費量の増減が生じることがある．そのため，適宜提供栄養量を見直す必要がある．提供量を調整する際は，薬物療法の変更が必要になる可能性があるため，血液データを基に体重変化率，その他適切なフィジカルアセスメントを行い，チームアプローチを行う．

4. リハビリテーション

リハの強度は自覚症状を目安に「ややきつい」と感じる程度から開始する．合併症や心血管疾患がある場合は，血圧を高度に上げる（収縮期血圧 180～200 mmHg）運動は避ける[1]．薬

> ### コラム　リハビリテーション栄養に必要なもの
>
> 　攻めのリハ栄養を実践するうえで，最も難しいと感じる疾患は糖尿病である．活動量・消費量の増加に合わせて食事量を調整する段階でも，血液データが改善していない場合は，主治医から食事単位の増量指示が得られにくいのである．リハにより筋肉量が上がればインスリン抵抗性が改善するはずであるが，患者個々の感受性が異なることを思い知らされる．筆者は間食や持ち込み食がある場合は，病棟スタッフやセラピストと協力して患者家族へ説明した．炭水化物とたんぱく質の量を調整し，低エネルギーの BCAA 含有ゼリーを付加した食事内容を提案し，ようやく単位増量の承諾をもらう．再評価で CC，握力を測定し，FIM と血液データが改善していたときには胸をなで下ろし，患者の安心した顔をみて，また次に活かそうと強く思うのである．リハ栄養には多職種と患者の協力が必要不可欠である．
> 　　　　　　　　　　　　　　　　　　　　　　　　　　　（吉村）

物療法を行っている場合は低血糖にも留意してリハを進める．インスリン療法中において，運動前の血糖値が100 mg/dl未満の場合は吸収のよい炭水化物を1～2単位摂取するとよい．食後1～2時間までに運動を行うと食後の高血糖が改善するため[1]，病態に応じてリハ時間の調整を検討する．内容は，週に3回以上中等度の有酸素運動を20～60分実施すること，週に2～3回のレジスタンストレーニングを併用することが勧められる[1]．上肢のウエイトトレーニングのみでも糖尿病リスクを軽減する可能性があるため[10]，下肢の運動ができない場合には上肢のリハを実施する．有酸素運動とレジスタンストレーニングを併用することは血糖コントロールに有効である．

（吉村由梨）

文献

1) 日本糖尿病学会（編）：糖尿病診療ガイドライン 2016, 南江堂, 2016.
2) Sanz-París A et al：Application of the new ESPEN definition of malnutrition in geriatric diabetic patients during hospitalization：A multicentric study. *Clin Nutr* **35**（6）：1564-1567, 2016.
3) Francis NK et al：Rising trend of diabetes mellitus amongst the undernourished：State-of-the-art review. *Diabetes Metab Syndr* **11**（1）：169-174, 2017.
4) Clemente-Postigo M et al：Serum 25-Hydroxyvitamin D and Adipose Tissue Vitamin D Receptor Gene Expression：Relationship With Obesity and Type 2 Diabetes. *J Clin Endocrinol Metab* **100**（4）：591-595, 2015.
5) Morley JE et al：Frailty, sarcopenia and diabetes. *J Am Med Dir Assoc* **15**：853-859, 2014.
6) Kim TN et al：Prevalence and determinant factors of sarcopenia in patients with type 2 diabetes：the Korean Sarcopenic Obesity Study（KSOS）. *Diabetes Care* **33**：1497-1499, 2010.
7) Ryan M et al：Resting energy expenditure is not increased in mildly hyperglycaemic obese diabetic patients. *Br J Nutr* **96**：945-948, 2006.
8) Noto H et al：Long-term Low-carbohydrate Diets and Type 2 Diabetes Risk：A Systematic Review and Meta-analysis of Observational Studies. *J Gen Fam Med* **17**：60-70, 2016.
9) 吉村由梨：リハビリテーション栄養管理により糖尿病悪化をきたさず身体機能が改善した大腿骨転子部骨折患者. 臨床栄養 **126**（5）：644-648, 2015.
10) Grøntved A et al：A Prospective Study of Weight Training and Risk of Type 2 Diabetes in Men. *Arch Intern Med* **172**（17）：1306-1312, 2012.

13 大腿骨近位部骨折

内容のポイント

- 大腿骨近位部骨折の回復期において低栄養は 14～65％，サルコペニアは 28～69％に認める．
- 大腿骨近位部骨折受傷後の低栄養の患者では，急性期から回復期の入院期間における栄養改善が，ADL向上に影響する．
- リハの進行による活動量の変動幅が大きいため，定期的に栄養状態や体重変化を評価し，エネルギー・たんぱく質の量を調整する．

1．疾患の概要

大腿骨近位部骨折は大腿骨頸部骨折と大腿骨転子部骨折に大別される．診断は大腿骨頸部骨折には Garden 分類を用い，転位の程度により I ～IVの4段階に分類される．大腿骨転子部骨折には Evans 分類が用いられることが多く，内側骨皮質の損傷の程度と整復位保持の難易度で分類する[1]．治療には手術療法が選択されることが多い．

わが国における1万人当たりの大腿骨骨折の発生率は，40歳代（男性 1.09 名，女性 0.73 名）以降増加し，70歳以上の高齢者ではさらに増加する（70歳代：同 16.88 名，36.71 名，80歳代：同 60.81 名，151.03 名，90歳代：同 159.46 名，323.25名）．大腿骨近位部骨折は他の骨粗鬆症性骨折と比較して医療費と死亡率が高い[3]．骨折による身体機能低下だけでなく，受傷後に認知機能低下やうつを認めることがあり，QOL低下の原因となる[2]．多職種による包括的なケアが機能改善を促進し，早期からの多職種介入を要する疾患である．

表 14-16 大腿骨近位部骨折に生じやすいリハビリテーション栄養診断

リハ栄養診断名	原因
低栄養	受傷前からの低栄養 術後の食事摂取不足 骨折,手術による侵襲
低栄養のリスク状態	同上
栄養素の不足状態	受傷前からの食事摂取量低下によるたんぱく質,ビタミンD,カルシウム不足 低体重の患者では受傷前からのエネルギー摂取不足
サルコペニア	加齢 受傷後の安静による活動量低下 受傷前からの食事摂取量不足 術後の食事摂取不足 骨折,手術による侵襲
栄養素摂取の過不足	受傷前からの食事摂取量低下による栄養素摂取不足 肥満患者ではエネルギー,脂質の過剰

2. 主なリハビリテーション栄養診断（表14-16）

(1) 栄養障害

　大腿骨近位部骨折は高齢者の受傷が多いこともあり,受傷時すでに低栄養である可能性が高い.さらに回復期では14〜65％に低栄養を認める[3]().手術療法の適応となることが多い疾患であり,術後炎症による代謝亢進が生じる可能性が高い.

　一方で過栄養による肥満の患者も存在する.術後の活動量低下によりエネルギー消費量が低下した場合に,食事摂取量や間食が維持または増加すると,受傷後も過栄養のリスクがある.肥満は大腿骨近位部骨折のリスク因子ではないが,内臓脂肪型肥満はリスクを増加させる.また,重度肥満では合併症や死亡率が増加し予後不良となる[4]().

(2) サルコペニア

　回復期の大腿骨近位部骨折患者において28〜69％にサルコペニアを認める[5]().サルコペニアは大腿骨近位部骨折の受傷にも関連するリスク因子であるとともに,機能回復を遅らせるリスクでもある[6]().受傷者の多くは高齢で,受傷前より活動量が低下している場合がある.また受傷後は活動量が低下する.大腿骨近位部骨折は低栄養の割合が高く,サルコペニアの原因と

なる．また，がんなどの治療中に起こる病的骨折の可能性もあり，この場合には原疾患がサルコペニアの原因となる．これらのことから，加齢，活動，栄養，疾患のいずれもサルコペニアの原因となり得る．

(3) 栄養素摂取の過不足

術後炎症時はエネルギー消費が亢進し，術後の発熱，疼痛，起き上がり動作の制限による食事摂取の減少を認める場合もある．術後炎症は一時的で，経過とともに改善するが，食事摂取量低下が継続する場合がある．たんぱく質やカルシウム，ビタミンDの摂取不足は骨の脆弱性とも関連するため，大腿骨近位部骨折の患者では受傷前から不足している可能性がある．低体重は大腿骨近位部骨折のリスク因子であり，エネルギー摂取不足が受傷前から起こっていた可能性がある．

一方，肥満の患者ではエネルギー摂取過剰の可能性がある．過栄養であっても不規則な食事や，炭水化物，脂質への偏りのある食事をしていた場合には，たんぱく質，カルシウム，ビタミンDの摂取不足は起こり得る．

3. 栄養管理

大腿骨近位部骨折患者では入院中のMNA®-SFの改善と退院時のADL向上が関連する[7]ため，早期に栄養状態を把握することは重要である．大腿骨近位部骨折の栄養評価，予後予測のツールとしてMNA®-SFの使用が有用である[7]．

術後の栄養管理は術後炎症による代謝亢進を考慮する．一般的な侵襲期のエネルギー補給量である体重当たり25 kcalを目安に早期の充足を目指す．もしくは基礎代謝量（BEE）に活動係数1.2程度とストレス係数1.2～1.3程度を乗じて算出する．たんぱく質は体重当たり1.0～1.2 gまたはNPC/N比120～150を目安とする．手術による侵襲期は体たんぱくの異化亢進が起こり，除脂肪体重が低下する[8]ため，エネルギーだけでなくたんぱく質の摂取量も確保する．たとえば，身長150 cm，体重40 kgの80歳女性の場合はBEE 951 kcal×ストレス係数1.2×活動係数1.2＝1,369 kcal，または40 kg×25 kcal=1,000 kcalとなる．たんぱく質は40 kg×1.2 g＝48 g，NPC/N比150だと35～49 gとなる．

コクランレビューの報告では，周術期の栄養補助食品の摂取が，死亡および合併症を軽減する[9]．別の報告では高齢者の回復を促進するとしている．栄養改善と機能改善が関連することからも，必要量が摂取できない場合に栄養補助食品は有用である．

　早期にリハが開始となるため，侵襲期から同化期に移行するタイミングを見極めなければ，栄養補給量が不足してしまう．発熱やC反応性たんぱく（CRP）で炎症の程度を確認し，栄養補給量の増量を計画する．体重の減少はADL改善不良[7]と関連する．体重減少が起こってからではなく，起こさないように栄養管理を実施する．訓練内容によりエネルギー消費量は，大きく変化する．そのためリハ計画や栄養状態を多職種で情報共有し，筋力増強訓練や歩行訓練の強度や量が増加する前に，エネルギー摂取量を増やすことが望ましい．この時期のエネルギー必要量はBEE×活動係数1.3～1.7×障害係数1.0～1.3とする．低体重，低栄養がある場合は200～750 kcalのエネルギー蓄積量を付加する．たんぱく質は低栄養，サルコペニアを考慮し，NPC/N比120～150とする．多職種による栄養ケアは栄養摂取量，栄養状態，アウトカム，在宅復帰率，在院日数を改善する[10]ためチームアプローチは重要である．

4．リハビリテーション

　大腿骨近位部骨折では受傷者の多くが高齢者であることか

コラム　生体インピーダンス法と体内金属

　生体インピーダンス法（BIA）は，複数の微弱電流を流し，その通過速度で生体の水，筋肉，脂肪量を測定する方法である．体内金属は電気を通しやすい性質のため，筋肉量が実際よりも多く評価される．大腿骨近位部骨折の患者は手術で人工股関節，プレートなどの金属を使用するため，患側の筋肉量が見かけ上多くなる．サルコペニアの診断基準のカットオフ値との比較はできないため，経時的変化をみる．患者とのやり取りでは，「右に金属が入ってますね」と話しかけると，「そんなこともわかるの？」と盛り上がり，BIAの結果に興味をもってくれる．筋肉量や脂肪量について説明し，リハでの筋トレをしっかり行い，またたんぱく質などの栄養素の摂取も勧める．その結果BIAの測定値が改善すると患者のモチベーションも上がる．　　　　（二井）

ら,骨折が要介護の原因となることが少なくない.20〜90％の患者が受傷前のADLを獲得できない[8].そのため,歩行訓練だけでなく,ADL訓練も実施する.大腿骨近位部骨折に対する確立したリハプログラムは存在しないが,ADL訓練,バランス訓練,関節可動域訓練,筋力増強訓練,歩行訓練を個々の患者に合わせて構成する.退院に向けて住宅改修や社会資源の調整が必要となる場合もある.術後の早期リハが推奨されており,患側の拘縮に対する関節可動域訓練や上肢,健側の筋力増強訓練が開始される.歩行訓練,筋力増強訓練を行う場合は,リハの強度や量が増加する.リハの阻害要因としては疼痛,炎症,せん妄,認知症などがある. 〈二井麻里亜〉

文献

1) 日本整形外科学会,日本骨折治療学会:大腿骨頸部/転子部骨折診療ガイドライン,改訂第2版,南江堂,2011.
2) Alexiou KI et al:Quality of life and psychological consequences in elderly patients after a hip fracture:a review. *Clin Interv Aging* **24**(13):143-150, 2018.
3) Marshall S:Protein-energy malnutrition in the rehabilitation setting:Evidence to improve identification. *Maturitas* **86**:77-85, 2016.
4) Jeschke E et al:Obesity Increases the Risk of Postoperative Complications and Revision Rates Following Primary Total Hip Arthroplasty:An Analysis of 131,576 Total Hip Arthroplasty Cases. *J Arthroplasty* **pii**:S0883-5403(18)30167-0, 2018.
5) Churilov I et al:Systematic review and meta-analysis of prevalence of sarcopenia in post acute inpatient rehabilitation. *Osteoporos Int* **29**(4):805-812, 2018.
6) Landi F et al:The association between sarcopenia and functional outcomes among older patients with hip fracture undergoing in-hospital rehabilitation. *Osteoporos Int* **28**(5):1569-1576, 2017.
7) Nishioka S et al:Nutritional status changes and activities of daily living after hip fracture in convalescent rehabilitation wards:a retrospective observational cohort study from the Japan Rehabilitation Nutrition Database. *J Acad Nutr Diet* **118**(7):1270-1276, 2018.
8) Magaziner J et al:Recovery after Hip Fracture:Interventions and Their Timing to Address Deficits and Desired Outcomes--Evidence from the Baltimore Hip Studies. *Nestle Nutr Inst Workshop* **83**:71-81, 2015.
9) Avenell A et al:Nutritional supplementation for hip fracture aftercare in older people. *Cochrane Database Syst Rev* **11**:CD001880, 2016.
10) Bell JJ et al:Multidisciplinary, multi-modal nutritional care in acute hip fracture inpatients - results of a pragmatic intervention. *Clin Nutr* **33**(6):1101-1107, 2014.

14 関節リウマチ

内容のポイント

- 関節リウマチは，低栄養と肥満を視野に入れたリハ栄養管理が重要である．
- 画一的な栄養管理ではなく，疾患活動性・薬物療法に応じた栄養管理が求められる．
- 関節リウマチのリハの目標は，関節保護と機能維持から機能的寛解，構造的寛解の達成へとシフトした．

1. 疾患の概要

 関節リウマチ（Rheumatoid Arthritis；RA）は，関節炎を主徴とする慢性炎症疾患であり，間質性肺炎や血管炎などの多臓器にも病変が波及し得る全身性疾患である．メトトレキサート（MTX）や生物学的製剤（抗 TNF-α薬）などの新規治療薬の進展により予後は改善してきた．しかし依然として，就労や患者の QOL など患者個人の問題や医療費等の経済的負担が大きい．RA の発症には，先天的要因（遺伝要因）と後天的要因（環境要因）が関与している．先天的要因には，疾患感受性遺伝子（HLA-DRB1，PADI4），後天的要因では，喫煙や歯周病などが報告されている．

 RA の診断には，米国リウマチ学会（ACR）とヨーロッパリウマチ学会（EULAR）による診断基準が存在し，MTX による早期治療が可能となった．高齢 RA 患者では，呼吸器疾患，糖尿病，消化性潰瘍，骨粗鬆症，認知機能障害などを合併する頻度が高い．また，筋肉量が減少し，脂肪が増加する「リウマチ性悪液質[1]」を視野に入れたリハと栄養管理のアプローチが重要となる．

2. 主なリハビリテーション栄養診断（表14-17）

（1）栄養障害

 低栄養：RA は慢性消耗性疾患であり，悪液質に該当する．

表 14-17 関節リウマチに生じやすいリハビリテーション栄養診断

リハ栄養診断名	原因
低栄養	飢　餓：日常生活機能障害による低栄養 侵　襲：炎症（活動期）による低栄養 悪液質：リウマチ悪液質による低栄養
低栄養のリスク状態	同上
栄養素の不足状態	ステージⅢ・Ⅳ（日常生活動作制限）による栄養素の不足 骨粗鬆症におけるビタミン D 不足
サルコペニア	進行期・晩期における栄養素摂取不足 炎症性サイトカインによる異化亢進（筋肉量減少）
栄養素摂取の過不足	ステージⅢ・Ⅳ（日常生活動作制限）による栄養摂取不足 過栄養による脂質異常症・動脈硬化・高血圧

そのため，Evans らの診断基準[2]による評価が必要となる．悪液質は，たんぱく異化亢進によって筋肉量が減少するため，エネルギー消費量の低下やインスリン抵抗性によって体脂肪が蓄積しやすい．通常の食事では摂取エネルギー量やたんぱく質の不足を認めず，身体活動の低下がエネルギー消費量に関連している[3]．また，ステージⅣの RA において十分に食事を摂取していても低栄養となる報告もある[4]．RA 患者の低栄養（FFMI：除脂肪量指数）を調査した報告では，在宅 RA 患者において女性 52％，男性 30％が低栄養を認めていた[5]．低栄養の要因は，関節症状，筋症状が影響することで買い物や調理，食事動作が困難となり，食事摂取減少につながりやすい．また，消化器疾患，腎疾患，呼吸器疾患，糖尿病などを合併した場合は，患者個々人に応じた栄養管理が必要となる．RA 患者は，心血管疾患や骨粗鬆症・骨折のリスクを増加させる．なかでも，RA 患者はビタミン D が欠乏する傾向があるため，骨粗鬆症を合併した場合には，カルシウムやビタミン D を補給する．

　過栄養：RA は，関節制限による身体活動の減少や抗炎症・免疫抑制剤であるグルココルチコイドの使用による食欲増進，脂肪生成が影響することで肥満をきたしやすい．最近の研究では，生物学的製剤を使用した群は，使用しない群と比較して肥満傾向を認めており，腹囲が高く，上腕筋囲が低い[6]．RA などの慢性炎症性疾患は，冠動脈疾患（CAD）リスクを増加さ

せるため，動脈硬化症なども注意する．肥満とRAの関連性を調査したメタ解析によると，非肥満者と比較してRAの発症リスクは24%増加する[7]．

(2) サルコペニア

RAの病変滑膜は，活性化マクロファージや繊維芽細胞からTNF-α，IL-6，IL-1βなどの炎症性サイトカインが過剰に産生されており，サルコペニアの発症に関与する．また，RAの除脂肪体重減少の要因は，疾患に付随する嘔吐，身体活動の低下，慢性疼痛および安静時エネルギー消費量の増加である．RAと診断された18歳以上の123人の患者におけるサルコペニア有病割合は39.8%であった[8]．

(3) 栄養素摂取の過不足

RA患者は，疾患活動性に応じた治療方針（薬物療法）の動向によってエネルギー量やたんぱく質の必要量が異なる．グルココルチコイドを使用する場合は，肝臓における糖新生の亢進やインスリン感受性の低下による高血糖が出現しやすいため，糖質の過剰摂取に注意を要する．疾患活動性が高く，身体活動制限により日常生活動作（ADL）が低下する場合がある．その際は，食事動作だけでなく，調理や買い物などの日常生活活動が制限され，エネルギーやたんぱく質の摂取不足となりやすい．

> **コラム　関節リウマチへの多職種介入の重要性**
>
> RAに対する栄養療法のエビデンス報告は少なく，確立した栄養管理がないのが現状である．また，他疾患を有しているケースも多々存在するため，病態把握と各合併症に応じたリハと栄養管理アプローチが必要となる．さらに，低栄養を認める場合は，悪液質だけにとどまらず，侵襲，飢餓にも該当している可能性がある．筆者もRAを有する患者の栄養管理に携わっているが，低栄養（るい痩）や軽度肥満を認める患者を多く経験する．また，ステロイド治療による糖質調整を主治医より求められるケースが多く，入院から退院後も継続した栄養指導を実施している．患者の状態が刻々と変化していく環境下では，各職種が単独で介入するのではなく，カンファレンスなどで主治医の治療方針をもとに適切に評価と介入を行うことが早期退院にもつながるのではないかと筆者は考える．
>
> （鈴木）

3. 栄養管理

　RA の適切なエネルギー量やたんぱく質量の設定は確立されていないが，併存疾患などの合併症を有している場合は，各病態に応じた栄養管理を行う．また，RA は動脈硬化のリスク因子であるため，予防を視野に入れた栄養管理を行う場合は標準体重（kg）×25〜30 kcal（軽労作），×30〜35 kcal（中労作），×35 kcal〜（重労作），脂質エネルギー比率を 20〜25％程度に設定する．

　薬物療法のなかでも抗リウマチ薬（DMARDs）を使用する場合は，副作用として嘔気，口内炎，胃の不快感，下痢などが出現するため注意する．プロバイオティクスは抗炎症効果を示し，RA 患者の身体活動を拡大させることができる．炎症に対する EPA 投与が抗炎症作用と動脈硬化予防の観点から，臨床において一定の効果を期待できる．副作用対応として，RA 治療のファーストラインである MTX を使用する際は，消化器症状や口内炎などの副作用を軽減する目的で葉酸補充が推奨されている．RA では，多職種が病態に応じた薬物療法の状況を情報共有し，刻々と変化する栄養管理を行うことが望ましい．

4. リハビリテーション

　RA のリハは，生物学的製剤（抗 TNF-α薬）が普及される以前は，疼痛軽減と関節変形予防，機能維持が治療目的とされていた．その後，生物学的製剤による疾患コントロールが可能となり，関節保護や機能維持だけでなく，機能的寛解，構造的寛解の達成へと変化した．また，過活動や転倒，関節破壊の進行などのリスクも生じるため，患者教育も必要となる．

　特に，変形予防などの関節保護と疼痛緩和が重要であり，関節保護に関しては，ADL/APDL 動作など，関節へ負担をかけないことが重要となる．疼痛緩和に関しては，有効な報告も存在するが，一貫した有効性は確立されていない[9]．手に対する理学療法・作業療法による有効性についてはランダム化比較試験が報告されている[10]．「関節リウマチ診療ガイドライン 2014」では，関節保護プログラムや機能維持のためのリハ医療の早期実施が推奨されている．

（鈴木達郎）

文献

1) Boots AM et al : The influence of ageing on the development and management of rheumatoid arthritis. *Nat Rev Rheumatol* **9** (10) : 604-613, 2013.
2) Evans WJ et al : Cachexia : a new definition. *Clin Nutr* **27** (6) : 793-799, 2008.
3) Rall LC, Roubenoff R : Rheumatoid cachexia : metabolic abnormalities, mechanisms and interventions. *Rheumatology (Oxford)* **43** (10) : 1219-1223, 2004.
4) Gomez-Vaquero et al : Nutritional status in patients with rheumatoid arthritis. *Joint Bone Spine* **68** (5) : 403-409, 2001.
5) Elkan AC et al : Malnutrition in women with rheumatoid arthritis is not revealed by clinical anthropometrical measurements or nutritional evaluation tools. *Eur J Clin Nutr* **62** (10) : 1239-1247, 2008.
6) Ramos GP et al : Nutritional profile of patients with chronic inflammatory diseases in the age of biologicals. *Clin Rheumatol*, 2018 〔Epub ahead of print〕.
7) Qin B et al : Body mass index and the risk of rheumatoid arthritis : a systematic review and dose-response meta-analysis. *Arthritis Res Ther* **17** : 86, 2015.
8) Ngeuleu A et al : Sarcopenia in rheumatoid arthritis : prevalence, influence of disease activity and associatedfactors. *Rheumatol Int* **37** (6) : 1015-1020, 2017.
9) Geneen LJ et al : Physical activity and exercise for chronic pain in adults : an overview of Cochrane Reviews. *Cochrane Database Syst Rev* (4) : CD011279, 2017.
10) Lamb SE et al : Exercises to improve function of the rheumatoid hand (SARAH) : a randomised controlled trial. *Lancet* **385** (9966) : 421-429, 2015.

15 がん

内容のポイント

- がん患者では代謝異常と栄養摂取不足により低栄養を生じやすい.
- がん治療期においては,必要エネルギー 25 ～ 30 kcal/kg,たんぱく質 1.5 g/kg/ 日以上とし,治療内容を考慮した栄養管理を行う.
- リハはがんの進行に伴う機能障害の増悪や二次的障害,生命予後などを配慮し,予防的にまたは回復的,維持的,緩和的に行っていく.

1. 疾患の概要

がんは悪性腫瘍ともよばれ,遺伝子の傷により異常細胞が発生し,異常細胞が増殖することでがん化し,腫瘍形成することで発生する.がんは,日本人の死因の第1位を占め,死亡数は肺がん,大腸がん,胃がんの順に多い[1].

治療方法には外科療法,化学療法,放射線療法などがある.外科療法,放射線療法は局所療法であるが,化学療法は全身的療法である.これらの治療方法は単独で行うだけでなく,患者に応じて,さまざまな治療を組み合わせる集学的治療を行うことも少なくない.治療による副作用は多岐にわたる.代表的なものに,口内炎,創部感染,肺炎,腸閉塞,便秘,下痢,吐き気,嘔吐,味覚障害,疼痛などがある.各々の場面で,さまざまな職種によるアプローチが重要となる.

2. 主なリハビリテーション栄養診断(表14-18)

(1) 栄養障害

がん患者では,低栄養が認められる場合が多い.治療を行っていない患者で3カ月以上の寿命が予測される患者でも,1割が低栄養,4割が栄養障害のリスクを有している[2].がん患者

表 14-18 がん患者に生じやすいリハビリテーション栄養診断

リハ栄養診断名	原因
低栄養・低栄養リスク状態	治療前からの低栄養 精神心理的な問題での摂取（投与）不足 外科治療に伴う代謝亢進 治療の合併症および副作用での摂取（投与）不足 悪液質に伴う食思不振、または代謝亢進
栄養素の不足状態	病前からの栄養素の不足状態 外科治療などの治療に伴う吸収障害および需要増大
サルコペニア	病前から、または治療期における栄養摂取不足 精神心理的な問題での摂取（投与）不足、および活動不足 外科治療に伴う代謝亢進 治療に伴う安静臥床に起因する活動量低下 悪液質を伴う食思不振、または代謝亢進
栄養素摂取の過不足	病前からの栄養素摂取（投与）不足 治療に伴う需要増大、または排泄が増大し栄養素の摂取（投与）不足 治療における副作用での摂取（投与）不足

の低栄養は、食事摂取量の低下および安静時の代謝量の上昇[3]、インスリン抵抗性の増大、筋たんぱく分解の亢進、脂質分解の亢進、全身性炎症によって引き起こされる[4]。その多くは悪液質に起因している。

少数ではあるが安静時代謝量が低下する症例も認められるため[3]、その場合は過栄養に注意する。また、予防の観点から考えると、過栄養は食道腺がん、膵臓がん、結腸直腸がん、閉経後の乳がん、子宮がんおよび腎臓がん、胆のうがん、肝がんのリスク因子となっている[5]。

がんの部位や外科治療の種類によっては、特定の栄養素の栄養障害を引き起こしやすい。たとえば、胃がん患者では外科治療を行うことで、ビタミンB_{12}や鉄の吸収障害が起こり、これらの栄養素の不足状態に陥りやすい。また、骨転移症例や副甲状腺がん症例では血中カルシウム濃度が上昇し、カルシウムの過剰状態を引き起こしやすい。しかし、外科手術により甲状腺と副甲状腺を摘出すると、血中カルシウムの調節不良となり、カルシウムの不足状態に陥る場合がある。この場合は、カルシウムと合わせてビタミンDを摂取することが望まれる。

(2) サルコペニア

がん患者は加齢,低活動,低栄養,疾患を原因として,二次性サルコペニアに陥りやすい.がん患者においては,治療前でも39%の患者にサルコペニアが認められる[6].治療前のサルコペニアが術後合併症,化学療法誘発毒性および生存率不良と有意に関連していることからも[6],治療前からすべての治療方法の患者に対するサルコペニアのアプローチがQOLの向上や生命の延長に有用な可能性がある.

(3) 栄養素摂取の過不足

がん患者では,食事摂取量の低下,代謝異常が関連し,エネルギー・たんぱく質の摂取不足が生じやすい.がん患者の栄養素の摂取不足は,悪液質より引き起こされる食思不振や代謝変化に伴う必要量の増大,心理的な食思不振,がんや治療により引き起こされる消化管狭窄や下痢,便秘,悪心,嘔吐などが原因となり生じる.

また,がんによる消化管狭窄が起こった場合,液体や炭水化物中心の食事形態のみしか食べられなくなる場合がある.その場合は,炭水化物などの栄養素は摂取過剰となり,たんぱく質などの栄養素は不足状態に陥る.その他にも,患者が誤った認識のもと,サプリメントや食品を摂取してしまうために摂取過剰を生じる場合もある.

3. 栄養管理

代謝亢進や活動量に見合う必要栄養量を摂取または投与し,栄養状態を悪化させない,悪液質に陥らせないことが重要である[7].低栄養リスクが高く,経口摂取が不可または不十分な場合は経腸・静脈栄養が適応となる.必要エネルギー量の算出には間接熱量計を用いることが望ましいが,不可能な場合には25〜30 kcal/kgを目安に設定する[8].その後はモニタリングを行いながら,個々の状況,治療期に合わせて増減していく.たんぱく質は現体重当たり1 g/kg/日以上,可能であれば1.5 g/kg/日以上が望ましい[8].

外科療法を行う際には,術前の栄養状態が重要である.特に6カ月以内に体重減少が10〜15%,BMI<18.5 kg/m^2,血清アルブミン値が3.0 g/dl(肝機能障害や腎機能障害は除く)の場

合は，特に術前からの低栄養改善のための栄養療法が必要不可欠である[9]．経口摂取が可能な場合には経口補助食品などを使用し，不可能な場合には経腸栄養の併用も考慮に入れる必要がある．

終末期においては，栄養管理の明確な基準はなく，個々の状況に応じて栄養管理を行う．通常と同様の栄養管理では栄養素が過剰な状態となり，患者に苦痛を与える可能性がある．水分も含めて過剰にならないように注意する[8]．

4．リハビリテーション

がん患者のリハはがんの進行，または治療の過程により異なる．基本的には他の疾患の患者とは大きな差はないが，がんの進行に伴う機能障害の増悪や二次的障害，生命予後などを配慮し，予防的にまたは回復的，維持的，緩和的に行っていく．

予防的リハでは機能障害の予防を目的に行う．回復的リハでは治療後の残存する機能や能力に対し，最大限の機能回復を目指した包括的訓練を行う．維持的リハでは，がんが増大しつつある患者に対し，セルフケアの能力や移動能力を増加させ，拘

コラム　がん患者の術前リハ栄養管理能力で術後に食べられるかどうかが決まる？

当院では食道がん患者には，手術の約1カ月前から術前の運動，栄養療法について指導を行っている．その際に術前の目標体重を設定している．これは，患者自身が行ったリハ栄養管理を簡便に評価するためである．目標体重は，患者希望体重，患者背景，治療内容，生活習慣，体型をふまえ，設定を行う．

このように，設定した目標体重を実際に達成する症例は約半数である．しかしながら，ERASの概念が浸透している今日，達成できた症例もできなかった症例も手術後の平均在院期間，術後合併症の発生率に差は出ない．では，術前のリハ栄養管理能力は，何に影響するのかという疑問がわいてくる．大きく違いが出る場面は，術後の経口摂取率である．術後，経口摂取のみで退院できる症例は，達成できなかった症例の約2倍であった．術前から積極的に患者自身がリハ栄養管理できる症例では，術後も早期の食習慣の習得へとつながっている可能性がある．

（園井）

縮,筋萎縮,筋力低下,褥瘡などの廃用を予防する.緩和リハでは,終末期患者に対し,ニーズを尊重しながら,疼痛,呼吸訓練,浮腫などの症状緩和や拘縮,褥瘡予防などを図る[10].

がん患者のリハは,すべての治療期で行う.入院中はもちろんのこと,退院後も患者が実行可能なリハの提案が重要である. (園井みか)

文献

1) 厚生労働省:平成28年(2016)人口動態統計(確定数)の概要(http://www.mhlw.go.jp/toukei/saikin/hw/jinkou/kakutei16/index.html)
2) Muscaritoli M et al:Prevalence of malnutrition in patients at first medical oncology visit:the PreMiO study. *Oncotarget* **8**(45):79884-79896, 2017.
3) Jouinot A et al:Resting energy expenditure in the risk assessment of anticancer treatments. *Clin Nutr* **37**(2):558-565, 2018.
4) Dev R et al:Insulin resistance and body composition in cancer patients. *Ann Oncol* **29**(supp 2):ii18-ii26, 2018.
5) World Cancer Research Fund (https://wcrf.org/sites/default/files/Second-Expert-Report.pdf)
6) Pamoukdjian F et al:Prevalence and predictive value of pre-therapeutic sarcopenia in cancer patients:A systematic review. *Clin Nutr* **pii**:S0261-5614(17)30249-2, 2017.
7) Aversa Z et al:Cancer-induced muscle wasting:latest findings in prevention and treatment. *Ther Adv Med Oncol*(5):369-382, 2017.
8) Arends J et al:ESPEN guidelines on nutrition in cancer patients. *Clin Nutr* **36**(1):11-48, 2017.
9) Weimann A et al:ESPEN guideline:Clinical nutrition in surgery. *Clin Nutr* **36**(3):623-650, 2017.
10) 辻 哲也(編):がんのリハビリテーションマニュアル:周術期から緩和ケアまで,医学書院,2010, p26.

16 慢性閉塞性肺疾患

内容のポイント

- エネルギーインバランス，全身性炎症，内分泌ホルモンの異常などが複合的に関与することで，栄養障害を高率に認める．
- 実測 REE の 1.5 倍または予測 BEE の 1.7 倍，少量の Oral Nutritional Suppelements を頻回に利用し，高エネルギー・高たんぱく質の栄養管理を行う．
- 安定期は運動療法と ADL トレーニング，増悪期はコンディショニングを中心に早期から離床訓練を行い，回復期につなげる．

1．疾患の概要

慢性閉塞性肺疾患（Chronic Obstructive Pulmonary Disease；COPD）は，喫煙を主とする有害物質を長期に吸入曝露することで生じた肺の炎症性疾患である[1]．COPD 患者は気流閉塞から生じる息切れを主症状とする．GOLD（Global Initiative for Chronic Obstructive Lung Disease）2018 report (ref)[2]では，最初に気流閉塞を示す％予測一秒量の程度で重症度を分類し，次に労作時の息切れを評価する質問票（the Modified British Medical Research Council；mMRC）と QOL に関する質問票（COPD assessment test；CAT)を用いて自覚症状の評価と増悪の頻度で最終的な重症度が分類され，それぞれに推奨された治療が提示されている．COPD は，肺以外にも全身性炎症，多数の併存症，栄養障害，骨格筋機能障害など，全身への影響を与える．

COPD の治療は，禁煙教育，薬物療法，酸素療法，呼吸リハが中心となる[1]．低酸素血症が進行した場合には在宅酸素療法が導入される．症例によっては非侵襲的陽圧換気療法，過膨張した肺を切除する外科手術が検討されることもある．

COPDの増悪とは息切れ，咳，喀痰の増加，胸部不快感，違和感の出現あるいは増強などを認め，安定期の治療変更または追加が必要となる状態をいう[1]．急性増悪の頻度は，除脂肪量（LBM）の減少や筋力低下，健康状態の悪化との関連が認められている[3]．COPDの進行により生命予後は悪化するが，適切な管理を行えば予後の改善が期待できる[1]．そのため，急性増悪と疾患の進行を予防することが重要である．

2. 主なリハビリテーション栄養診断（表14-19）

（1）栄養障害

COPDはエネルギーインバランス，全身性炎症，内分泌ホルモンの異常などが複合的に関与し栄養障害を合併することが多い．BMIの低下頻度は気流閉塞が重症になるにしたがって上昇し，最重症の気流閉塞を示すIV期では約6割で体重減少が認められた[1]．体重減少を認める患者では，QOLの低下や増悪，呼吸不全，入院や死亡のリスクが高く，体重減少は気流閉塞とは独立した予後因子である[1]．COPD患者の低体重はエネルギー摂取量の減少だけではなく，全身性炎症によるエネルギー消費量の増大とたんぱく異化の亢進も原因と考えられてい

表14-19 COPDに生じやすいリハビリテーション栄養診断

リハ栄養診断名	原因
低栄養	病前からの低栄養 全身性炎症 内分泌ホルモンの異常
低栄養のリスク状態	同上
栄養素の不足状態	病前からの栄養素の不足状態（例：呼吸困難や腹部膨満感によりエネルギー，たんぱく質不足など） 摂取（投与）不足や需要増大 ビタミンD不足状態
サルコペニア	加齢に伴い有病率が上がるため高齢者が多い 病前から，または急性期治療中における栄養摂取不足 全身性炎症 呼吸困難による活動量低下
栄養素摂取の過不足	病前からの栄養摂取不足 急性増悪期における栄養素摂取不足 カルシウム・たんぱく質・ビタミンA・D・E・Cの摂取不足

る．また，安静時エネルギー消費量（REE）は予測値の120〜140％に増大している[1]．ビタミンDの欠乏症はCOPDの重症度に関連している[4]が，その補給により急性増悪頻度や肺機能の改善は認められていない．

低体重が問題になっている一方で，肥満を有するCOPD患者の数は，増加が予測されている．肥満COPD患者は，全身性炎症のレベルやメタボリックシンドロームのリスクが高く，心血管および死亡率を増加させる可能性がある．しかし，重症のCOPD患者において肥満は死亡率や入院を防ぐと考えられている．COPDにおけるBMIと死亡率の関連を調べたメタ解析では，BMI 21.75 kg/m^2 未満で死亡リスクが高く，BMI 30 kg/m^2 で最も低かった[5]．

(2) サルコペニア

炎症は肺に限らず，全身にさまざまな併存症を引き起こす．COPD患者では，tumor necrosis factor-α（TNF-α）やinterleukin-6（IL-6）などの炎症性サイトカインが上昇しており，LBMの減少と関連していた[6]．さらに，COPDでは息切れや呼吸困難から活動性が低下しており，骨格筋機能障害を引き起こす．先に述べたように，エネルギー消費量増大により高頻度に栄養障害を認める．これらがサルコペニアの原因と考えられ重複している場合が多い．急性増悪はサルコペニアを加速させる．

(3) 栄養素摂取の過不足

摂食時の呼吸困難や疲労，腹部膨満感により食欲が低下し，エネルギー・たんぱく質摂取不足に陥りやすい．また，食欲低下にはレプチンやグレリンなどの摂食調整ホルモンの異常を認める[6]ことも一因と考えられている．中等度から重度のCOPDにおいては，ビタミンD・カルシウムは7割に，たんぱく質・ビタミンA・E・Cは3割以上の患者で摂取量が不足していた[7]．

3. 栄養管理

栄養管理，運動，教育，心理サポートなどを含めた呼吸リハは，運動能力と健康関連QOLを改善するのに有益である[8]．栄養の投与経路は，経口・経腸栄養が第一選択となる．必要エ

ネルギー量は間接熱量計を用いて測定したREEの1.5倍または，Harris-Benedictの式などで計算したBEEの1.7倍を目安に設定する．たんぱく質量は1.2～2.0 g/kgに設定し，脂質と炭水化物は病態に応じて比率を調整する[9]．筋たんぱくの異化抑制やたんぱく合成促進を目的とした分岐鎖アミノ酸強化栄養剤や，全身性炎症の制御を目的としたω3系脂肪酸強化栄養剤の有効性が報告されている[1]．安定したCOPDで，疾患特異的な低炭水化物・高脂肪のONSは，標準的な高たんぱく質・高エネルギーと比較してさらなる利点はない[10]ため，標準的なものでよい．

また，リン，カリウム，カルシウム，マグネシウムなどの電解質は呼吸筋の機能維持に重要である[1]．呼吸困難感や腹部膨満感により，1度の食事摂取量が少ない場合が多いため，少量頻回食が望ましく，少量のONSを頻回に使用することが推奨されている[10]．食事指導やONSを利用しても目標栄養量を満たすことができず，栄養障害の改善を見込めない場合，または挿管人工呼吸管理中は経管栄養の適応となる．定期的な栄養アセスメントを実施しながら投与栄養量を調整する．さらに，退院後にも栄養療法を継続させるために，退院後の生活を見据え，自己管理教育を行うことが重要である．

コラム　入院から外来までの継続的なサポート

　急性増悪を予防するためには入院中から在宅に向けた自己管理教育が重要であり，多職種でかかわることが望ましい．入院中は病院食摂取やリハ，内服管理を行うことができていても，退院後に食事の準備ができずに栄養量が不足したり，リハや内服が不十分になったりするケースは多い．当院では，管理栄養士が体組成測定や食事内容の調整（分割食やMCTオイル・ONSの利用）を含めた栄養指導を行い，理学療法士は呼吸困難感が強く持久力のない患者に対して早期より電気刺激などを利用し介入している．退院後何らかのサービスの利用や変更が必要な患者に対しては，生活支援職員の看護師が介入する．各職種はカンファレンスなどを通して情報を共有し，退院後の生活を見据え，必要に応じて患者家族やケアマネジャーと連携を取り，一人ひとりに合わせた介入を行っている．外来においても各職種でサポートを継続し，再入院の予防に努めている．

（三浦）

4. リハビリテーション

 先に述べたように，呼吸リハは運動能力と健康関連 QOL を改善するのに有益である[8]．安定期は，全身持久力およびレジスタンストレーニングなどの運動療法と ADL トレーニングが中心となり，必要に応じてコンディショニングを行う．運動療法には抗炎症作用や抗酸化作用が示されており，悪液質の場合でもリハを実施する．近年，腰や脚に巻き付けるベルト電極を使用することにより，大腿四頭筋やハムストリングスなど筋収縮に参加する筋量の増加を可能とする電気刺激の治療法が COPD 患者に適用され始めている．呼吸困難に伴う運動耐容能の低下をきたしている COPD 患者にも，筋力トレーニングと同様に運動能力の改善に有効である．

 増悪期は，合併症を予防し身体機能低下を最小限に抑え，急性期から離脱することが主な目標となる．挿管人工呼吸器管理や非侵襲的陽圧換気管理，高濃度酸素投与の状態でも，循環動態が安定していれば，コンディショニングとしてのポジショニングや排痰，早期からの離床訓練を行うことができる．その後は全身ストレッチなどのコンディショニングや離床・ADL トレーニング，歩行訓練などのリハを行い，回復期につなげる．

〈三浦絵理子〉

文献

1) 日本呼吸器学会 COPD ガイドライン第 4 版作成委員会（編）：COPD（慢性閉塞性肺疾患）診断と治療のためのガイドライン，第 4 版，メディカルレビュー社，2013，pp5-81．
2) The Global Strategy for the Diagnosis, Management and Prevention of COPD, Global Initiative for Chronic Obstructive Lung Disease (GOLD) Reports 2018. (http://goldcopd.org/gold-reports/)
3) Ansari K et al：Muscle weakness, health status and frequency of exacerbations in chronic obstructive pulmonary disease. *Postgrad Med J* **88**：372-376, 2012.
4) Zhu M et al：The association between vitamin D and COPD risk, severity, and exacerbation：an updated systematic review and meta-analysis. *Int J Chron Obstruct Pulmon Dis* **11**：2597-2607, 2016.
5) Guo Y et al：Body mass index and mortality in chronic obstructive pulmonary disease：A dose-response meta-analysis. *Medicine (Baltimore)* **95**（28）：e4225, 2016.
6) 吉川雅則：慢性閉塞性肺疾患における栄養障害の病態と対策．日呼ケアリハ学誌 **22**（3）：258-263, 2012．

7) Van de Bool C et al：Quality of dietary intake in relation to body composition in patients with chronic obstructive pulmonary disease eligible for pulmonary rehabilitation. *Eur J Clin Nutr* **68**（2）：159-165, 2014.
8) McCarthy B et al：Pulmonary rehabilitation for chronic obstructive pulmonary disease. *Cochrane Database Syst Rev*（2）：CD003793, 2015.
9) 日本静脈経腸栄養学会（編）：静脈経腸栄養テキストブック，南江堂，2017, pp495-502.
10) Anker SD et al：ESPEN Guidelines on Enteral Nutrition：Cardiology and pulmonology. *Clin Nutr* **25**（2）：311-318, 2006.

17 慢性心不全

内容のポイント

- 慢性心不全患者は，消化吸収能と食事摂取量の低下，薬剤の副作用，悪液質で低栄養を生じやすい．
- 心臓悪液質の病態の主体は，筋たんぱく質の異化亢進と同化作用の低下であり，免疫の活性化，代謝異常，神経ホルモン異常が関与する．
- 心臓悪液質には，運動，十分な栄養摂取，特別な栄養補給，薬剤など多方面からのアプローチが望ましい．

1. 疾患の概要

慢性心不全は，「慢性の心筋障害により心臓のポンプ機能が低下し，末梢主要臓器の酸素需要量に見合うだけの血液量を絶対的にまた相対的に拍出できない状態であり，肺，体静脈系または両系にうっ血を来たし日常生活に障害を生じた病態である[1]」と定義されている．慢性心不全の有病率は年齢とともに増加し，55歳以降では，男性で約10年ごとに2倍，女性患者で7年ごとに2倍になる[2]．

2. 主なリハビリテーション栄養診断（表14-20）

(1) 栄養障害

心不全患者は低栄養を合併しやすい．17研究をまとめたレビュー論文では，心不全患者の低栄養もしくは栄養リスクの有病率は16〜90％であった[1]．低栄養を生じると生命予後が不良になるため，早期の栄養スクリーニングと栄養評価が重要である．悪液質の病態の主体は，筋たんぱく質の異化亢進と同化作用の低下であり，さらに免疫の活性化，代謝異常，神経ホルモン異常が関与する[2]（表14-20）．慢性心不全患者の心臓悪液質は5〜15％で生じており，一般的な症状は，息切れ，疲労および運動不耐性である．心臓悪液質は生命予後に影響し，死亡

表 14-20 慢性心不全に生じやすいリハビリテーション栄養診断

リハ栄養診断名	原因
低栄養	腸管浮腫：うっ血が原因で生じ，栄養素の消化吸収を妨げる 食思不振：疲労，息切れ，吐き気，呼吸困難で易満腹感を呈する．不安，悲しみなどの精神的要因 食事量低下：食思不振と嚥下障害（心不全患者の 36.1％に認める）で生じる 悪液質：異化亢進因子（カテコラミン，炎症性サイトカイン，コルチゾールの上昇），同化抑制因子インスリン，テストステロン，インスリン様成長因子の低下．その他（免疫の活性化，代謝異常，神経ホルモン異常） 薬剤の副作用：アンジオテンシン変換酵素阻害薬：味覚異常，ジギタリス〔消化器症状（食思不振，悪心，嘔吐，下痢）〕，非ステロイド性抗炎症薬，ジゴキシン（食欲低下） その他：肝機能障害，サイトカイン上昇，インスリン抵抗性
過栄養	食べ過ぎ：食欲減退を呈していない場合の過食
栄養障害のリスク状態	低栄養と過栄養を参照
サルコペニア	加齢：患者は高齢者が多い 活動：疲労，息切れ，呼吸困難で安静が続くと廃用性の筋萎縮を生じる 栄養：食事摂取量不足で摂取エネルギー・たんぱく質量が不足する 疾患：サイトカインの上昇と代謝亢進で骨格筋が分解される
栄養素の摂取不足	慢性的な栄養素摂取不足．各種ビタミン，微量元素は心筋収縮に利用されており，心不全悪化時は必要量が増え相対的に不足する
栄養素の摂取過剰	塩分，水の過剰摂取

率は 3 カ月で 18％，6 カ月で 29％，12 カ月で 39％，18 カ月は 50％と高率である．心臓悪液質には運動，十分な栄養摂取，特別な栄養補給（エイコサペンタエン酸，ロイシンなど），ACE 阻害剤と β ブロッカーの併用が推奨されている[3]．

過栄養は主に食事の摂取過剰で生じ，エネルギー，塩分，水分の過剰摂取につながる．心不全発症後 2 年以内の再入院患者で，再入院の要因で最も多かったのは，「塩分・水分制限の不徹底」であった．さらに心不全発症のリスクは肥満患者で高い

が，肥満（body mass index；BMI ≧ 30.0）および過体重（BMI 25.0〜29.9）患者は，正常（BMI 18.5〜24.9）または低体重患者（BMI < 18.5）と比較して生存率が高く，肥満パラドックスが存在する．ただし，体型より骨格筋量が重要な可能性があるため，肥満患者の体重を無理に維持したり，痩せの患者を太るように指導したりすべきではない．慢性心不全患者の栄養障害では，低栄養と過栄養の両者に注意が必要である．

(2) サルコペニア

慢性心不全患者は，加齢，低活動，低栄養，疾患を原因としてサルコペニアを発症しやすい（表 14-20）．外来心不全患者のサルコペニア有病率は 20％であり，慢性心不全患者のサルコペニア罹患率は，同年齢の健康被験者と比較して 20％高い[4]．サルコペニアは，早期発見が重要である．心不全患者に簡単なサルコペニアのスクリーニング（年齢，握力，下腿周囲長）を行うと，その後の有害事象の発生を予測できる．

(3) 栄養素摂取の過不足

心不全患者は，酸化ストレス，骨格筋機能障害，心筋収縮障害のために微量栄養素欠乏症の影響を受けやすい[5]．腸の吸収不良は脂溶性ビタミン A，D，E，および K の血漿中濃度を低下させ，食事摂取量の減少と利尿薬の慢性的な使用は水溶性ビタミンの欠乏の原因になる．

ビタミン B_1 は，炭水化物をエネルギーに変換する補酵素であり，心筋エネルギー回路において重要である．心不全患者のビタミン B_1 欠乏の有病率は 13〜33％であり，原因は加齢，低栄養，入院，ループ利尿薬である．重度のビタミン B_1 欠乏症は脚気による心不全を引き起こす．

重度のセレン欠乏症は心不全発症の原因になる．心不全患者は，症状のない患者と比較して，セレンおよび亜鉛レベルが低く，銅レベルが高い．心不全患者の血液セレン濃度と身体機能に有意な相関が認められた．セレン欠乏症は抗酸化作用を低下させ，うっ血性心不全を生じさせる．ビタミンと微量元素は不足しないようモニタリングと補給が重要である．

3. 栄養管理

心不全患者は摂取エネルギー量が少ないことから，栄養管理

はまず必要エネルギー量を充足することが重要である．心臓悪液質の治療戦略として栄養介入とリハ栄養が挙げられている[6]．Someyaらは，低栄養とサルコペニアおよび悪液質を伴う急性心不全症例にリハ栄養管理を行い，低栄養と身体機能の改善を認めた[7]．サルコペニアの筋肉量を増加するためには，質の良いたんぱく質 1〜1.5 g/kg/ 日が必要である[8]．高エネルギーで，たんぱく質が豊富な oral nutritional supplement の摂取は，体重を増加し炎症マーカーを減少させる．エイコサペンタエン酸は，脂質異常症の慢性心不全患者の心機能および長期予後を改善する可能性がある．

一方，心不全患者は食事摂取量が多すぎると体液貯留を招き，心機能を低下させる．過剰なエネルギー摂取は生理学的ストレスを惹起し，カテコールアミンおよびインスリン血漿濃度を増加させるため，食事の摂取過剰には注意が必要である．一般的に，必要エネルギー量の算出は，Harris-Benedict の式で求めた基礎エネルギー消費量に，活動係数とストレス係数を乗じて算出する．ただし慢性心不全では，筋量減少患者と筋量減少健常者の安静時エネルギー消費量には差がなく（1,532±265 kcal と 1,579±289 kcal），非筋肉減少患者より低かった（1,748±359 kcal）[9]．したがって，慢性心不全患者は体型よりも筋肉量を重視する必要があり，筋量減少患者の必要エネルギー量は非筋量減少患者の 0.9 倍程度が適量の可能性がある．

また悪液質のステージによって栄養管理の方針が異なる．不応性悪液質に陥っていない場合は，過不足のないエネルギーや各種栄養素の投与を行う．不応性悪液質が臨床的に明確になったら，水分・エネルギー投与量を抑制し，残された身体機能に対する負荷を軽減する．不応性悪液質時は，栄養投与が患者の負担や苦痛にならないよう留意すべきである．

4．リハビリテーション

心臓リハの目的や内容は時期区分で異なる．後期回復期や維持期では，日常生活や社会生活への復帰，新しい生活習慣，快適な生活，再発予防を目的に，運動療法，生活一般・食事・服薬指導，集団療法などが行われる[10]．また，運動および身体活動は，悪液質の悪影響を軽減し，改善させる可能性がある．

さらにレジスタンストレーニングは，慢性心不全患者の筋力，QOL，有酸素能力を増加させる可能性がある．コクランレビューでは，心不全患者への運動療法は，入院リスクの減少と健康関連QOLの改善が認められている[11]．

多職種のかかわりでは，管理栄養士，薬剤師，看護師の3職種による介入が，退院後の心不全増悪による入院および死亡率を低下させることから，チームでの介入が有効と考えられる．

一方，慢性心不全患者のリハは，心不全のステージと悪液質のステージによって必ずしも改善を目指した介入が正しいとはいえない．心不全がstage Dかつ，悪液質が不応性悪液質であれば緩和医療の一環としての緩和リハを考慮する．（小蔵要司）

文献

1) Lin H et al：Review of nutritional screening and assessment tools and clinical outcomes in heart failure. *Heart Fail Rev* **21** (5)：549-565, 2016.
2) Evans WJ et al：Cachexia：a new definition. *Clin Nutr* **27** (6)：793-799, 2008.
3) Saitoh M et al：Sarcopenia, cachexia, and muscle performance in heart failure：Review update 2016. *Int J Cardiol* **238**：5-11, 2017.
4) Fülster S et al：Muscle wasting in patients with chronic heart failure：results from the studies investigating co-morbidities aggravating heart failure (SICA-HF). *Eur Heart J* **34** (7)：512-519, 2013.
5) Kkeveetil CV et al：Role of micronutrients in congestive heart failure：A systematic review of randomized controlled trials. *Ci Ji Yi Xue Za Zhi* **28** (4)：143-150, 2016.
6) Loncar G et al：Cardiac cachexia：hic et nunc. *J Cachexia Sarcopenia Muscle* **7** (3)：246-260, 2016.
7) Someya R et al：Rehabilitation Nutrition for Acute Heart Failure on Inotropes with Malnutrition, Sarcopenia, and Cachexia：A Case Report. *J Acad Nutr Diet* **116** (5)：765-768, 2016.
8) Bauer J et al：Evidence-based recommendations for optimal dietary protein intake in older people：a position paper from the PROT-AGE Study Group. *J Am Med Dir Assoc* **14** (8)：542-559, 2013.
9) Tacke M et al：Resting energy expenditure and the effects of muscle wasting in patients with chronic heart failure：results from the Studies Investigating Comorbidities Aggravating Heart Failure (SICA-HF). *J Am Med Dir Assoc* **14** (11)：837-841, 2013.
10) 日本循環器学会・他：心血管疾患におけるリハビリテーションに関するガイドライン（2012年改訂版），2012, p4：http://www.j-circ.or.jp/guideline/pdf/JCS2012_nohara_h.pdf（アクセス日時 2018年3月7日）
11) Taylor RS et al：Exercise-based rehabilitation for heart failure. *Cochrane Database Syst Rev* (4)：CD003331, 2014.

18 肝不全

内容のポイント

- 肝不全は急性肝不全と慢性肝不全・肝硬変があり，治療方針や栄養管理方法が異なる．
- 慢性肝不全では，必要エネルギー量は 25 ～ 30 kcal/kg とし，耐糖能異常のある場合は 25 kcal/kg とする．
- 代償期の肝硬変では軽度の運動を行うことが推奨され，非代償期では合併症に合わせてリハプランを実施する．

1. 疾患の概要

肝臓は栄養素の代謝および貯蔵の中心的な役割を果たしており，血糖値の維持やグリコーゲン・アミノ酸・乳酸からの糖新生，脂肪酸からのケトン体の産生などにかかわっている[1]．

肝不全は，急性または慢性に起こる高度の肝細胞機能障害による意識障害，黄疸，腹水，出血傾向などの予後不良で重篤な病態である．慢性肝不全は肝硬変の末期状態であり，原因が排除されず炎症が持続すれば，長い経過の後に肝予備能が低下し，最終的には肝腎症候群などをきたして死に至る[2]．肝硬変患者の成因は，C型・B型の肝炎ウイルス，アルコールが挙げられるが，メタボリックシンドロームに関連した非アルコール性脂肪肝炎（NASH）の増加が近年の特徴であり，肝細胞がんの発生率も増加している[2]．

肝不全の治療は，原因に対する治療と合併症に対する治療に分けられる．原因治療では抗ウイルス療法，合併症治療では腹水，肝性脳症，栄養障害に対して治療を行っていく[2]．肝不全に対する栄養治療の目的は肝機能の向上，合併症（腹水，肝性脳症，糖尿病）の予防と治療，生命予後の改善などである[1]．

2. 主なリハビリテーション栄養診断（表14-21）

（1）栄養障害

急性肝不全・劇症肝炎は突然発症するため，発症前は栄養状

表 14-21 肝不全に生じやすいリハビリテーション栄養診断

リハ栄養診断名	原因
低栄養	安静時エネルギー消費量の増加 疾患による食思不振 慢性炎症
低栄養のリスク状態	同上
栄養素の不足状態	肝臓でのグリコーゲン貯蔵量の減少 たんぱく質の必要量の増加 Fischer比（BCAA/AAA）の低下 疾患による栄養素の不足状態（セレン不足，亜鉛不足，アルコール性肝疾患によるビタミン B_1 不足） 脂質や脂溶性ビタミンの吸収障害（胆管閉塞を伴う肝硬変の場合）
栄養素の過剰状態	C型肝炎による肝臓への鉄の蓄積
サルコペニア	骨格筋の崩壊が進行 肝性脳症や治療に伴う安静臥床に起因する活動量低下
栄養素摂取の不足	疾患による食思不振 多価不飽和脂肪酸，食物繊維，ビタミンC，ビタミンB摂取不足（NASHの場合）
栄養素摂取の過剰	飽和脂肪酸，コレステロール，果糖の過剰摂取（NASHの場合）

態が良好な場合が多い．しかし，発症すると安静時エネルギー消費量が亢進するため十分なエネルギー投与が必要となり，グルコースや遊離脂肪酸利用率が低下する[1]．アミノ酸・たんぱく代謝では，肝臓でしか代謝されない芳香族アミノ酸（AAA）の血中濃度が相対的に上昇し，筋肉や脂肪組織などで代謝される分岐鎖アミノ酸（BCAA）は減少するため，血中アミノ酸濃度の上昇とFischer比（BCAA/AAA）の低下が特徴である[1]．

慢性肝不全・肝硬変では，食思不振，消化吸収障害，安静時エネルギー消費量の亢進がみられ，腹水や腸管浮腫も食思不振に影響を与える[1,3]．さらに，肝臓の萎縮によりグリコーゲン貯蔵量が減少するため短期間の絶食により容易に飢餓状態となり，体たんぱくの崩壊や体脂肪の分解を起こす[1]．肝臓機能障害の重症度分類としてChild-Pugh分類がある．高度進行肝硬変患者の50〜90％が低栄養状態にあり，Child B，Cではそれぞれ84％，95％が，Child Aでも45％が低栄養状態であり，早期の肝硬変であっても低栄養であることが示唆されている[3]．肝臓でのたんぱく質合成能は低下し，健常人よりたんぱ

く質の必要量は増えるが,たんぱく質合成能の低下があるためたんぱく質制限をすると栄養状態が悪化,高たんぱく質食にすると肝性脳症を誘発するため注意が必要である[1].肝硬変患者の70％近くに耐糖能障害があり,10〜15％が糖尿病を発症する.C型慢性肝炎では肝臓内に過剰に鉄が沈着し,線維化に影響を与える.また,NASHでは果糖の摂取がNASHの発症に影響を与えるが,果糖の摂取量が多いほど炎症および線維化も進行するとされている.

(2) サルコペニア

肝硬変患者では骨格筋減少率が年率2.2％,Child-Pugh分類別でChild A,B,Cそれぞれ年率1.3％,年率3.5％,年率6.1％であり,肝予備能の増悪に伴い筋肉量が減少し,二次性サルコペニアを誘発しやすい[4].日本肝臓学会より「肝疾患におけるサルコペニアの判定基準（第1版）」が作成され,AWGSの基準を採用している[4].AWGSの基準と異なるのは,腹部CTでの筋肉量のカットオフ値が男性$42\,cm^2/m^2$,女性$38\,cm^2/m^2$,歩行速度を指標としていないことである[4].なお,多量の腹水や著明な浮腫を伴う症例については,筋肉量の測定でBIA法の解釈に慎重を期するべきとしている[4].

(3) 栄養素摂取の過不足

肝不全では安静時エネルギー消費量が亢進し,血中アミノ酸濃度の上昇とFischer比の低下がみられる.また,利用されるエネルギー基質が糖質よりも内因性脂質の利用率が増大する[1].さらに,慢性肝疾患患者では亜鉛やセレンの欠乏状態の報告があり,アルコール性肝疾患の場合はビタミンB_1欠乏のリスクが高い[5].胆管閉塞を伴う肝硬変では脂質や脂溶性ビタミンの吸収障害をきたすため注意が必要である[3,5].

NASH患者では,飽和脂肪酸およびコレステロール,果糖の摂取が多く,多価不飽和脂肪酸,食物繊維,ビタミンCおよびBの摂取が少ない.

3. 栄養管理

急性肝不全では,アンモニアなどの血中に増加した有害物質の除去と欠乏物質の補充のため,ブドウ糖輸液を中心とした中心静脈栄養での管理となる.ESPENの静脈栄養ガイドライン

では，発症後5～7日以内に経口摂取が再開できない場合は経腸栄養を開始し，経腸栄養で必要エネルギー量に満たない場合は静脈栄養を併用する[6]．必要エネルギー量は間接熱量計を用いるか，REE×1.3とし，低血糖予防のためにグルコース2～3 g/kg/日，高血糖の場合はグルコース投与速度を遅くするかインスリンを一緒に投与する．アミノ酸は0.8～1.2 g/kg/日とする[6]．ただし，BCAAについては急性肝不全ではアミノ酸不耐症がある場合には適応とならない[5]．

慢性肝不全・肝硬変では，必要エネルギー量は標準体重あたり25～30 kcal/kgとし，耐糖能異常のある場合は25 kcal/kgとする[7]．たんぱく質は標準体重あたりたんぱく不耐症がない場合は1.0～15 g/kg/日（BCAA顆粒を含む），たんぱく不耐症がある場合は0.5～0.7 g/kg/日＋肝不全用経腸栄養剤とする[7]．BCAAは低アルブミン血症の改善，肝性脳症やQOLの改善に有用であるため推奨されている[8]．また，夜間飢餓状態を改善するための就寝前補食（LES）を検討するときには，間接熱量計で非たんぱく呼吸商（npRQ）を測定するか，早朝空腹時遊離脂肪酸（FFA）を測定し，npRQ＜0.85，％AC95，もしくはFFA＞660 μEq/Lを指標とする[8]．LESは200 kcal程度のおにぎりなどの軽食や肝不全用経腸栄養剤とし，必要エネルギー量やたんぱく質量から差し引いた分を食事から摂取する[7,8]．なお，腹水治療のための塩分・水分の摂取制限により

コラム　所得による生活習慣の違い

最近，NASHから肝硬変になり，肝がんへ移行する患者が増加している．疾患のベースにはメタボリックシンドロームがあり，食生活や運動と関連がみられる．当院は都内に3カ所あるうちの1つだが，栄養指導をしていると病院ごとに患者の食生活が異なり，収入による差を感じる．平成26年の国民健康・栄養調査で，所得と生活習慣の違いを調査している．世帯所得は200万円未満，200～600万円未満，600万円以上で分けており，200万円未満の世帯では穀類の摂取量が多く，野菜・肉の摂取量が少ない，歩数が少なく，肥満者が多い結果となっている．実際，世帯収入の低いエリアでは，菓子パンやおにぎりなどの炭水化物のみで腹を満たし，たんぱく質源や野菜は高いから買えませんと言われてしまうことがある．肥満患者も多く，適正な栄養バランスに少しでも近づけるよう，日々格闘している．（種村）

食欲低下が起こることがあるため,食欲低下が起きない程度の緩やかな塩分制限が推奨されている[1,8].

4. リハビリテーション

　肝臓と体全体の40％前後を占める骨格筋は代謝において重要な役割を果たしているため,運動療法は重要となるが,肝血流量は臥位から立位になるだけで30％,運動によって50％減少するため,運動量は肝予備能の程度により決定する[9].

　代償期の肝硬変患者では,骨格筋の萎縮を予防する目的で,最大運動強度の50〜60％の有酸素運動が推奨される[2,10].さらに,運動と併用してBCAAを服薬すると筋萎縮を軽減できる.なお,早朝に運動をするときは,軽食として炭水化物を補給したうえで行う必要がある[10].非代償性肝硬変や炎症の活動性が高く,血清AST,ALTが高値のときは運動を控える[10].また,食道静脈瘤を合併する症例に対し過度の運動を行うと,門脈流の急激な上昇により静脈瘤の破裂の危険性があるため注意が必要である[10].

（種村陽子）

文献

1) 垣花泰之・他：「重症病態における栄養管理」肝不全.外科と代謝・栄 **50**（6）：327-333,2016.
2) 瀬川　誠,酒井田　功：肝硬変の病態と治療.臨と研 **94**（5）：61-66,2017.
3) Cheung K et al：Prevalence and mechanisms of malnutrition in patients with advanced liver disease, and nutrition management strategies. *Clin Gastroenterol Hepatol* **10**（2）：117-125, 2012.
4) 西口修平・他：肝疾患におけるサルコペニアの判定基準（第1版）.肝臓 **57**（7）：353-368,2016.
5) 日本静脈経腸栄養学会：静脈経腸栄養ガイドライン,第3版,照林社,2013,pp248-252.
6) Plauth M et al：ESPEN Guidelines on Parenteral Nutrition：hepatology. *Clin Nutr* **28**（4）：436-444, 2009.
7) Suzuki K et al：Guidelines on nutritional management in Japanese patients with liver cirrhosis from the perspective of preventing hepatocellular carcinoma. *Hepatol Res* **42**（7）：621-626, 2012.
8) 日本消化器病学会：肝硬変診療ガイドライン2015,改訂第2版,南江堂,2015,pp18-27,92-94.
9) 木原康之：慢性肝炎・肝硬変に合併した糖尿病の治療.プラクティス **25**（1）：64-68,2008.
10) 瀬戸山博子,佐々木裕：慢性肝不全に対する運動療法は有用である.救急集中治療 **28**（5・6）：387-391,2016.

19 慢性腎臓病

内容のポイント

- 加齢に加え，栄養摂取不足やたんぱく異化亢進，代謝異常などにより低栄養を生じやすい
- 不適切なたんぱく質制限が低栄養の原因になる場合があり，個々の患者に応じた栄養介入が必要である
- Protein-energy wasting やサルコペニアを合併した場合は，それらを考慮したリハ栄養介入が有用である

1. 疾患の概要

たんぱく尿などをはじめとする腎疾患の存在を示す所見，もしくは腎機能低下（糸球体濾過量値が 60 mL/分/1.73 m² 未満）が3カ月以上持続する病態を慢性腎臓病（chronic kidney disease；CKD）と定義され，さらにその重症度は第1〜5病期に分類される[1]．CKDの発症や重症化の危険因子は高血圧，耐糖能異常や糖尿病，脂質異常症，肥満およびメタボリックシンドローム，加齢などであり，ステージの重症度に応じた適切な治療が行われる．

治療の目的は末期腎不全と心血管疾患の発症阻止あるいは進展抑制である．治療は禁煙，適正飲酒，減塩，肥満の改善など生活習慣の是正が重要である．栄養・食事療法，運動療法，薬物療法を実践し，腎機能の程度に応じた対策を講じる．超高齢社会のわが国では今後ますますCKD患者数の増加が懸念され，低栄養および低栄養リスクも考慮する必要がある．

2. 主なリハビリテーション栄養診断（表14-22）

(1) 栄養障害

CKD患者は保存期で20〜80％，透析期では23〜73％に栄養障害がみられ[2]，ステージの進行により栄養障害の頻度は上昇する．さまざまな要因で体たんぱくやエネルギーが減少するProtein-energy wasting（PEW）[3]とよばれる栄養障害を生じや

表 14-22 慢性腎臓病に生じやすいリハビリテーション栄養診断

リハ栄養診断名	原因
低栄養	病前からの低栄養（摂取不足，併存疾患） 摂取（投与）不足，食事制限 代謝および異化亢進，同化抑制，炎症 透析中の栄養素喪失
低栄養のリスク状態	低栄養：同上 過栄養：腎機能悪化
栄養素の不足状態	病前からの栄養素の不足状態 摂取（投与）不足や需要増大 透析中の栄養素の喪失
サルコペニア	栄養摂取不足，加齢，疾患，低活動 代謝および異化亢進，同化抑制，炎症 活動量低下
栄養素摂取の過不足	不足：慢性的な栄養素摂取不足，透析による栄養素の喪失 過剰：たんぱく質，塩分，水分の過剰摂取

すい．PEW の診断基準は，身体計測，生化学的栄養指標，食事摂取調査を用い，評価項目は生化学検査，体格検査，筋肉量，食事摂取量の 4 つのカテゴリーで診断される[4]．PEW はエネルギーやたんぱく質摂取量の減少以外に非特異的な炎症，尿毒素の蓄積，代謝亢進，酸化ストレス，インスリン抵抗性など複数の要因が関与する．亜鉛不足による味覚・嗅覚障害や尿毒症症状による食思不振や不適切なたんぱく質制限，心不全や糖尿病など併存疾患なども原因となり，PEW を合併すると生命予後の悪化につながるが，介入により改善し得る病態でもある．

肥満自体が濾過比を上昇させ直接的に腎障害を悪化させていること，BMI ≧ 25 で CKD の発症や末期腎不全のリスクが高くなることが示唆され，BMI が低いほどリスクが少ないという報告が散見されている．しかし，BMI が高いほど生命予後が良好とする肥満パラドックスを示した報告もある．そのため，目標体重は尿たんぱくの有無や腎予後・生命予後のリスク，合併症などを考慮し設定する．

(2) サルコペニア

CKD 患者ではサルコペニアの頻度は高く，保存期は 10～15％，透析期では 9.5～31.5％に合併し，ステージの進行とと

もに機能低下も進む[5]．また，CHS indexで評価したフレイルは，保存期で7〜42％，透析期では30〜46％と高率に該当する[6]．加齢に加え，先に述べたPEWもサルコペニア発症の要因になり得るため，サルコペニアの原因である加齢，活動，栄養，疾患の4つの原因すべてを合併しやすい．透析患者では透析療法による栄養素の喪失や透析治療に関連した因子も加わり，サルコペニアを呈しやすい．またADLの低下した高齢CKD患者では透析導入後の早期死亡率が高いことから，早期からサルコペニアに対する介入が必要である．

(3) 栄養素摂取の過不足

CKD患者では食事摂取量の低下に伴い，すべての栄養素が不足し，エネルギー・たんぱく質摂取不足に陥りやすい．水溶性ビタミンは食思不振，食事制限，吸収不良，代謝障害，透析による除去などで不足しやすい．微量元素は腎臓から排泄されるものが多く，CKD患者では蓄積し過剰となりやすい．しかし，透析患者では摂取不足や透析により，亜鉛，セレン，マンガンの血中濃度が低いことがメタ解析でわかっている[7]．

一方，エネルギーやたんぱく質の過剰摂取は腎機能や尿毒症症状の悪化を招く．透析患者ではリン，カリウム，食塩摂取量の増加の原因となり，電解質異常や体液量過剰を招くことで生命予後悪化につながるため，たんぱく質は1.4 g/kg IBW/日以上にならないよう配慮する[8]．

3. 栄養管理

食事療法の基本は，適正エネルギーの摂取，たんぱく質制限，塩分制限である．エネルギー量は性別や年齢，身体活動量などを考慮して25〜35 kcal/kg IBW/日とし，身体所見や検査所見などにより適時変更する[9]．たんぱく質は標準的治療としてステージG3aで0.8〜1.0 g/kg IBW/日，G3b以降では0.6〜0.8 g/kg IBW/日とする[9]．食塩はステージにかかわらず6 g/日未満とする．カリウムはG3bで2,000 mg/日以下，G4〜5では1,500 mg/日以下を目標とする[9]．リンはたんぱく質の指導と関連して考慮し，薬剤も含めて血清リン値を基準値内に保つことが推奨されている[9]．透析期では透析に伴うたんぱくの喪失や異化亢進も起こることから，血液透析ではエネ

ギー量は 30〜35 kcal/kg IBW/ 日，たんぱく質は 0.9〜1.2 g/kg IBW/ 日とし，水分および食塩の制限，電解質管理を基本とする[9]．腹膜透析では，基本的には血液透析と同様であるが，エネルギー量は透析液中のブドウ糖が体内に吸収されるため必要基準量より 10〜20％減らし，たんぱく質は透析液への喪失を加味して設定をする[9]．カリウム制限は不要な場合が多い．腎保護目的のたんぱく質制限が栄養摂取不足を招き，PEW やサルコペニアの進展につながると考えられている．そのため，一律に制限せず，腎機能や栄養指標，身体活動量などのモニタリングを行い介入する．

4. リハビリテーション

CKD 患者では体液異常や貧血，血行動態の異常などにより心機能の低下に加え運動不足によって運動耐容能の低下を招く．保存期 CKD 患者が運動療法を行うことで腎機能が改善する，適度な運動は運動耐容能，筋力の向上および健康関連 QOL の改善をもたらすなど定期的な運動療法が推奨されている．米国スポーツ医学会（ACSM）の慢性腎疾患患者のための運動処方（**表 14-23**）[10]では，初期の運動強度を軽度強度（酸素摂取予備能の 40％未満）から中等度強度（酸素摂取予備

コラム　食事療法が苦痛とならないために…

超高齢社会に伴い，高齢の CKD 患者は増加している．たんぱく質をはじめとした「制限」の指導ではなく，栄養改善を目的に介入する機会が増えてきている．CKD の食事療法は保存期から透析期まで，「制限」を伴うことが多い．筆者が入職したころは過剰摂取傾向であった患者が今では栄養不良に陥るなど，時間の経過とともに食事状況は大きく変化してきている．しかし，「乳製品にはリンが多いから」「体重増加を気にして」など患者にとっては「制限」という言葉が印象に残り食事量の増加どころか，むしろ敬遠しがちとなり，さらには毎日の食事が負担になっていることは少なくない．患者にとって食事はQOL に関連する重要な因子でもある[*1]．不必要な「制限」を減らし，患者の食べる楽しみ，QOL の維持につながるよう，より患者に寄り添った介入を心がけていきたい．　　　　　　　　　　　　　　（宇野）

[*1] Ciarambio T et al : *Clin Nephrol* **78**（2）: 122-128, 2012.

表 14-23 慢性腎疾患者のための ACSM の運動処方

頻度	有酸素運動：3〜5 日/週
	レジスタンス運動：2〜3 日/週
強度	中等度強度の有酸素運動〔酸素摂取予備能の 40〜60％，ボルグ指数（RPE）6〜20 点（15 点法）の 11〜13 点〕およびレジスタンス運動は 1 RM の 70〜75％
時間	有酸素運動：持続的な有酸素運動で 20〜60 分/日，この時間が耐えられない場合は 3〜5 分間の間欠的運動暴露で計 20〜60 分/日
	レジスタンストレーニング：10〜15 回反復で 1 セット，患者の耐容能と時間に応じて何セット行ってもよい．大筋群を動かすため 8〜10 種類の異なる運動を選ぶ
	柔軟体操・健常成人と同様の内容が勧められる
種類	ウォーキングやサイクリングのような有酸素運動
	レジスタンス運動のためには，マシンあるいはフリーウェイトを使用する
特別な配慮	血液透析を受けている患者 ・トレーニングを非透析日に行ってよいが，透析直後に行ってはならない ・トレーニングを透析中に行うのであれば低血圧反応を避けるために透析時間の前半に行う ・心拍数は運動強度の指標としての信頼性は低いので RPE を重視する ・患者の動静脈シャントに直接体重をかけない限りは動静脈接合部のある腕で運動を行ってよい．血圧測定は動静脈シャントのない側で行う 腹膜透析を受けている患者 ・持続的形態型腹膜透析中の患者は，腹腔内に透析液があるうちに運動を試みるかもしれないが，この結果が思わしくない場合には，患者は体液を除去することが勧められる 移植を受けている患者 ・拒絶の期間中は，運動の強度と時間は減少されるべきであるが，運動は継続して実施してよい

RPE：rating of perceived exertion, RM：repetition maximum.

(Pescatello et al, 2014)[10]

の 40〜60％）の有酸素運動とし，患者の運動耐容能に応じて修正すべきとしている．低強度の筋力増強運動も有効とされ，近年透析患者では透析中に下肢エルゴメーターなどの運動療法を行う施設も増加している．

PEWを合併した患者における運動と栄養療法を検討したRCTでは，除脂肪量や筋力の改善効果はみられなかった．しかし，PEWやサルコペニアを合併している場合は筋肉量を増やす攻めのリハ栄養管理が有効な可能性がある．　　（宇野千晴）

文献

1) Levey AS et al：Definition and classification of chronic kidney disease：a position statement from Kidney Disease：Improving Global Outcomes（KDIGO）. *Kidney Int* **67**（6）：2089-2100, 2005.
2) Kobayashi I et al：Geriatric Nutritional Risk Index, a simplified nutritional screening index, is significant predictor of mortality in chronic dialysis patients. *Nephrol Dial Transplant* **25**（10）：3361-3365, 2010.
3) Carrero JJ et al：Etiology of the protein-energy wasting syndrome in chronic kidney disease：a consensus statement from the International Society of Renal Nutrition and Metabolism（ISRNM）. *J Ren Nutr* **23**（2）：77-90, 2013.
4) Fouque D et al：A proposed nomenclature and diagnostic criteria for protein-energy wasting in acute and chronic kidney disease. *Kidney Int* **73**（4）：391-398, 2008.
5) Hiraki K et al：Decreased physical function in pre-dialysis patients with chronic kidney disease. *Clin Exp Nephrol* **17**（2）：225-231, 2013.
6) Chowdhury R et al：Frailty and chronic kidney disease：A systematic review. *Arch Gerontol Geriatr* **68**（January–February）：135-142, 2017.
7) Tonelli M et al：Trance elements in hemodialysis patients：a systematic review and meta-analysis. *BMC Med* **7**：25, 2009.
8) Shinaberger CS et al：Longitudinal associations between dietary protein intake and survival in hemodialysis patients. *Am J Kidney Dis* **48**（1）：37-49, 2006.
9) 日本腎臓学会（編）：慢性腎臓病に対する食事療法基準2014年版，東京医学社，2014.
10) Pescatello LS et al：ACSM's Guidelines for Exercise Testing and Prescription（ninth Edition）, Wolters Kluwer/Lippncott Williams & Wilkins, 2014.

20 重症下肢虚血

内容のポイント

- 重症下肢虚血を発症する患者では,低栄養も過栄養も存在し,個々の患者にとって最適な栄養量を見極める.
- 鉄,葉酸,ビタミン B_6,ビタミン B_{12},ビタミン D 不足を認めやすいため,注意してアセスメントを行う.
- サルコペニアのリスクは高いが積極的なリハは困難なことがあり,個々の状況に応じた運動を行う.

1. 疾患の概要

重症下肢虚血(critical limb ischemia;CLI)は末梢動脈疾患(peripheral arterial disease;PAD)が進行した病態であり,客観的に証明された動脈閉塞性疾患に起因する慢性(2 週間以上)の虚血性の安静時の痛み,非治癒性の創傷/潰瘍,または 1 脚または 2 脚の壊疽を特徴とする状態である[1].PDA の重症度分類には Fontaine 分類または Rutherford 分類が用いられる[2].CLI は Fontaine Ⅲ,Ⅳ度,Rutherford 分類 4,5,6 度に該当する.CLI 発症の危険因子として,糖尿病,脂質異常症,喫煙,年齢,足関節上腕血圧比の低下がある[2].PAD 患者の 1~2% が 5 年間で CLI を発症し[2],間欠性跛行患者のうち 10~15% は 5 年間で CLI に移行する[1].CLI 患者では,1 年間で 10% が致命的な心血管イベントを経験し,25% が下肢切断となる[3].保存的加療のみの 1 年後の死亡率は 22% と予後不良である[4].灌流圧の低下により虚血性疼痛が強くなるため,歩行能力は著明に低下する[2].治療の目的は,虚血性疼痛の緩和,虚血性潰瘍の治癒,四肢喪失の防止,身体機能および QOL を改善し,生存を延長することである[2].治療の第一選択は血行再建術である[1,2]が,評価と管理には医師,看護師,リハスタッフ,管理栄養士,ソーシャルワーカーといった多職種によるケアチームの形成が欠かせない[1].

表 14-24 重症下肢虚血に生じやすいリハビリテーション栄養診断

リハ栄養診断名	原因
低栄養・低栄養のリスク状態	病前からの低栄養,慢性炎症による異化亢進 創部感染・炎症などの侵襲
過栄養・過栄養のリスク状態	糖尿病や高血圧症,脂質異常症などの生活習慣病 安静時エネルギー消費量の低下,活動量低下
栄養素の不足状態	鉄分,ビタミン B_6,B_{12} と葉酸,ビタミン D 不足
栄養素の過剰状態	腎機能障害,安静時エネルギー消費量の低下
サルコペニア	筋虚血による筋肉量減少および筋力低下 創部の除圧や免荷管理による活動量の低下
栄養素の摂取不足・栄養素摂取不足の予測	ビタミン D の吸収阻害薬の内服 食思不振による栄養素摂取不足
栄養素の摂取過剰・栄養素摂取過剰の予測	活動量低下

2. 主なリハビリテーション栄養診断 (表 14-24)

(1) 栄養障害

①低栄養・低栄養のリスク状態

 CLI の低栄養罹患率は 75.5%[5] と高率である.Geriatric Nutritional Risk Index (GNRI) 低値群では,生存率が有意に低く[6],下肢切断率も高かった[6].Nutritional Risk Index または MNA®,GNRI による判定で重度の栄養不良患者の 30 日間の死亡率は有意に高かった[5].

②過栄養・過栄養のリスク状態

 CLI の発症予防には糖尿病や高血圧症,脂質異常症など動脈硬化に対するリスク管理が必須である.過体重の場合は減量が推奨される.特に CLI 患者は間欠性跛行患者と比較して,安静時エネルギー消費量 (resting energy expenditure;REE) が少なく体脂肪率,体脂肪量が多い[7].

③栄養素の不足状態

 CLI 患者では貧血や鉄分,ビタミン B_{12} と葉酸欠乏が多い[8].さらに,25 (OH) D レベルが有意に低いとされ[9],ビタミン D の不足がより重症な PAD の発症に寄与する可能性が示唆されている.特に高齢者においては血清濃度が基準値より低下しないよう食生活に留意すべきである.

高ホモシステイン血症は，メチレンテトラヒドロ葉酸還元酵素やシスタチオニンβ合成酵素の遺伝的な欠損や活性低下，またはビタミンB_6，ビタミンB_{12}，葉酸の欠乏により生じ，動脈硬化性疾患の独立した危険因子である[10]．高ホモシステイン血症を認めるCLI患者に葉酸とビタミンB_{12}を補充すると，正常なホモシステインレベルの患者と同等の臨床転帰となるため，CLI治療前にビタミン補充療法をすべきである[11]．

④栄養素の過剰状態

腎機能の低下は，軽度から中等度でも将来のPADリスクと独立して関連している[12]．PADの発症は血清リン値との関連が強く[12]，高リン血症はコントロールされるべきである．

(2) サルコペニア

患者年齢が高齢化し一次性サルコペニアを生じやすいことに加え，CLIを発症する患者では動脈硬化性疾患を有し，慢性炎症による筋肉量低下をきたしやすい．また，痛みや切断による歩行制限，骨格筋萎縮による歩行能力の低下とADLの低下を認めやすく[2]，低栄養にもなりやすいことから二次性サルコペニアを生じるリスクも高い．Matsubaraら[13]はCLI患者の43.8％にサルコペニアを認め，サルコペニアのCLI患者では有意に5年生存率が低く，血液透析の必要性，心血管イベントの発症率が高く，血管再建術後の合併症が多いとしている．

(3) 栄養素摂取の過不足

①栄養素の摂取不足・栄養素摂取不足の予測

脂質異常症治療薬のなかには，ビタミンDの吸収を阻害する可能性のある陰イオン交換樹脂や，ビタミンDの代謝を妨げる可能性のあるスタチン系薬剤があり[14]，これらを内服している場合にはビタミンD不足に注意が必要である．

創傷や虚血による疼痛が強い場合は，身体的苦痛とともに心理的苦痛も生じ，食思不振も生じやすい．摂取量不足が長期間に及ぶと栄養素の摂取不足となる可能性がある．

②栄養素の摂取過剰・栄養素摂取過剰の予測

糖尿病を合併している高齢CLI患者では，非合併患者よりREEが少ない[7]．CLIによる活動性の低い生活様式も影響し，長期的にプラスのエネルギーバランスになることで体重増加，高血糖のリスクが高くなる．

3. 栄養管理

高血糖や高血圧，脂質異常，腎機能障害を認める場合はそれらの管理を行う．それぞれの必要エネルギー量，たんぱく質量は各疾患のガイドラインを参照するが，CLI 患者は REE が少ないため[7]，エネルギーバランスに留意し過体重にならないようにする．一方で低栄養状態も予後不良となるため問題であり，早期発見と介入が必要である．鉄，葉酸，ビタミン B_6，ビタミン B_{12}，ビタミン D は不足しやすいため，CLI 治療前に採血を行い，不足時は補充する．

4. リハビリテーション

PDA では運動療法は推奨されている[2]が，CLI の運動療法のエビデンスはまだ確立されていない[1]．傷や痛みによる歩行能力の低下と ADL 低下から歩行困難なことがある．創傷がある場合は創傷管理が最優先となり，感染や血栓があり運動することで状態が悪化する場合は安静となる．身体的な制限に加え歩行能力や運動耐用能の点で制限されているため，積極的な運

コラム　重症下肢虚血患者のメンタルへの介入

PAD による慢性的な疼痛は，健康関連 QOL を低下させる．CLI 患者のように，食思不振や非活動的となりやすい患者に栄養介入する場合は，疼痛コントロールだけでなく，精神的苦痛を取り除く必要がある．低栄養自体は健康関連 QOL を低下させ，たんぱく質とセレン摂取不足はうつ，不安との関連が強い[*1]ため，栄養状態を良好に保つことは必須である．また運動も PAD 患者のメンタルスコアを改善させる[*2]．リハ栄養的アプローチは，おそらく CLI 患者の精神的苦痛も改善すると考える．経験では，同じメディカルスタッフが継続的にケアをすることで，治療以外に困っていることや，楽しかったときの話など他愛のない会話をし，治療中にリラックスできる時間を提供でき，より支持的なかかわりができる．また，担当スタッフ同士が身体，精神状態について密に連絡を取り合うことで，患者へのケアの質も変わると感じる．

（上島）

[*1] Jiménez-Redondo S et al：*Nutr Hosp* **30**（3）：602-608, 2014.
[*2] Parmenter BJ et al：*Vasc Med* **20**（1）：30-40, 2015.

動は実施されにくい[15]．傷や感染がコントロールされ，接触しても疼痛の訴えがない場合は，バイタルや疼痛の増強，患肢の色調などを確認しながら低強度の運動を中心に実施する．

（上島順子）

文献

1) Gerhard-Herman MD et al：2016 AHA/ACC Guideline on the Management of Patients with Lower Extremity Peripheral Artery Disease：A Report of the American College of Cardiology/American Heart Association Task Force on Clinical Practice Guidelines. *J Am Coll Cardiol* **69**（11）：1465-1508, 2017.
2) 日本脈管学会（編）：下肢閉塞性動脈硬化症の診断・治療方針Ⅱ．メディカルトリビューン，2007, pp1-109.
3) Rooke TW et al：Management of patients with peripheral artery disease (compilation of 2005 and 2011 ACCF/AHA Guideline Recommendations)：a report of the American College of Cardiology Foundation/American Heart Association Task Force on Practice Guidelines. *J Am Coll Cardiol* **61**（14）：1555-1570, 2013.
4) Abu Dabrh AM et al：The natural history of untreated severe or critical limb ischemia. *J Vasc Surg* **62**（6）：1642-1651, 2015.
5) Salomon du Mont L et al：Impact of Nutritional State on Critical Limb Ischemia Early Outcomes (DENUCRITICC Study). *Ann Vasc Surg* **45**：10-15, 2017.
6) Shiraki T et al：The Geriatric Nutritional Risk Index is Independently Associated with Prognosis in Patients with Critical Limb Ischemia Following Endovascular Therapy. *Eur J Vasc Endovasc Surg* **52**（2）：218-224, 2016.
7) Gardner A et al：Resting energy expenditure in patients with intermittent claudication and critical limb ischemia. *J Vasc Surg* **51**（6）：1436-1441, 2010.
8) Vega de Céniga M et al：Anemia, iron and vitamin deficits in patients with peripheral arterial disease. *Eur J Vasc Endovasc Surg* **41**（6）：828-830, 2011.
9) Nsengiyumva V et al：The association of circulating 25-hydroxyvitamin D concentration with peripheral arterial disease：A meta-analysis of observational studies. *Atherosclerosis* **243**（2）：645-651, 2015.
10) Martí-Carvajal AJ et al：Homocysteine-lowering interventions for preventing cardiovascular events. *Cochrane Database Syst Rev* 8：CD006612, 2017.
11) Waters PS et al：The effects of normalizing hyperhomocysteinemia on clinical and operative outcomes in patients with critical limb ischemia. *J Endovasc Ther* **19**（6）：815-825, 2012.
12) Yang C et al：Kidney function, bone-mineral metabolism markers, and future risk of peripheral artery disease. *Atherosclerosis* **267**：167-174, 2017.
13) Matsubara Y et al：Sarcopenia is a prognostic factor for overall survival in patients with critical limb ischemia. *J Vasc Surg* **61**（4）：945-950, 2015.
14) Robien K et al：Drug-vitamin D interactions：a systematic review of the literature. *Nutr Clin Pract* **28**（2）：194-208, 2013.
15) Lejay A et al：Moderate Exercise Allows for shorter Recovery Time in Critical Limb Ischemia. *Front Physiol* **8**：523, 2017.

21 下肢切断

内容のポイント

- 高齢の末梢動脈疾患患者が多く,さまざまな併存疾患を有するため,切断前から低栄養を生じやすい.
- 切断後は,切断部位が存在すると仮定した体重を算出することで,BMIによる体重評価が可能となる.
- 切断後は,現体重を用いて安静時エネルギー消費量を算出して,それぞれの患者に応じた栄養管理を行う.

1. 疾患の概要

下肢切断の原因は,末梢動脈疾患(peripheral arterial disease;PAD),外傷,腫瘍などである.また,悪性関節リウマチや強皮症など膠原病によるPADでも切断となることがある.近年では,高齢PAD患者の切断が多く,機能予後を考慮して,膝関節を温存する下腿切断が増加している.

PADは,四肢動脈,腹部内臓動脈,腎動脈,頸動脈,脊椎動脈に起こる動脈硬化性疾患である.PADの多くは閉塞性動脈硬化症(arteriosclerosis obliterans;ASO)で,両者はほぼ同義語として用いられる.PAD患者は,脳血管障害や虚血性心疾患,糖尿病,脂質異常症,慢性腎不全(CKD),肥満などを多く合併する.PADによる血流障害から筋虚血が起こると,下肢の筋力低下,筋萎縮,関節可動域制限などを生じ,機能低下をもたらす.また,虚血肢以外の健側肢にも廃用性の筋萎縮が起こることがある.

PADで切断に至る患者は,さまざまな併存疾患により切断前から低栄養やそのリスクを有する可能性が高い.糖尿病では10～15%にPADを合併し,足潰瘍発症率は34%で,感染から壊疽が起こると20%が切断となる[1].腎不全や透析患者では,糖尿病や高血圧などに加えて,カルシウム・リン代謝異常など疾病特有の危険因子を有し,PADから重症下肢虚血(critical limb ischemia;CLI)に陥ると切断になる可能性が高い.PAD

表 14-25 下肢切断に生じやすいリハビリテーション栄養診断

リハ栄養診断名	原因
低栄養	慢性炎症による異化亢進 尿毒症による食思不振 CLI の発症
栄養素の不足状態	糖尿病足壊疽の慢性炎症による貧血の進行
栄養素の過剰状態	高血糖,高トリグリセリド血症,高尿酸血症,高カリウム血症,高リン血症
サルコペニア	PAD,CLI の筋虚血による筋肉量減少および筋力低下 PAD に起因する活動量の低下 切断術の侵襲や末端の創傷治癒遅延
栄養素の摂取不足	食思不振による栄養素摂取不足 義足歩行訓練でのエネルギー消費量の増加
栄養素の摂取過剰	切断後の活動量低下

で切断に至ると,さらに高位での切断や対側切断が必要となる確率も高い.

2. 主なリハビリテーション栄養診断(表14-25)

(1) 栄養障害

糖尿病足壊疽では,慢性炎症による貧血の進行など,切断前から慢性疾患関連の低栄養や栄養素の欠乏状態が生じる可能性がある.インスリンや経口血糖降下薬で治療を行っている糖尿病患者は,運動を行うと低血糖を生じる場合がある.糖尿病で中性脂肪値や HbA1c が高いと切断率が上がること[2,3]から,過栄養や栄養素の過剰状態も考えられる.CKD 患者では,慢性炎症による異化亢進や,尿毒症による食思不振などにより,低栄養や栄養素の不足状態に陥りやすい.腎不全や透析患者では高カリウム血症,高リン血症などの過剰状態にも注意する.PAD による切断と脳卒中を併発し,嚥下障害が生じた場合は,適切な栄養管理が行われないと栄養素の不足状態を招く.

(2) サルコペニア

切断年齢が高齢化し,加齢によるサルコペニアが生じている可能性がある.高齢糖尿病患者では筋肉量が低下し,サルコペニアとなりやすい.CKD 患者は早い段階から身体機能低下がみられ,進行とともにサルコペニアが多くなる.PAD では血流障害による筋虚血から筋肉量減少および筋力低下を招き,活

動量の低下によるサルコペニアにつながる．切断術での侵襲や断端の創傷治癒遅延などにより，疾患や活動不足によるサルコペニアに陥るリスクも生じる．

(3) 栄養素摂取の過不足

PADの重症症例では，切断前から虚血による痛みなどで食思不振が生じやすい．切断後も疼痛などから食思不振が継続すると，栄養素の摂取不足が生じる可能性が高い．切断後の義足歩行訓練やレジスタンストレーニングの実施により，活動によるエネルギー消費量が増加する場合は，エネルギーやたんぱく質などの栄養素摂取不足となる可能性が高い．一方，切断後に義足歩行適応外となった場合は，エネルギー消費量と比較して摂取量が多いと栄養素の過剰摂取となる可能性がある．

3. 栄養管理

切断後の栄養管理において，切断部位があると仮定した体重（以下補正体重）の算出と，切断後の標準体重の算出は非常に重要である（**表14-26**)[4]．

補正体重は次の式により算出する．補正体重がわかれば，BMIによる体重評価が可能となる．

補正体重（kg）＝現在の体重（kg）÷（1－切断部位のパーセンテージ÷100)[5]

切断後の標準体重は次の式により算出する．切断後の標準体重がわかれば，現体重との比較が可能となる．

切断後の標準体重（kg）＝切断前身長の標準体重（kg）×（1－切断部位のパーセンテージ÷100）

切断後は，筋肉量減少のため安静時エネルギー消費量（Resting Energy Expenditure；REE）が低下する可能性が高い．REEは骨格筋量によって変化し，若年健常者では下肢切断の有無にかかわらず，25 kcal/kg 現体重程度との報告がある[6]．切断により移動

表14-26 各部位の重量パーセンテージ

部位	重量パーセンテージ
頭	8%
体幹	50%
手	0.7%
手〜前腕	2.3%
手〜上腕	5%
足	1.5%
足〜下腿	5.9%
足〜大腿	16%

(Osterkamp, 1995)[4]

が制限されると,活動によるエネルギー消費量も減少する.切断後のエネルギー必要量は,現体重を用いて併存疾患や活動量を考慮して決定することが望ましい.

義足歩行適応でリハを実施する場合,エネルギー消費量が増加する.義足歩行時のエネルギー消費量は,健常者(3 METs)と比較して,下腿切断で1.1〜1.4倍(3.3〜4.2 METs),大腿切断で1.6〜2倍(4.9〜6 METs)となる[7]ことを考慮する.

糖尿病を有する場合は,薬物療法で血糖コントロールを行い,活動量に応じたエネルギー必要量を検討する.CKD症例では十分なエネルギー投与を行い,病期と身体機能を考慮してたんぱく質投与量を設定する.特に顕性腎症期のたんぱく質制限は,腎機能低下に対する有用性が明らかでない[8]ため,尿たんぱくを確認し,目的に応じて設定する.高齢者では,末期腎不全を除き,たんぱく質1.0〜1.2 g/kg/日が推奨される[9].たんぱく質・分岐鎖アミノ酸・ビタミンDを含有する栄養補助食品と運動の併用が,高齢者の骨格筋増加や身体機能向上に寄与する[10]ため,義足歩行適応の場合は投与を検討する.

4. リハビリテーション

切断後は,義足歩行の適応の有無を評価する.義足歩行の獲

コラム 切断後のADL拡大に重要な要素とは?

下肢切断は,PAD患者にとって重要な治療の一つである.しかし,体の一部を失った喪失感や切断後の生活に対する不安など,精神的な苦痛は計り知れない.下腿切断に至ったある透析患者は,食思不振が続いたことによる低栄養で断端の創傷治癒が遅延した.食事対応を継続したが喫食量は増えず,透析医とも相談し,透析中にアミノ酸と脂質の経静脈的投与を行った.すると低血圧症状もあり,リハも進まなかったのが,血圧が安定し,平行棒内で立位がとれた日から患者の顔つきが変わり,意欲が感じられるようになった.その後は喫食量が増え,積極的にリハに取り組むようになり,義足を作製してADL拡大を目指すことになった.患者自身が切断後の状況を受け入れ,意欲的に自らの課題に取り組むことが,ADL拡大に非常に重要だと感じた.今後も患者の意欲を支えられるようなリハ栄養を実践できたらよいと思う.

(斎野)

得には，廃用症候群の予防，膝関節または股関節の拘縮予防，片脚立位バランスの維持，上肢機能の評価に加えて，リハ意欲があることも重要である．認知症などにより義足の取り扱いが困難な場合は，義足歩行の適応外となることが多い．また，大腿切断では下腿切断に比べて義足歩行獲得が困難である．

義足歩行適応の場合は，術後早期から断端ケアと機能訓練を開始する．断端ケアには，弾性包帯を用いる soft dressing 法やシリコンライナーを用いた方法などがある．断端ケアを適切に行うことで，早期に義足の装着が可能となる．義足装着前の機能訓練では，膝・股関節の可動域訓練，非切断側下肢の片脚立位バランス，両下肢と体幹の筋力強化などを行う．義足装着後は，義足歩行訓練や日常生活動作の訓練などを行う．

義足歩行適応外の場合は，起居動作や車椅子移乗などの基本動作練習で患者に応じた日常生活自立度の拡大を目指す．

（斎野容子）

文献

1) Armstrong DG et al：Diabetic foot ulcers and their recurrence. *N Engl J Med* **376**：2367-2375, 2017.
2) Callaghan BC et al：Triglycerides and amputation risk in patients with diabetes：ten-year follow-up in the DISTANCE study. *Diabetes Care* **34** (3)：635-640, 2011.
3) Takahara M et al：The influence of glycemic control on the prognosis of Japanese patients undergoing percutaneous transluminal angioplasty for critical limb ischemia. *Diabetes Care* **33** (12)：2538-2542, 2010.
4) Osterkamp LK：Current perspective on assessment of human body proportions of relevance to amputees. *J Am Diet Assoc* **95** (2)：215-218, 1995.
5) 吉田貞夫：Q54 下肢切断後の体重評価，必要栄養量の設定はどう考えればよいでしょうか．リハビリテーション栄養 Q&A（若林秀隆編），中外医学社，2013, pp69-70.
6) Howell A et al：Use of predictive energy expenditure equations in individuals with lower limb loss at seated rest. *J Acad Nutr Diet* **115** (9)：1479-1485, 2015.
7) 百崎 良：下肢切断のリハビリテーション．*MB Med Reha* **143**：89-92, 2012.
8) Pan Y et al：Low-protein diet for diabetic nephropathy：a meta-analysis of randomized controlled trials. *Am J Clin Nutr* **88** (3)：660-666. 2008.
9) Bauer J et al：Evidence-based recommendations for optimal dietary protein intake in older people：a position paper from the PROT-AGE Study Group. *J Am Med Dir Assoc* **14** (8)：542-559, 2013.
10) Yoshimura Y et al：Effects of Nutritional Supplements on Muscle Mass and Activities of Daily Living in Elderly Rehabilitation Patients with Decreased Muscle Mass：A Randomized Controlled Trial. *J Nutr Health Aging* **20** (2)：185-191, 2016.

22 認知症

内容のポイント

- 肥満および低栄養は認知症のリスクとなるため，るい痩であれば体重増加，肥満であれば減量する．
- 認知症の栄養障害は，加齢に伴う栄養問題が基盤にあり，認知症の進行に応じた諸問題が加味される．
- 軽〜中等度までの認知症患者では，リハによりサルコペニアやフレイルを改善できる可能性がある．

1. 疾患の概要

認知症は，「通常，慢性あるいは進行性の脳疾患によって生じ，記憶，思考，見当識，理解，計算，学習，言語，判断等多数の高次脳機能障害からなる症候群」と定義されている[1,2]．この高次脳機能障害が，認知症の「中核症状」である．認知症の症状として中核症状以外に行動・心理症状（behavioral and psychological symptoms of dementia；BPSD）があり，しばしば中核症状以上に認知症のリハ栄養介入の障壁となる．認知症の4大原因疾患は，アルツハイマー病（Alzheimer's disease；AD），血管性認知症（vascular dementia；VaD），レビー小体型認知症（dementia with Lewy bodies；DLB），前頭側頭型認知症（frontotemporal lobar degeneration；FTLD）である．福岡県久山町の縦断調査結果をもとに2025年には認知症者数は675万人〜730万人になると推定されている．

認知症の8割以上が神経変性疾患で根本的な治療法や予防法は確立されていない．認知症の治療の基本は，早期診断と早期介入である．非可逆的な状態になる前では改善可能な場合がある．軽度から中等度のADやDLBでは進行抑制効果を期待できる薬物が開発されているが，現時点では認知症を根本的に治療できる薬物は存在しない．機能的な悪化軽減や適切なサービス導入による家族負担の軽減が主たる介入となる．患者の中核症状，BPSDを適切にマネジメントすることで，穏やかに過ご

表 14-27 認知症に生じやすいリハビリテーション栄養診断

リハ栄養診断名	原因
低栄養	病前からの低栄養 認知症進行に伴う食思不振からの摂取量低下 中核症状(食物認知の低下,食事動作の失行,遂行機能障害)による摂取量低下 BPSDの一つである徘徊による活動量の増加
低栄養のリスク状態	同上
栄養素の不足状態	病前からの栄養素の不足状態(認知機能低下に関与するビタミン,ミネラル類,n-3系脂肪酸) 食物繊維,カルシウム,亜鉛の摂取量低下 N-3系脂肪酸の血中濃度低下 脂溶性 (A,E) 水溶性 (葉酸, B_{12}, C) ビタミン濃度低下
サルコペニア	病前からの栄養摂取不足 中枢神経系への刺激減少 自発性低下,無気力などによる身体不活動
栄養素摂取の過不足	病前からの栄養素摂取不足(例:高齢者,大酒家) 食嗜好の変化,食事摂取の偏り 認知機能低下による経口摂取困難

せるようになることがある.認知症という病気を抱えながら,最期までその人らしく生きることを支える診断後支援(post-diagnostic support)が必要となる.一方,終末期では,事前のケア計画(advance care plannning;ACP)に基づき,本人の安楽を目標としたケアが望まれる[3].

2. 主なリハビリテーション栄養診断(表14-27)

(1) 栄養障害

肥満および低栄養は認知症のリスクとなり,るい痩であれば体重増加,肥満であれば減量する.認知症の地域住人に対するMNA®(Mini Nutritional Assessment®)を用いた栄養評価で,5.2%が低栄養,42.6%が低栄養のリスクありと診断された.認知症のタイプ別では,DLBで18.2%と他のタイプより低栄養の割合が高かった[4].認知症の栄養障害は,加齢に伴う栄養問題が基盤にあり,そのうえに認知症の進行に応じた諸問題が加味される.したがって多くの認知症患者で摂食障害・体重減少・低栄養が問題となる.ADでは食行動の変化,食欲低下,嚥下障害,自律神経障害のため摂食困難になる[5].さらに捕食,

送り込み，嚥下運動の機能が低下し，誤嚥のリスクが高くなり，低栄養や脱水などを引き起こす恐れがある．認知症患者の嚥下障害の有病率は13～57％である．

(2) サルコペニア

サルコペニアの有病率は，外来患者全体では21.1％（正常認知8.6％，軽度認知障害12.5％，AD 23.3％）であった[6]．認知機能の低下が重度になるほど，サルコペニアの有病率が増加したが，平均年齢も高くなるため解釈には注意が必要である[7]．認知症患者は，病状の進行に伴い徐々に活動性が低下し，寝たきりとなることが少なくない．この場合，廃用性のサルコペニアが進行する．また，発熱を伴う感染症（特に肺炎）の発症や低栄養などもサルコペニアを進行させる要因となる．さらに医原性要因として不穏時に処方される薬物の種類や服薬量が適切でなく，発熱時の安易な禁食が加わる．日常生活活動（ADL）を維持するために十分なリハやレクリエーションが行われないなどの要因が加わることもある．認知機能低下は，除脂肪量減少，体脂肪量減少，体重減少と関連し，サルコペニアと認知機能障害に有意な関連を認めた．

(3) 栄養素摂取の過不足

認知症では，食べたことを忘れ，栄養素摂取が過剰となることがある．また，認知機能低下により経口摂取が困難になる．具体的には，口に運ぶ動作，ペース配分，一口量の調整，食物の認識，道具の使い方や食べることを忘れてしまうなどの問題が生じる．その結果，栄養素摂取が不足しやすい．

3. 栄養管理

軽度～中等度AD患者の1日の消費エネルギー量は，健常者と同等である．ADの危険因子として，糖尿病や高血圧，脂質異常症などの生活習慣病があるので，原疾患の食事療法も加味して，個々人に適切な栄養量を設定する．認知症と食事，栄養に関する多くの報告があるが，個々の栄養素では確定的な結果は得られていない[2]．認知機能低下予防に，ビタミンB_{12}，葉酸，ビタミンE，n-3系脂肪酸など特定の栄養素の関連は示唆されているが，栄養素間の相乗相互作用の解明は不十分である．栄養素の役割，健康的な食事パターンの役割について検討

した研究では，単一の栄養素より，むしろ全体的な食事組成によって有益な効果がもたらされる[8]．

認知症の栄養管理では，中核症状により生じる食の問題への対応が必要となる．初期では，短期記憶の低下により買い物や調理に障害が生じ，口腔や栄養状態の問題が出始める．中期では，過食・異食・盗食・拒食など認知症特有の問題行動や咀嚼パターンや食物認識の低下がみられる．後期になると咀嚼・嚥下力の低下とともに口を開けない・嚙まないで溜め込む・飲み込まないという問題が起こり，窒息・誤嚥・低栄養から誤嚥性肺炎を伴う終末期に至る．栄養管理の場面で最も難渋するのは拒食である．食べる行為を忘れているのか，食事であることを認識していないのか，食べたくない意思表示なのか，身体の不調で食べられないのかなど，なぜ食べないかの原因探索は重要となる．対策として医学的問題の改善後，食べられるときに食べたいものを食す，栄養補助食品の活用などで栄養量の充足を図る．また，好物，郷土料理など食思のわくもの，盛り付けや料理の味付け，調理法など目先を変えた提供などの工夫をする．

4. リハビリテーション

軽度認知機能障害（MCI）から高度の認知症に対する身体

> **コラム　認知症でも最期まで地域でその人らしく暮らせるために**
>
> 在宅では，認知症を有する高齢者に出会うことが多い．自発性低下や摂食障害から非経口栄養になったが，何とか口から食べたい，食べさせたいと訪問栄養を依頼されることがある．完全に3食経口移行とまではいかなくても，口から安全に食べ続けられた症例を複数経験した．食べるための口作りを歯科，姿勢やサルコペニアへのアプローチをリハ，何を，どのような食形態で，どのくらいの量を摂取可能かの指導を栄養士が行う．事業所や訪問日時が異なっていても各職種が共通目標をもち，情報共有しながら進めている．認知症の栄養管理は，個々の栄養素ではなく食事全体へのアプローチが有用というのが最近のトピックスになっている．在宅での食支援もまた個々の職種ではなく，認知症患者の身体や生活全体をみてのリハ栄養アプローチが有用である．引き続き取り組み，最期まで地域で暮らせるためのリハ栄養を実証していきたいと考える．
>
> （髙崎）

活動や運動で身体機能は改善する[9]．しかし MCI を対象とし RCT を用いた運動介入効果に関しては，一定の結論は得られていない．運動療法は BPSD のうち，抑うつ，興奮，徘徊の減少，夜間睡眠には有用な可能性があり，不安，無気力，反復行動には無効であった．また，介護者の負担を軽減する効果が認められている．認知症治療では，非薬物療法として認知機能訓練，認知刺激，運動療法，回想法，音楽療法，ADL 訓練などがある[2]．軽中度の認知症の場合，リハ終了時から 1〜3 カ月後まで認知機能が改善した．また，認知障害の重症度は，嚥下障害のリハを受けている誤嚥性肺炎患者の病院関連嚥下障害に影響を及ぼさない[10]．軽〜中等度までの認知症患者において，各個人に合わせた運動によりサルコペニアやフレイルを改善できる可能性がある．

(髙﨑美幸)

文献

1) World Health Organization：International Statistical Classification of Disease and Related Health Problems, 10 th Revision, Geneva, World Health Organization, 2016.
2) 日本神経学会「認知症疾患診療ガイドライン」作成委員会：認知症疾患診療ガイドライン 2017, 医学書院, 2017, pp2-3, 67-68, 137-138.
3) Mitchell SL：Clinical Practice.Advanced dimentia. *N Engl J Med* **372**（26）：2533-2540, 2015.
4) Roque M et al：Malnutrition in community-dwelling adults with dementia (NutriAlz Trial). *J Nutr Health Aging* **17**：295-299, 2013.
5) Isamail Z et al：A functional neuroimaging study of appetite loss in Alzheimer's disease. *J Neurol Sci* **271**（1-2）：97-103, 2008.
6) Sugimoto T et al：Prevalence and associated factors of sarcopenia in elderly subjects with amnestic mild cognitive impairment or Alzheimer disease. *Curr Alzheimer Res* **13**（6）：718-726, 2016.
7) 日本サルコペニア・フレイル学会「サルコペニア診療ガイドライン」作成委員会：サルコペニア診療ガイドライン 2017 年版, ライフサイエンス出版, 2017.
8) Pistollato F et al：Nutritional patterns associated with the maintenance of neurocognitive functions and the risk of dementia and Alzheimer's disease：A focus on human studies. *Pharmacol Res* **131**：32-43, 2018.
9) Pitkälä K et al：Efficacy of physical exercise intervention on mobility and physical functioning in older people with dementia：a systematic review. *Exp Gerontol* **48**（1）：85-93, 2013.
10) Maeda K et al：Cognitive impairment has no impact on hospital-associated dysphagia in aspiration pneumonia patients. *Geriatr Gerontol Int* **18**（2）：233-239, 2018.

第15章 リハビリテーション栄養実践に役立つ資料

　本章ではリハ栄養の臨床や研究の実践について，さらに学習を深めたい方へ推奨したい学会，書籍，雑誌，学術論文，ウェブサイトを紹介する．なお，ウェブサイトの URL はすべて 2018 年 6 月時点のものである．

1. 学会

○**日本リハビリテーション栄養学会**：https://sites.google.com/site/jsrhnt/home
　→リハ栄養を多職種で学び，考え，研究し，実践することを目的に，2011 年に研究会として設立，2017 年に学会化された．各種セミナーや研修会，学術集会，学会誌を通してリハ栄養の臨床や研究の実践を学ぶことができる．学会ホームページではこれらの情報のほか，設立趣旨にリハ栄養ケアプロセスが解説されている．定期発行される News Letter（全文公開）ではリハ栄養に関する実践に即したタイムリーな情報を得ることができる．

○**日本静脈経腸栄養学会**：https://www.jspen.jp/
○**日本病態栄養学会**：http://www.eiyou.or.jp/
　→臨床栄養系の学会．いずれの学会でもリハ栄養やサルコペニアに関連した多職種の演題発表が近年急速に増加している．日本静脈経腸栄養学会では NST 専門療法士，日本病態栄養学会では NST コーディネータなどの認定制度があり，認定制度に関連するセミナーや研修会，テキストなどが充実している．

○**日本リハビリテーション医学会**：http://www.jarm.or.jp/
○**日本理学療法士学会**：http://www.japanpt.or.jp/
同　栄養・嚥下理学療法部門：http://jspt.japanpt.or.jp/jsptns/
○**日本摂食嚥下リハビリテーション学会**：https://www.jsdr.or.jp/
　→リハ系の学会．日本リハビリテーション医学会はサルコペニアやフレイルをリハ医学の対象としている．日本理学療法士学会の栄養・嚥下理学療法部門は「高齢者やリハビリテーショ

ン対象者が，低栄養や脱水，誤嚥性肺炎などのリスクを回避し，効率の良いリハビリテーションサービスを受けるための知識と実践方法を理学療法領域において醸成していくこと」(ホームページより) を使命として，2017年5月に開設された．日本摂食嚥下リハビリテーション学会では認定士の制度がある．

○日本サルコペニア・フレイル学会：http://jssf.umin.jp/
○日本サルコペニア・悪液質・消耗性疾患研究会：http://www.jscw.jp/
　→サルコペニアやフレイル，悪液質の関連領域の学術団体でいずれも2014年に研究会が設立された（日本サルコペニア・フレイル学会は2016年に学会化された）．社会的にも関心が高い領域の学術団体であり，日本サルコペニア・フレイル学会では2019年度から指導士の認定制度を開始予定である．

○日本スポーツ栄養学会：http://www.jsna.org/
　→スポーツ栄養の学術団体．2007年に研究会として発足し，2013年に学会化された．公認スポーツ栄養士の認定制度が2018年度より開始予定である．

○ ESPEN（欧州臨床栄養代謝学会）：http://www.espen.org/
○ ASPEN（アメリカ静脈経腸栄養学会）：http://www.nutritioncare.org/
○ PENSA（アジア静脈経腸栄養学会）：http://www.pensa-online.org/index.php
　→栄養系の海外の学術団体．毎年開催される学術集会は国際色豊かであり，ESPENやPENSAには日本人も多く発表参加している．公式ジャーナルとしてESPENはClinical Nutrition，ASPENはJournal of Parenteral and Enteral NutritionおよびNutrition in Clinical Practice，を有しており，いずれも質が高い．

2. 書籍・雑誌

○「日本リハビリテーション栄養学会誌」（日本リハビリテーション栄養学会編）医歯薬出版（年2回発行）

→日本リハビリテーション栄養学会の学会誌．創刊号（第1巻第1号，2017年）の特集は「リハビリテーション栄養2.0 リハ栄養の新たな定義とリハ栄養ケアプロセス」であり，リハ栄養とは何かを改めて定義し，リハ栄養ケアプロセス，リハ栄養アセスメント，リハ栄養と診断推論，リハ栄養診断，リハ栄養介入など幅広いトピックスを掲載している．第2号の特集は「サルコペニアの摂食嚥下障害 Update」であり，サルコペニアの摂食嚥下障害について，リハビリテーション栄養の視点から詳しく解説されている．

〇「サルコペニア診療ガイドライン 2017 年版」（サルコペニア診療ガイドライン作成委員会編）ライフサイエンス出版，2017 年．
　→日本サルコペニア・フレイル学会などにより作成された世界初のサルコペニア診療ガイドライン．サルコペニアの定義・診断，疫学，予防，治療に関する現時点で最新のエビデンスを知ることができる．日本サルコペニア・フレイル学会のホームページにクリニカルクエスチョンとステートメントが公開されている．

〇「フレイル診療ガイド 2018 年版」（長寿医療研究開発費事業（27-23）：要介護高齢者，フレイル高齢者，認知症高齢者に対する栄養療法，運動療法，薬物療法に関するガイドライン作成に向けた調査研究班編）ライフサイエンス出版，2018 年．
　→フレイルの定義・診断・疫学，フレイルに関する概念，フレイルの予防・対策，各疾患とフレイル，の全4章と38のクリニカルクエスチョンで構成されたフレイル診療ガイド．

〇「リハビリテーションに役立つ栄養学の基礎 第2版」（栢下 淳・若林秀隆編著）医歯薬出版，2018 年．
　→リハにおける栄養知識の重要性や栄養学の基礎，低栄養・サルコペニア・摂食嚥下障害などの病態別栄養療法，脳卒中・誤嚥性肺炎・がんなどの疾患別栄養療法などを網羅的に解説．リハ関連職種のための栄養学入門書．

○「サルコペニアを防ぐ！看護師によるリハビリテーション栄養」（若林秀隆・荒木暁子・森 みさ子編）医学書院，2017年．
　→看護師による看護師のためのリハ栄養の解説書．"とりあえず安静・禁食"という指示により，医原性サルコペニアが生じている実態がある．リハ栄養のアセスメント・診断推論，診断，ゴール設定，介入，モニタリングなどのリハ栄養ケアプロセスが医原性サルコペニアの予防に大切であり，看護師の果たす役割は大きい．

○「「臨床栄養」別冊 めざせ！リハビリテーション栄養のNST48　CASE No.1〜24」（若林秀隆・西岡心大編著）医歯薬出版，2017年．
　→NST48メンバーによるリハ栄養の症例報告集．症例報告の質の改善のための「CARE（CAse REport）」ガイドラインに基づいて執筆されている．

○「治療を支える疾患別リハビリテーション栄養」（森脇久隆・大村健二・若林秀隆編）南江堂，2016年．
　→疾患の治療と並行してリハ栄養管理を行う際に必要な知識を網羅した解説書．

○「PT・OT・STのためのリハビリテーション栄養　第2版」（若林秀隆）医歯薬出版，2015年．
　→リハ栄養の概念，なぜリハ栄養が必要なのか，ICFと栄養など，PT・OT・STだけでなくすべての医療職がリハ栄養の基礎を学ぶことができる書籍．前書「PT・OT・STのためのリハビリテーション栄養（2010年）」はリハ栄養が普及するきっかけとなった．

○「在宅リハビリテーション栄養」（日本リハビリテーション栄養研究会監修，若林秀隆編）医歯薬出版，2015年．
　→在宅リハ栄養の必要性，在宅リハ栄養評価，在宅リハ栄養プランを理解し，多職種連携や地域連携を行うことで，実際に在宅リハ栄養を実践できるようまとめられている．

○「認知症のリハビリテーション栄養」（若林秀隆編）医歯薬出版，2015年．
　→認知症に関連したリハ栄養を解説した書籍．リハ栄養は認知症予防や軽度認知障害に対する効果が期待され，軽度～中等度の認知症に対し薬物療法，ケアを含めた包括的な介入を行うことで，認知症医療，介護の質をより向上できる可能性がある．

○「実践リハビリテーション栄養」（日本リハビリテーション栄養研究会監修・若林秀隆編著）医歯薬出版，2014年．
　→病院（急性期，回復期），施設，在宅のセッティングでのリハ栄養の実践について学ぶことができる．

○「悪液質とサルコペニア リハビリテーション栄養アプローチ」（荒金英樹・若林秀隆編著）医歯薬出版，2014年．
　→悪液質の定義，病態，病期の解説と，リハ栄養を含めた多方面からの介入の必要性が提案されている．本書ではがんだけではなく，さまざまな疾患（慢性心不全，呼吸不全，腎不全，肝不全，膠原病，その他慢性炎症性疾患）に対するリハ栄養の介入方法が開設されている．

3．学術論文

○ Wakabayashi H：Rehabilitation nutrition in general and family medicine. *J Gen Fam Med* **18**（4）:153-154, 2017. doi: 10.1002/jgf2.116.
　→リハ栄養のレビュー論文．リハ栄養ケアプロセスが解説されている．オープンアクセス．

○ Wakabayashi H, Sakuma K：Rehabilitation nutrition for sarcopenia with disability: a combination of both rehabilitation and nutrition care management. *J Cachexia Sarcopenia Muscle* **5**（4）：269-277, 2014. doi: 10.1007/s13539-014-0162-x.
　→リハ栄養のコンセプトを世界へ発信した重要論文．2018年3月8日時点で133回引用されている．オープンアクセス．

○ Chen LK et al：Sarcopenia in Asia：consensus report of the Asian Working Group for Sarcopenia. *J Am Med Dir Assoc* **15**（2）：95-101, 2014. doi: 10.1016/j.jamda.2013.11.025.
　→ AWGS が発表したサルコペニアのコンセンサス論文．日本人を含むアジア人のサルコペニア診断のカットオフ値を提言している．サルコペニア診療ガイドライン 2017 年版では AWGS のサルコペニア診断アルゴリズムを推奨している．

○ Cruz-Jentoft AJ et al：Sarcopenia: European consensus on definition and diagnosis: Report of the European Working Group on Sarcopenia in Older People. *Age Ageing* **39**（4）：412-423, 2010. doi: 10.1093/ageing/afq034.
　→ EWGSOP が発表したサルコペニアの定義や診断のコンセンサス論文．2010 年の本論文をきっかけに世界中でサルコペニアの研究や臨床が活発になった．重要論文．オープンアクセス．

4. ウェブサイト

○ PDN レクチャー：http://www.peg.or.jp/lecture/index.html
　→ NPO 法人 PDN（Patient Doctor Network）による PEG や経腸栄養，静脈栄養，摂食嚥下障害などの解説がオンライン公開されている．

○ LLL（Life Long Learning）：http://lllnutrition.com/
　→ ESPEN が展開する臨床栄養の生涯学習プログラム．無料のアカウントを取得すれば膨大な最新のエビデンスに準じた臨床栄養のオンライン自己学習ができる．LLL のライブコースは ESPEN だけでなく JSPEN も行っている．

○週刊医学界新聞：http://www.igaku-shoin.co.jp/paperTop.do
　→さまざまな医学（看護）の特集記事を掲載する「週刊医学界新聞」のオンライン版．全文読める．看護号の第 3262 号（2018 年 2 月 26 日）より「今日から始めるリハ栄養」の連載あり．

○リハビリテーション医学ガイド：http://www.jarm.or.jp/wp-content/uploads/file/member/member_RNguide2016.pdf
　→日本リハビリテーション医学会が発行するリハ医を志す医師のためのリハ医学ガイド．

○EBMと生涯学習の広場 The SPELL：http://spell.umin.jp/
　→EBMについての解説や生涯学習のための学習法，学生を対象としたEBM勉強会の紹介をしている．EBMの基本を独学でかなりの範囲を学ぶことができる．

○キーワードでわかる臨床栄養：http://www.nutri.co.jp/nutrition/keywords/
　→書籍「キーワードでわかる臨床栄養」のWeb版．栄養学の基礎から臨床応用までを網羅した内容で，用語検索もできるため辞書としても活用できる．

（吉村芳弘）

索 引

あ
アテトーゼ型 …………… 228
アミノ酸 ………………… 21
悪液質 …………………… 77

い
医科歯科連携 …………… 175
医原性サルコペニア …… 164, 170
医原性低栄養 …………… 4
医師 ……………………… 169
維持期（生活期）リハビリテーション ………… 11
一次性サルコペニア …… 41

う
運動負荷量 ……………… 157

え
エネルギー蓄積量 ……… 71
栄養ケアプロセス ……… 154
栄養からみたリハ ……… 75
栄養素の過剰状態 ……… 98, 99
栄養素の欠乏状態 ……… 94
栄養素の摂取過剰 ……… 99, 107
栄養素の摂取不足 ……… 103
栄養素の不足状態 ……… 94
栄養素摂取過剰の予測 … 107, 108
栄養素摂取不足の予測 … 103
栄養投与経路 …………… 73
嚥下性肺疾患診断フローチャート ………………… 249

お
オーラルフレイル ……… 124, 125

か
がん ……………………… 279
下肢切断 ………………… 311
仮説思考 ………………… 67
過栄養 …………………… 90
過栄養のリスク状態 …… 91
回復期リハビリテーション …… 11
回復期リハビリテーション病棟 ……………………… 189
解糖系 …………………… 18
活動 ……………………… 80
活動因子 ………………… 71
活動係数 ………………… 71
肝不全 …………………… 295
看護師 …………………… 163
関節リウマチ …………… 274
管理栄養士 ……………… 153

き
飢餓 ……………………… 77
基礎消費エネルギー量 … 70
機能 ……………………… 80
急性期リハビリテーション …… 11
急性期病棟 ……………… 179
筋萎縮性側索硬化症 …… 242

け
痙直型 …………………… 228
軽度認知機能障害 ……… 319
頸髄損傷 ………………… 221
欠乏状態 ………………… 94
健康の社会的決定要因 … 47
言語聴覚士 ……………… 10, 161

こ
誤嚥性肺炎 ……………… 248
口腔機能向上支援 ……… 173
口腔機能障害 …………… 126, 173
口腔機能低下症 ………… 126
高齢者包括的評価ツール … 187
国際生活機能分類 ……… 13

さ
サルコペニア …………… 37
サルコペニアの摂食嚥下障害 ………………… 116
サルコペニアの摂食嚥下障害診断フローチャート …… 118
サルコペニア診断アルゴリズム ……………………… 38
サルコペニア肥満 ……… 39, 258
サルコペニア診療ガイドライン2017年版 …………… 37

作業療法士	10, 158
在宅リハビリテーション栄養	198
三大栄養素	15
参加	81

し
施設・療養型病棟	194
脂質	27
脂肪酸	28, 29
歯科医師	172
歯科衛生士	174
疾患(状態診断)スクリプト	63
社会的フレイル	46
周術期プロトコール	137
集中治療後症候群	205
重症下肢虚血	306
小児の低栄養	86
褥瘡	253
心臓悪液質	291
身体的フレイル	45
侵襲	77
侵襲因子	71
診断推論	60

す
ストレス係数	71
水分	100

せ
成功体験	152
脊髄損傷	221
摂取エネルギー	50
摂食状況レベル	162

そ
早期リハビリテーション	180
早期離床	181
総エネルギー消費量	70

た
たんぱく質	21, 50
たんぱく質必要量	72
多剤投与	52
多職種連携型	151
多面的評価シート	187
食べるための輸液	167

体重変化率	92
体組成評価	92
大腿骨近位部骨折	269
炭水化物	15
短期目標	64

ち
チームアプローチ	10
地域包括ケア病棟	184
中性脂肪	28
長期目標	64
超職種型	151

て
低栄養	85
低栄養リスク	87
低栄養診断フローチャート	89

と
糖質	15
糖新生	21
糖尿病	264
頭部外傷	216

に
ニューロパチー	237
二次性サルコペニア	41
認知症	316
認知的フレイル	45

の
脳性麻痺	226
脳卒中	210

は
パーキンソン病	232
廃用症候群	205

ひ
ビタミン	31, 32, 101
ビタミン D	51, 94
ビタミン欠乏	33
非必須アミノ酸	21, 23
非分析的な推論	61
肥満	258
肥満症	258
微量栄養素	31
微量元素	34
微量元素欠乏	35

必須アミノ酸 …………………… 21, 23
必要栄養量 ………………………… 70
ふ
フレイル ……………… 45, 124, 125
フレイル診療ガイド 2018 年版
　…………………………………… 48
プレハビリテーション ………… 141
浮腫 ………………………………… 97
分析的推論 ………………………… 61
ま
マクロ栄養素 …………………… 100
末梢神経障害 …………………… 237
末梢動脈疾患 …………………… 306
慢性心不全 ……………………… 290
慢性腎臓病 ……………………… 300
慢性閉塞性肺疾患 ……………… 284
み
ミネラル ………………………… 102
め
メッツ …………………………… 160
も
目標設定 …………………………… 76
や
薬剤からみたリハ ……………… 134
薬剤師 …………………………… 166
り
リウマチ性悪液質 ……………… 274
リハビリテーション ……………… 9
リハビリテーション栄養 ………… 2
リハビリテーション栄養アセスメント ……………………… 55, 56
リハビリテーション栄養ケアプロセス ……………………… 55, 154
リハビリテーション栄養スクリーニング …………………………… 55
リハビリテーション栄養モニタリング …………………………… 79
リハビリテーション栄養チーム
　…………………………… 147, 150
リハビリテーション栄養チームの特徴 ………………………… 148

リハビリテーション栄養の新定義
　……………………………………… 3
リハビリテーション栄養介入
　…………………………………… 69, 75
リハビリテーション栄養看護
　………………………………… 165
リハビリテーション栄養診断
　…………………………… 60, 85
リハビリテーション栄養評価シート ……………………………… 192
リハビリテーション中止基準
　………………………………… 171
リハビリテーション薬剤 ……… 131
リハからみた栄養管理 …………… 69
リハからみた薬剤 ……………… 132
理学療法士 ………………… 10, 155
ろ
老嚥 ……………………………… 115
A
ATP 生成速度 …………………… 18
B
BEE ………………………………… 70
BMI ………………………………… 91
C
CGA ……………………………… 187
CKD ……………………………… 300
COPD …………………………… 284
D
DREAM ………………………… 138
E
ERAS® …………………………… 137
ESSENSE プロジェクト ……… 137
I
ICF …………………………… 13, 57
ICU-acquired weakness ……… 179
ICU-AW ………………… 179, 205
International Classification of Functioning, Disability and Health …………………………… 13
M
MNA® ……………………………… 88
MUST ……………………………… 88

N

- NRS-2002 ……… 88

O

- OT ……… 10

P

- PEW ……… 300
- PICS ……… 205
- Protein-energy wasting ……… 300
- PT ……… 10

Q

- QOL ……… 81

S

- SGA ……… 88
- SMARTの原則 ……… 65
- ST ……… 10

T

- TCAサイクル ……… 19
- TEE ……… 70
- Trimodal prehabilitation program ……… 141

【編著者略歴】
若林 秀隆（わかばやし ひでたか）
- 1995 年　横浜市立大学医学部卒業
- 1995 年　日本赤十字社医療センター内科研修医
- 1997 年　横浜市立大学医学部附属病院リハビリテーション科
- 1998 年　横浜市総合リハビリテーションセンターリハビリテーション科
- 2000 年　横浜市立脳血管医療センターリハビリテーション科
- 2003 年　済生会横浜市南部病院リハビリテーション科医長
- 2008 年　横浜市立大学附属市民総合医療センターリハビリテーション科助教
- 2016 年　東京慈恵会医科大学大学院医学研究科臨床疫学研究部修了
- 2017 年　横浜市立大学附属市民総合医療センターリハビリテーション科講師
　　　　　　現在に至る
- E-mail：noventurenoglory@gmail.com

リハビリテーション栄養ポケットマニュアル
ISBN978-4-263-26573-4

2018 年 10 月 5 日　第 1 版第 1 刷発行
2018 年 12 月 5 日　第 1 版第 2 刷発行

　　　　監　修　日本リハビリテーション
　　　　　　　　栄養学会
　　　　編著者　若　林　秀　隆
　　　　発行者　白　石　泰　夫

発行所　医歯薬出版株式会社

〒113-8612　東京都文京区本駒込 1-7-10
TEL. (03)5395-7628（編集）・7616（販売）
FAX. (03)5395-7609（編集）・8563（販売）
https://www.ishiyaku.co.jp/
郵便振替番号 00190-5-13816

乱丁，落丁の際はお取り替えいたします　　　印刷・あづま堂印刷／製本・皆川製本所
© Ishiyaku Publishers, Inc., 2018. Printed in Japan

本書の複製権・翻訳権・翻案権・上映権・譲渡権・貸与権・公衆送信権（送信可能化権を含む）・口述権は，医歯薬出版(株)が保有します．
本書を無断で複製する行為（コピー，スキャン，デジタルデータ化など）は，「私的使用のための複製」などの著作権法上の限られた例外を除き禁じられています．また私的使用に該当する場合であっても，請負業者等の第三者に依頼し上記の行為を行うことは違法となります．

[JCOPY]＜出版者著作権管理機構 委託出版物＞
本書をコピーやスキャン等により複製される場合は，そのつど事前に出版者著作権管理機構（電話 03-5244-5088，FAX 03-5244-5089，e-mail：info@jcopy.or.jp）の許諾を得てください．